中央民族大学社会学与社会工作丛书编委会

主任: 麻国庆

委员: 麻国庆　郭伟和　罗惠翾　时立荣　陈俊杰　陈心想　良警宇

本书受国家社会科学基金项目（14BRK012）的资助

中央民族大学社会学与社会工作丛书

老年健康及其寿命

——基于社会学的研究

A SOCIOLOGICAL STUDY ON
THE HEALTH AND LIFE SPAN OF
THE ELDERLY

焦开山 著

社会科学文献出版社
SOCIAL SCIENCES ACADEMIC PRESS (CHINA)

"中央民族大学社会学与社会工作丛书"总序

　　中央民族大学有着深厚扎实的社会学、人类学、民族学的学术传统。20世纪50年代,中央民族学院研究部有吴文藻、潘光旦、杨成志、费孝通和林耀华等学术大师汇聚于此,在中国学界形成一个以少数民族调查和研究为核心的社会学的高峰时期。在很多研究者看来,20世纪50年代社会学被取消以后,中国社会学就消失了,直到1979年恢复。其实不然,在此期间,相当多的社会学家从原来的汉族研究转向对少数民族的研究,社会学的研究并没有停止,只是活跃在"胡焕庸线"以西的区域从事调查和研究。记得李亦园先生在北京大学"潘光旦纪念讲座"上,提到1949年前以"燕京学派"为代表的主要从事汉族研究的"北派"和以中央研究院为代表的主要从事少数民族研究的"南派",两派在1949年后发生了很大的变化,"北派"转向了少数民族的研究,而"南派"到台湾后转向了汉族社会的研究。20世纪50年代后,"北派"的重镇转移到了当时的中央民族学院,可以说在1979年社会学以学科的名义恢复前,中央民大的学者们一直延续着这一传统,同时把历史唯物主义作为重要的指导思想,纳入少数民族社会调查和研究之中。虽然当时取消了社会学学科和人类学学科,但是中国社会学和人类学的火种却以新中国民族研究为载体得以保存。1978年,受中央委托,胡乔木同志找到时任中央民族学院副院长的费孝通恢复社会学学科,费先生积极联系、多方奔走,恢复了中国社会学。后来费先生到中国社会科学院创建社会学研究所,又到北京大学创建社会学人类学研究所,把中国社会学进一步发扬光大。在一定意义上可以说,中央民族大学曾经是中国社会学和人类学的主要火种传递者。

　　1979年社会学恢复重建,从学科意义上当时的中央民族学院突出民族学、人类学、民俗学等的学科建设,社会学的学科建设相对较晚。学术团队建设的过程是一个学术共同体形成的过程。中央民族大学的社会学自 21 世纪以来获得较快的发展，2000 年在新合并成立的民族学和社会学学院创建了社会学系，之后不断成长壮大，形成了民大社会学学术共同体。2001 年开始招收本科生，2005 年获得社会学一级学科硕士学位授权点，2011 年获得社会学一级学科博士学位授权点。创系以来，中央民族大学的社会学注重社会学古典理论和研究传统的传承，吸收当代新的社会科学理论和研究方法，不断围绕现代化转型背景下民族地区团结进步等问题进行经验研究，努力促进民族研究的社会科学化和构建中国社会学的民族研究特色，逐渐形成中央民族大学社会学研究的特色和优势。中央民族大学社会学的学术脉络和学术意识直承前贤、薪火相传，结合民大的学科定位与优势，本着"从实求知，美美与共"的学术传统，锻造着一支逐渐强大的学术队伍，为构建中国特色社会学学术体系和实现中华民族伟大复兴做出独特的贡献。在民大社会学这种令人鼓舞的学术氛围中，学术团队里每位成员都扎扎实实，勤恳耕耘在"学术的田野"中，优秀成果不断涌现。阶段性成果通常是以论文或者单篇文章的形式呈现。在学术成果的展示方面，论文固然重要，但由于篇幅所限，难以详尽地表达应有的内容，故而以厚重的书籍的方式来整体汇报研究所得有其独特的优势。比如美国加州大学伯克利分校的社会学传统就从博士生阶段培养学生写书。费孝通先生曾回忆芝加哥大学罗伯特·帕克教授到燕京大学给他们上课，开坛就讲他是来教他们如何写书的。这套丛书的出版，也是继承和鼓舞这个"写书"的传统，把优秀的社会学成果以图书形式推向学术界。特别是要把"社会"这个无字之书，写成"有字"之书，需要一个知识的生产过程。

当前我国进入现代化转型的快速发展期，一方面经济社会文化发展取得了巨大的成绩，另一方面也产生了深层次的问题。这里既有现代化转型的一般趋势和问题，又有中国特色的具体条件和道路产生的新经验、新情况。所有这些都需要我们社会学去研究。党的十九大报告提出新时代我国社会主要矛盾已经转化为人民日益增长的美好生活需要和不平衡不充分的发展之间的矛盾。我国幅员辽阔、民族众多，东、中、西部发展不均衡问题依然比较严重，而"胡焕庸线"以西仍然是经济发展比较落后的地区，也是我国少数民族分布比较集中的地区，所以面对新时代我国社会主要矛盾，社会学需要研究中国社会不均衡发展的地区差异和民族差异之间的关系问题，为实现全面小康和现代化建设目标，让每一个民族都不落下而做出自己的贡献。

当年吴文藻、费孝通、林耀华、李安宅等人为了中国的边疆学和边政问题，采取社区为本的研究策略，开创了社会学的中国学派，迈出了经验研究的坚实步伐。今天中国社会学面对新时代的发展转型问题，尤其是面对民族地区的发展问题和新的民族关系问题，仍然需要进行理论和方法上的创新。我们一方面需要坚定不移地依靠马克思主义哲学来指导社会科学研究，另一方面还需要通过发扬社会学研究的实证精神和田野方法，来扩展对中国民族关系和民族发展的认识和把握，产生出适合中国国情的知识体系和话语体系，为"铸牢中华民族共同体意识"和中华民族的伟大复兴做出自己的贡献。

随着"一带一路"建设的推进，在全球化背景下，"流动"会变成全球社会学的核心概念之一。面对全球化和地方化的问题，人类学家做了很多努力，社会学家在全球社会学的视野下，如何突出这一领域的研究？如像北京、上海、广州等国际化大都市的外国人研究，这些国际大都市的国际移民问题可以回应全球化与地方化之间的关系。人口的流动现象反映了全球体系在中国如何表述的问题。所以萧凤霞教授认为中国研究仍旧是一个过程问题。在一个全球流动和开放的时代，大批中国公民迈出国门走到世界各地，也有大批外国人来到中国从事贸易、求学和旅游，也可能定居下来，出现韩国城、非洲角等新的族群。不管是中国的海外华侨融入当地的生活问题，还是在中国的外国人融入中国社会生活问题，都需要社会学进行深入的调查和研究。

中央民族大学社会学研究团队或学术共同体的形成和发展，也在一定程度上折射出中国社会学发展的一段历程，这个团队本身就是社会变迁的实际参与者，是中国社会学的重镇之一。借助民族学和人类学学科力量，中央民大社会学学术共同体有着自己独特的学术和学科优势。费孝通先生晚年曾对民族学、人类学和社会学三科的关系这样总结："多科并存，互相交叉，各得其所，继续发展。"民大社会学、人类学和民族学共存并进行着"互相交叉"，而后取其所需，这是我们的独特优势。

本丛书希望在构建中国社会学学术体系和话语体系的过程中，在把民族学、人类学和社会学三科打通的基础上，中央民族大学社会学学术同仁能够发挥自己的优势，生产出促进中华民族伟大复兴的有用的知识，借助"中央民族大学社会学与社会工作丛书"的平台不断地呈现给大家。也希望海内外学术机构和学术同仁给我们支持和帮助，督促我们学术共同体的进步，更多地出版学术精品，助力中华文明新的腾飞！

麻国庆

2019 年 5 月 25 日

序　言

随着中国经济社会的快速发展和人口老龄化程度的迅速加深，中国人群的疾病和健康模式正在从急性的传染性疾病向慢性退行性疾病转变，疾病和死亡风险也从儿童、母婴转向老年人。慢性病及其慢性伤残已经成为中国的头号健康威胁和疾病负担。考虑到健康和疾病模式是人口变化和社会变革的不可或缺的组成部分，全面考察老年人口疾病和健康模式转变的原因、机制、特征和后果，不仅可以用来评估未来中国的医疗和健康需求，而且还可以进一步检验、纠正、完善相关的社会科学理论。此外，健康的决定因素也从生物学因素转向了社会因素。社会因素在决定或者影响个人以及群体的健康方面发挥了重要作用，它不仅引发了疾病和残疾的可能性，也能够改善疾病预防和保持健康，对个人健康的重大威胁在很大程度上来自不健康的生活方式和高危行为。可以说，健康不仅是一个生物学或者医学问题，更是一个社会科学问题，从社会学角度分析社会文化因素与健康的关系就成为一种必然。虽然19世纪晚期的社会学奠基人较少关于疾病和健康的论述，但是自20世纪60年代以来健康（医学）社会学达到了令人瞩目的发展水平。尤其是随着人口老龄化的迅猛发展，针对老年健康的社会学研究也日益发展起来。

以往有关老年健康的社会学研究大都基于发达国家人群样本，这些研究结论可能不完全适用于发展中国家，因为后者在经济发展水平、社会制度、人口结构以及疾病谱转型等方面都与前者有很大差异。也就是说，在不同国家或地区，健康的社会决定因素可能会呈现不同的形式。比如，在西方发达国家尤其是西欧国家普遍建立了福利国家制度，这显著削弱了不同社会地位群体在收入、居住环境、医疗卫生服务可及性等方面的不平等，即使在这种情况下仍然存在健康不平等并且有不断扩大的趋势，那么，在发展中国家中健康不平等问题是否会更严重呢？还有，由于发展中国家所处的流行病学转型阶段和疾病谱不同于发达国家，其健康的社会决定因素和发生机制也可能存在差异。在西方发达国家，消费行为已经成为健康状况的最主要决定因素，同时非物质资源对健康的影响效应也在逐渐增加，但是在发展中国家，贫困、居住和工作环境、医疗服务利用等物质因素仍然是健康的主要决定因素，因此发展中国家健康影响机制可能迥异于发达国家，在相应的政策干预上也可能面临着不同的选择。因此，有关健康的社会学研究亟须扩展到像中国这样的发展中国家。

本书基于个体生命历程和宏观社会环境交互的视角，一方面把老年健康不平等视为个体在整个生命历程中不断累积发展的结果，另一方面也认为每个人生阶段上的健康不平等都是个体社会经济地位与宏观社会环境交互作用的结果。无论是个体层面还是宏观层面的社会经济地位因素，都通过影响个体所居住和工作的环境、健康实践方式以及医疗卫生服务利用而对健康不平等具有重要影响。基于此视角，我们利用了当前中国比较权威且质量较高的两个追踪调查数据集，一个是"中国健康与养老追踪调查"（CHARLS），另外一个是"中国老年健康影响因素跟踪调查"（CLHLS），采用了多层次模型、结构方程模型、分位数回归模型以及多状态转变模型等前沿的数据分析方法，对中国老年人口的健康和寿命进行了深入的研究和分析。

第一，中国老年人口中存在广泛的健康不平等。无论是在功能状况还是自评健康上都存在显著的健康不平等，社会经济地位每下降一个等级，其健康水平也会下降一个层级。此外，在死亡风险和寿命上也存在显著的不平等，处于较低社会经济地位的老年人口有着更高的死亡风险和更短的预期寿命。在残障预期寿命，即身体发生残障后预期存活的年数上，较低社会经济地位的老年人更是处于劣势。虽然女性老年人的预期寿命普遍高于男性老年人，但是女性老年人有更高的残障发生率，残障寿命占预期寿命的比例也相对较高。

第二，中国老年人口在功能状况、自评健康等健康状况上的不平等随着年龄的增加而不断扩大，这说明随着内在生理功能的衰退，外在的社会经济因素对健康的影响作用逐渐增强，也体现出生命各阶段社会经济因素对老年健康的累积作用。不过，老年人口在死亡风险和预期寿命上的不平等随着年龄的增加而不断缩小但是不会消失，这说明随着年龄的增加个体的生物学因素和健康禀赋对死亡的影响超出了外在的社会经济因素，从而导致社会经济因素对死亡的影响不断减弱。

第三，随着时间的推移和社会的不断发展，社会各阶层群体的健康和寿命都从中受益，但是存在受益的不平等，较低社会经济地位的老年人口因为社会经济发展而得到的健康改善和寿命增加相对较少。通过对不同出生队列老年人口的比较分析，本书发现无论在健康水平还是在预期寿命上，不同社会经济地位的老年人口之间的不平等程度在连续出生队列群体中不断扩大。

第四，当前中国老年人口健康不平等产生的主要原因是不同社会经济地位的老人在客观社会经济因素上的差异，是社会不平等的直接后果。随着中国宏观社会经济水平的提升和社会福利制度的完善，社会经济地位因素直接导致的健康不平等将会减弱，由社会经济地位因素通过惯习以及生活方式间接导致的健康不平等将会增强。未来中国老年人口的健康不平等有可能会进一步增大。

第五，虽然中国还没有完全进入贝克所言的风险社会，但环境污染所带来的风险正逐渐成为社会的核心议题。在新的环境风险面前，基于财富分配而形成的不同社会阶层群体在风险的分配和风险后果的承担上存在显著的不平等。空气污染带来的健康后果也是不平等的，空气污染对社会经济地位较低群体的健康损害是最大的，而对社会经济地位较高群体的健康损害相对较小。

第六，中国老年人口在医疗服务利用上也存在显著的不平等，而且这种不平等在不同情况下也存在差异。在医疗费用支出较少的情况下，城镇户籍老年人和农村户籍老年人之间差距相对较大，而在医疗费用支出较多的情况下，两者之间的差距相对较小。此外，在医疗费用支出较少的情况下，不同教育背景和经济水平的老年人之间的差距相对较小，而在医疗费用支出较多的情况下，不同教育背景和经济水平的老年人之间的差距相对较大。中国老年人口在医疗服务利用上的不平等受到医疗保险制度、健康素养和健康文化资本等因素的影响。

最后，本书依据研究结果和《"健康中国2030"规划纲要》的战略部署，提出从社会经济地位因素、生活方式与健康关系的三维互动机制上制订相应的政策和行动方案以消减老年人口的健康不平等。

焦开山

目　录

第一章　绪论

一　健康转变及其趋势

随着中国经济社会的快速发展和人口老龄化程度的迅速加深，中国人群的健康和疾病模式正在从急性的传染性疾病向慢性退行性疾病转变，疾病和死亡风险也从儿童、母婴转向老年人。慢性病及其慢性伤残已经成为中国的头号健康威胁和疾病负担。考虑到健康和疾病模式是人口变化和社会变革的不可或缺的组成部分，全面考察老年人口健康和疾病模式转变的原因、机制、特征和后果，不仅可以用来评估未来中国的医疗和健康需求，而且还可以进一步检验、纠正、完善相关的社会科学理论。

早在 1971 年，奥姆兰就提出了流行病学转变理论，认为人类社会的死亡模式正在从传染病占主导转向慢性非传染性疾病占主导（Omran，1971）。后来，弗伦克提出健康转变不仅包括流行病学转变，也应该包括医疗保健模式的转变，即一个社会对人口健康状况应对模式的变化（Frenk et al.，1989；Frenk et al.，1991）。根据奥姆兰的流行病学转变理论，流行病学转变大致可以分为三个阶段：传染病大流行及饥荒期、传染病大流行衰退期和退行性人为疾病期。之后，鉴于一些发达国家和地区正在发生的老年人群慢性退行性疾病死亡率的快速下降，一些学者提出了流行病学转变的第四个阶段，即"慢性退行性疾病延迟期"（The age of delayed degenerative diseases）（Olshansky & Ault，1986），这个阶段与第三个阶段相同的是慢性退行性疾病仍为死亡的主要原因，但死于慢性疾病的年龄大大推迟。即使到了高龄阶段，死亡率也正在下降（Mathers et al.，2015）。

随着死亡模式的转变，人们对健康状况的关注从死亡风险（生命的长度问题）转向慢性疾病和日常生活功能状况问题，以往研究也考察了疾病模式转变和失能模式的转变。弗里斯假设人类的自然寿命存在极限，随着生活方式的改善和医学的进步，发病将被预防和推迟，从而被压缩到更短的时间内（Fries，1980，1983），即所谓的疾病压缩现象，发病的推迟而导致不健康寿命所占的比例也正在压缩。不过，一些学者认为即使老年死亡率显著下降，仍然伴随着发病率和残疾率的上升，处于功能残障状态下的时间和人数都会增加，不健康寿命所占的比例正在扩大，弗里斯提出的疾病压缩现象并没有得到大多数研究的支持（Celebioglu & Ciceklioglu，2013；Olshansky et al.，1990）。

由于每个国家或地区所处的社会发展阶段不同，健康转变模式并不是一个统一的过程。根据奥姆兰的说法，发达国家从传染病到慢性非传染性疾病的转变已经基本完成，而发展中国家的流行病学转变相对迟缓且比较复杂（Omran，1971），老年死亡率改善较慢且同时面临不同程度的传染性和非传染性疾病双重负担（Mathers et al.，2015）。不仅如此，在发展中国家内部的不同地区和不同社会经济地位群体的流行病学转变也存在差异性，农村地区、贫困人口的流行病学转变速度明显低于城市地区和富裕人口（Frenk et al.，1991；Prince et al.，2015）。

二 中国的人口转变与健康转变

人口老龄化和高龄化是中国在整个 21 世纪将要面临的重要议题和挑战。如图 1-1 所示，从 2000 年进入老龄化社会以后，我国人口老龄化的形势越来越严峻。到 21 世纪中叶，我国 65 岁以上的老年人口数量将达到 3.63 亿人，占总人口的比例将达到 25.6%，届时每 4 个中国人中将有 1 个人是 65 岁以上的老年人。另据国家应对人口老龄化战略研究的子课题"人口老龄化态势与发展战略研究"预测，到 2057 年我国 65 岁以上的老年人口数量将会达到峰值 3.92 亿人，到 2059 年 65 岁以上的老年人口占总人口的比例也将达到峰值 28.8%，虽然之后会缓慢下降，到 21 世纪末我国 65 岁以上的老年人口数量也会超过 3 亿人，达到 3.15 亿人，占总人口的比例为 25.6%~28.6%（国家应对人口老龄化战略研究人口老龄化态势与发展战略研究课题组，2014）。

与中国人口转变相伴随，中国人群的死因结构和疾病模式也正在发生深刻和更为快速的变化，正在经历从传染病到慢性病的快速转变。研究显示，中国人群的传染病、孕产妇疾病、新生儿疾病和营养障碍的死亡人数

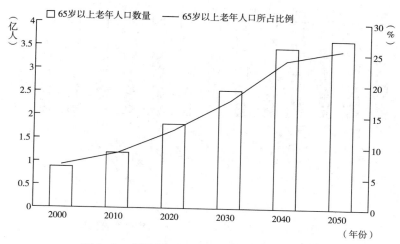

图 1-1　中国人口老龄化趋势（2000～2050）

注：2000 年和 2010 年的数据根据当年的全国人口普查数据推算，2020～2050 年数据引自全国老龄工作委员会于 2009 年组织实施的国家应对人口老龄化战略研究的子课题"人口老龄化态势与发展战略研究"根据总和生育率 1.84 所做的预测结果。

正在大幅下降，而心肌梗死、脑卒中、慢性阻塞性肺病、肺癌和糖尿病等慢性病的死亡人数则明显上升，慢性病已经成为中国的头号健康威胁，是当今和未来影响中国人口健康、导致过早死亡和残疾的首要原因（Yang et al.，2013；Zhou et al.，2016）。伴随中国老年人口数量快速增加和人口老龄化程度迅速加深，未来中国患慢性疾病的老年人口规模将会非常巨大，对中国经济社会发展提出了严峻挑战。如图 1-2 所示，2015 年 60 岁及以上的老年人在主要种类的慢性病出院病人中所占的比例都是最高的。随着我国老年人口数量的快速增加，家庭和社会在医疗和长期护理上的负担将大幅增加。不过，有的研究显示，中国的健康转变存在地区之间和城乡之间的不平衡现象，一些发达地区的健康转变已经接近第四个阶段，但是一些经济发展水平较低的地区却处于传染病和慢性病的双重负担阶段（Barker，2009；Zhou et al.，2016）。

随着中国人口结构和健康模式的转变，健康需求和医疗服务模式也在发生转变。首先，随着老年死亡率尤其是病死率的下降，患有慢性退行性疾病的老年人在疾病发作或者失能后存活的时间比过去更长，加上老年人口规模的迅速扩大，必然会导致一个人口总体中处于疾病状态或者失能状

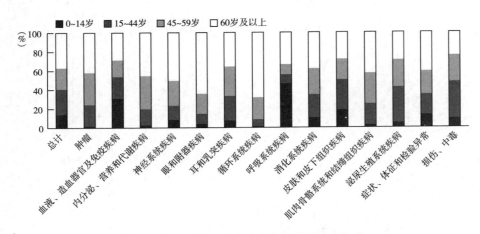

图1-2 2015年医院出院病人年龄别疾病构成

资料来源:《2016中国卫生和计划生育统计年鉴》。

态的老年人数迅速增加（Olshansky et al., 1990），对医疗服务和长期照护服务的需求也必将大幅增长。有研究测算表明，2010年我国慢性病患病例数近1.1亿例，预计2050年将达到近3亿例，2010年我国残障老年人为716万人，预计2050年将增至2470万人（Bloom, 2002），由此带来的医疗费用和长期照护需求也将大幅增长（Gaziano, 2010；胡宏伟等, 2015）。与此同时，医疗保健和健康服务模式也要相应地发生改变，其重心需要逐渐从疾病治疗向慢性病防治和健康管理转变（Frenk et al., 1991；Prince et al., 2015；黄奕祥、李江帆, 2010）。

三 健康的社会决定因素

随着人类的疾病谱从死亡率较高的急性的传染性疾病向死亡率较低的长期性的慢性疾病转型，社会经济因素逐渐成为健康的社会决定因素（Segall, 2013），成为健康风险因素背后的"根本原因"（Phelan et al., 2010）。我们一般把社会经济因素导致的健康差异视为健康不平等，因为它是更广泛的社会不平等所导致的重要后果。同时，因为健康不平等的背后往往是社会资源和机会的不公平分配，所以也被视为健康不公平。自《布莱克报告》发布以来（Black, 1980；Black, 1982），由那些不必要的、本可以避免的社会经济地位因素（比如收入、财富、权力）所造成的健康不平等受到学术界、国际组织和各国政府的持续关注。

　　因为健康不平等是社会不平等的重要组成部分，无论是在富裕国家还是在贫穷国家，它都已经成为一个严重的挑战（Prus，2007），从而成为近几十年以来社会科学研究中的热点领域之一。第一，健康不平等关乎社会公平正义。当社会弱势群体因为贫穷、糟糕的居住环境、社会排斥和不公正合理的制度安排等因素使一些疾病不能预防以及患病后得不到及时并且充分的治疗时，社会的公平正义就会被严重损害。也正是因为如此，对健康平等/不平等的关注与对社会公平/不公平的关注联系在一起，即对与健康有关的社会资源的公平/不公平分配的关注联系在一起。第二，社会的健康不平等不仅是最富裕阶层和最贫困阶层之间的健康差异，而且是健康状况的社会梯度（social gradient），即社会阶层地位每下降一个等级，健康状况就会下降一个层级，因此，健康不平等涉及了社会的所有社会阶层群体（Macinko & Lima-Costa，2012）。第三，社会的健康不平等往往会造成巨大的人口健康损失并最终妨碍社会整体健康水平的提升，同时也会增加社会的医疗保健和社会保障成本并最终影响经济运行（Rose & Marmot，1981）。

　　为此，世界卫生组织于 2005 年 3 月成立了健康问题社会决定因素委员会（Commission on Social Determinants of Health，CSDH）[①]，它是由世界卫生组织召集的由决策者、研究人员和民间社会组织等组成的一个全球网络，目的是提请各国政府和社会注意导致健康不良和健康不平等的社会条件，并为各国和全球卫生合作伙伴解决健康不平等的社会因素提供建议。CSDH于 2008 年 7 月向世界卫生组织提交了一份报告，即《用一代人时间弥合差距：针对健康问题社会决定因素采取行动以实现卫生公平》（WHO，2008）。该报告认为，由社会经济因素造成的健康不平等是在全球、国家和地方各级运作的复杂系统的结果，为了减少国家之间和国家内部的健康不平等，有必要超越疾病的直接原因，重点关注"原因的起因"，即决定人们如何成长、生活、工作和年老的社会经济因素，并且认为健康不平等的根本决定因素是相互关联的，必须通过全面综合的政策来解决这些问题。

四　老年健康的社会学研究

　　如前文所述，随着人类疾病和健康的转变，健康的决定因素也从生物

---

　　① http：//www.who.int/social_determinants/thecommission/en/。

学因素转向了社会因素。社会因素在决定或者影响个人和群体的健康方面发挥了重要作用，它不仅仅引发了疾病和残疾的可能性，也能够改善疾病预防和保持健康，对个人健康的重大威胁在很大程度上来自不健康的生活方式和高危行为（Cockerham，2016）。可以说，健康不仅仅是一个生物学或者医学问题，更是一个社会科学问题，从社会学角度分析社会文化因素与健康的关系就成为一种必然。虽然 19 世纪晚期的社会学奠基人较少关于疾病和健康的论述，但是，20 世纪 60 年代以来健康（医学）社会学达到了令人瞩目的发展水平。尤其是随着人口老龄化的迅猛发展，针对老年健康的社会学研究也日益发展起来。

鉴于老年阶段处于个体生命历程的晚期，也是一个患病率和死亡风险较高进而对医疗卫生服务需求也相对较高的时期，对老年健康的社会学研究具有重要的意义。首先，越来越多的研究认为人类健康是终生发展的过程，老年健康不仅是老年时期处境造成的结果，而且是从胚胎开始的不同人生阶段上健康潜力不断积累的结果。因此，研究老年时期的健康状况不仅可以考察当前社会经济地位因素对健康的影响，而且也可以考察早年的社会经济因素对健康的累积作用（Chang et al.，2016）。

其次，针对老年健康的社会学研究不仅仅可以考察个体的生命历程所带来的终生影响，而且可以考察个体生命历程背后的社会变迁趋势及其特征。如图 1-3 所示，当前老年人的生命历程与中国过去 100 年以来的社会变革过程几乎处于相同的历史空间中。考虑到不同出生队列群体的早年时期、成年时期和老年时期所处的中国社会发展阶段和发展水平不尽相同，通过比较不同出生队列群体的健康状况及其相关影响因素，在某种程度上可以揭示中国过去 100 年尤其是新中国成立 70 年以来的社会变革特征。

再次，随着年龄的增长，个体的生理机能持续下降，此时外在的社会经济因素对健康的作用是进一步增强还是减弱，以往的研究对此还没有达成一致的结论。有研究认为，到了老年阶段生物学因素对健康的决定效应逐渐增强，社会经济因素的作用逐渐减弱，这导致老年时期的健康不平等是下降的（Malat et al.，2006；Sorensen et al.，2015）。不过，也有一些研究认为，随着年龄的增长，由社会经济因素导致的健康差异不断扩大，老年时期的健康不平等程度要大于中年时期（Bourdieu，1984；Lynch，2003）。实际上，关于老年时期健康不平等程度是进一步减弱还是扩大的不

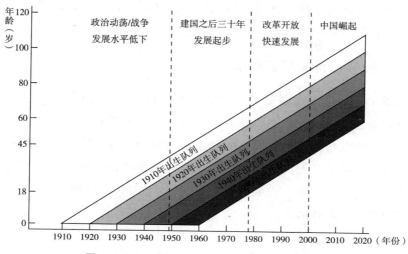

图 1-3　日历年份、年龄和出生队列关系示意

同判断，具有不同的政策含义。如果老年时期的健康不平等程度不断减弱乃至消失的话，为了消减健康不平等的政策干预就显得不那么急迫和必要了。反之，如果老年时期的健康不平等进一步增强，就凸显了外在政策干预的必要性。

最后，以往有关老年健康的社会学研究大都基于发达国家人群样本，这些研究结论可能不完全适用于发展中国家，因为后者在经济发展水平、社会制度、人口结构和疾病谱转型等方面都与前者有很大差异。也就是说，在不同国家或地区，健康的社会决定因素可能会呈现不同的形式。比如，在西方发达国家尤其是西欧国家普遍建立了福利国家制度，这显著削弱了不同社会地位群体在收入、居住环境、医疗卫生服务可及性等方面的不平等，即使在这种情况下仍然存在健康不平等并且有不断扩大的趋势（Mackenbach，2012），那么，在发展中国家中健康不平等问题是否会更严重呢？还有，由于发展中国家所处的流行病学转型阶段和疾病谱不同于发达国家，其健康的社会决定因素和发生机制也可能存在差异。在西方发达国家，消费行为已经成为健康状况的最主要决定因素，同时非物质资源对健康的影响效应也在逐渐增加（Mackenbach，2012），但是在发展中国家，贫困程度、居住和工作环境、医疗服务利用等物质因素仍然是健康的主要决定因素，因此发展中国家健康影响机制可能迥异于发达国家，在相应的政策干预上也可能面临着不同的选择。因此，有关健康的社会学研究亟须扩展到像中国这样的发展中国家。

五 研究视角和研究框架

如图 1-4 所示，本书基于个体生命历程和宏观社会环境交互的视角，一方面把老年健康视为个体在整个生命历程中不断累积发展的结果，另一方面，也认为在每个人生阶段上的健康状况都是个体、家庭与宏观社会环境交互作用的结果。无论是个体层面、家庭层面还是宏观层面的社会因素通过影响个体所居住和工作的环境、健康实践方式以及医疗卫生服务利用而对健康具有决定性的作用。

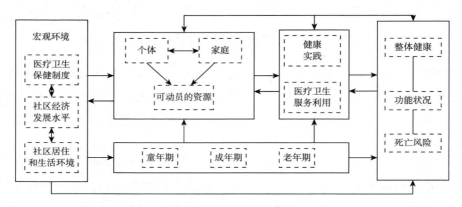

图 1-4 整体的研究框架

具体而言，本书共分为两个部分，第一部分主要论述了医学社会学的历史发展和主要理论视角，第二部分主要是关于中国老年健康的医学社会学实证研究。具体而言，第一章为绪论，简要介绍了本书的研究背景、研究问题和研究框架。第二章首先回顾了 19 世纪以来的流行病学转变及其发展趋势，然后回顾了医学社会学的历史发展过程，最后对流行病学转变与医学社会学的发展趋势进行了综合分析。第三章回顾了社会建构主义对有关疾病和健康问题的社会文化定义、个体的疾病体验和反应以及一些群体的行为或症状被医学化的过程等问题的理论阐述。第四章从结构化和能动性的双重视角回顾了健康生活方式理论和文化健康资本的主要内容。第五章首先对生命历程视角进行了回顾和评述，然后分析和讨论了生命历程视角在疾病和健康问题上的应用。第六章回顾和评述了 Link 和 Phelan 提出的"基本原因"理论，强调了研究疾病问题的远端原因，即"原因的原因"，即不仅要研究社会经济因素与健康的直接关系，而且要研究社会因素通过风险因素而对疾病和健康产生影响的机制。

本书第二部分主要是针对中国老年健康的医学社会学实证研究。其中，第七章主要考察了不同社会经济地位老年人口的健康不平等状况及其在不同年龄上的变动情况。随着年龄的增加，尤其是到了老年阶段甚至高龄阶段，健康不平等程度是进一步减小还是进一步增大？此外，我们也考察了地区社会经济水平对老年健康不平等的调节作用，即在经济发展水平不同的地区，不同社会经济地位群体之间的健康不平等程度是否也有所不同呢？第八章和第九章的研究把老人的健康状况和死亡整合在一起进行了研究，首先，我们考察了不同性别、不同社会经济地位群体在预期寿命和健康预期寿命上的差距，然后研究这种差距在不同出生队列和不同年龄上的变化趋势。第十章首先讨论了财富分配的不平等与风险分配的不平等之间的关系，然后，依据大规模的社会调查数据，借助现代统计分析方法对我国的空气污染风险分配及其带来的健康不平等问题进行了实证研究。第十一章主要考察了在控制医疗需求的情况下，不同社会经济地位群体在门诊服务和住院服务可及性、利用水平上的不平等及其背后的影响因素。第十二章首先回顾和总结了国外应对健康不平等的经验，然后尝试性提出一些消减健康不平等的建议和政策选择，这些可以作为我国医疗卫生体制改革的借鉴和参考。

参考文献：

胡宏伟，李延宇，张澜（2015），《中国老年长期护理服务需求评估与预测》，《中国人口科学》第 3 期，第 79~89 页。

黄奕祥，李江帆（2010），《健康需求变化与医学服务模式转变》，《中州学刊》第 1 期，第 114~119 页。

Barker, K. (2009). *The Fibromyalgia Story：Medical Authority and Women's Worlds of Pain.* Philadelphia：Temple University Press.

Black, S. D. (1980). *Inequalities in Health：Report/of a Research Working Group.* London：DHSS.

Black, S. D. (1982). *Inequalities in Health: The Black Report.* New York: Penguin Books.

Bloom, S. W. (2002). *The Word As Scalpel: A History of Medical Sociology.* New York: Oxford University Press.

Bourdieu, P. (1984). *Distinction.* Cambridge, MA: Harvard University Press.

Celebioglu, A., & M. Ciceklioglu. (2013). Elderly Health Care Needs and Associated Factors in Terms of Health Inequalities. *Turkish Journal of Geriatrics-Turk Geriatri Dergisi*, 16 (3), 315-321.

Chang, J., L. Dubbin, & J. Shim. (2016). Negotiating Substance Use Stigma: The Role of Cultural Health Capital in Provider-patient Interactions. *Sociology of health & illness*, 38 (1), 90-108.

Cockerham, W. C. (2016). *Medical Sociology.* New York: Routledge.

Frenk, J., J. L. Bobadilla, J. Sepuulveda, & M. L. Cervantes. (1989). Health Transition in Middle-income Countries: New Challenges for Health Care. *Health Policy and Planning*, 4 (1), 29-39.

Frenk, J., J. L. Bobadilla, C. Stern, T. Frejka, & R. Lozano. (1991). Elements for a Theory of the Health Transition. *Health Transition Review*, 1 (1), 21-38.

Fries, J. F. (1980). Aging, Natural Death, and the Compression of Morbidity. *The New England Journal of Medicine*, 303 (3), 130-135.

Fries, J. F. (1983). The Compression of Morbidity. *The Milbank Memorial Fund Quarterly. Health and Society*, 61 (3), 397-419.

Gaziano, J. M. (2010). Fifth Phase of the Epidemiologic Transition: The Age of Obesity and Inactivity. *Jama*, 303 (3), 275-276.

Lynch, S. M. (2003). Cohort and Life-course Patterns in the Relationship between Education and Health: A Hierarchical Approach. *Demography*, 40 (2), 309-331.

Macinko, J., & M. F. Lima-Costa. (2012). Horizontal Equity in Health Care Utilization in Brazil, 1998-2008. *International Journal for Equity in Health*, 11 (1), 33.

Mackenbach, J. P. (2012). The Persistence of Health Inequalities in Modern Welfare States: The Explanation of a Paradox. *Social Science & Medicine*, 75 (4), 761-769.

Malat, J. R., M. V. Ryn, & D. Purcell. (2006). Race, Socioeconomic Status, and the Perceived Importance of Positive Self-presentation in Health Care. *Social science & medicine*, 62 (10), 2479-2488.

Mathers, C. D., G. A. Stevens, T. Boerma, R. A. White, & M. Tobias. (2015). Causes of International Increases in Older Age Life Expectancy. *The Lancet*, 385 (9967), 540-548.

Olshansky, S. J., & A. B. Ault. (1986). The Fourth Stage of the Epidemiologic Transition: The Age of Delayed Degenerative Diseases. 64 (3), 355-391.

Olshansky, S. J., B. A. Carnes, & C. K. Cassel. (1990). In Search of Methuselah: Estimating the Upper Limits to Human Longevity. *Science*, 250 (4981), 634-640.

Omran, A. R. (1971). The Epidemiologic Transition: A Theory of the Epidemiology of Population Change. *Milbank Quarterly*, 83 (4), 731–757.

Phelan, J. C., B. G. Link, & P. Tehranifar. (2010). Social Conditions as Fundamental Causes of Health Inequalities Theory, Evidence, and Policy Implications. *Journal of Health and Social Behavior*, 51 *Suppl* (1_ suppl), S28–S40.

Prince, M., F. Wu, Y. Guo, L. M. F. G. Robledo, M. Odonnell, R. Sullivan, & S. Yusuf. (2015). The Burden of Disease in Older People and Implications for Health Policy and Practice. *The Lancet*, 385 (9967), 549–562.

Prus, S. G. (2007). Age, SES, and Health: A Population Level Analysis of Health Inequalities over the Lifecourse. *Sociology of Health & Illness*, 29 (2), 275–296.

Rose, G., & M. Marmot. (1981). Social Class and Coronary Heart Disease. *Heart*, 45 (1), 13–19.

Segall, S. (2013). Equality of Opportunity for Health. In Eyal, N., et al. (Eds.), *Inequalities in Health: Concepts, Measures, and Ethics*. New York: Oxford University Press. 147–163.

Sorensen, K., J. M. Pelikan, F. Rothlin, K. Ganahl, Z. Slonska, G. Doyle, &E. Uiters. (2015). Health Literacy in Europe: Comparative Results of the European Health Literacy Survey (HLS–EU). *European Journal of Public Health*, 25 (6), 1053–1058.

Yang, G. H., Y. Wang, Y. X. Zeng, G. F. Gao, X. F. Liang, M. G. Zhou, & C. J. L. Murray. (2013). Rapid Health Transition in China, 1990–2010: Findings from the Global Burden of Disease Study 2010. *Lancet*, 381 (9882), 1987–2015.

Zhou, M., H. Wang, J. Zhu, W. Chen, L. Wang, S. Liu, &P. Yin. (2016). Cause-specific Mortality for 240 Causes in China during 1990–2013: A Systematic Subnational Analysis for the Global Burden of Disease Study 2013. *The Lancet*, 387 (10015), 251–272.

第二章　流行病学转变与医学
社会学的发展

尽管涂尔干分析了 19 世纪晚期欧洲的自杀率问题，但是以涂尔干为代表的古典社会学理论家并不关心疾病和健康问题。随着 20 世纪以来流行病学的快速转变，社会文化因素在疾病和健康问题上的重要性越来越突出，医学社会学开始快速发展，到 20 世纪 40 年代后期发展为社会学的一个重要研究领域，到 20 世纪 60 年代开始达到一个显著的发展水平。本章我们首先回顾了自 19 世纪以来的流行病学转变及其发展趋势，其次我们回顾了医学社会学的历史发展过程，最后对流行病学转变与医学社会学的发展趋势进行了综合分析。

一　流行病学转变

早在 1971 年，奥姆兰就提出了 "流行病学转变" (Epidemiological transition) 这一概念，指的是一个人口群体的疾病模式从以急性的传染性疾病为主导转向以慢性的非传染性疾病为主导的过程 (Omran，1971)。在这个转变过程中，一个人口群体的死亡率和疾病模式发生了长期转变，感染流行病逐渐被退行性和人为疾病所取代，后者成为死亡的主要原因。

根据死亡率模式的变化，流行病学转变可以分为三个阶段：(1) 瘟疫和饥荒阶段。这个阶段的突出特征是死亡率较高且周期性波动，人口的预期寿命较短且经常变化，为 20~40 岁。(2) 流行病大衰退的阶段。这个阶段的特征就是感染流行病死亡率逐渐下降，人口的预期寿命增加到 50 岁，人口总规模开始快速增加。(3) 退行性和人为疾病的阶段。这个阶段的特征是死亡率继续下降并且稳定在一个较低的水平上，人口的预期寿命继续增加到 70 岁以上，生育率成为人口增长的关键性因素。由此可见，流行病学转变是一个持续的发展过程，从传染病占主导地位开始到非传染病最终占主导地位结束。

在奥姆兰 1971 年提出流行病学转变理论的时候，人们普遍认为发达国家的死亡率已经下降到一个很低的水平，人口的预期寿命在达到 70 岁之后将很难有新的增加，这主要源自对人类生命受到生物学限制的认识。但是，有研究发现自 20 世纪 60 年代中期以来，美国等发达国家在退行性疾病上的死亡率还在持续下降，并且高龄人口的死亡率也在下降，人们普遍认识到预期寿命有可能会达到 80 岁以上，这被认为是流行病学史上的一项重大成就，这主要得益于医疗技术的进步和生活方式的转变。为此，奥利尚斯基和奥尔特提出流行病学转变的第四个阶段（Olshansky & Ault，1986）。与前三个阶段相比，流行病学转变的第四个阶段具有如下特征：（1）迅速下降的死亡率主要集中在高龄阶段，男性和女性的死亡率几乎相同。（2）死亡原因的年龄模式与第三个阶段大致相同，但退行性原因死亡的年龄分布逐渐向老年人转移。（3）生存率的相对快速提高主要集中在高龄人群中。由此可见，在这个阶段，退行性疾病和慢性疾病仍然是死亡的主要原因，但是死亡于这些疾病的风险主要集中在老年人口且死亡年龄也逐渐被推迟，因此这个阶段被称为"延迟退行性病的阶段"（The Age of Delayed Degenerative Diseases）。

纵观流行病学转变的历史过程，我们发现一个社会的健康和疾病模式变化与人口转变、社会经济发展水平、医学技术等紧密相关，前者是后者导致的结果。正是因为每个国家或地区在人口转变、社会经济发展水平上存在差异，流行病学转变并不是一个统一的过程，发达国家和发展中国家在流行病学转变的机制、阶段顺序、起始时刻、变化速度和方向上都存在明显差异（Frenk et al.，1991）。基于这样一个考虑，奥姆兰把流行病学转变划分为三种主要模式（Omran，1971）：（1）经典转变模式，主要发生在欧美发达国家或地区。这些国家或地区在 19 世纪后期就开始进入了流行病学转变的第二个阶段，其背后的主要决定因素是工业革命所引起的社会经济水平的提高以及营养水平和生活环境的改善。从 20 世纪初开始，欧美发达国家或地区开始进入了流行病学转变的第三个阶段，医疗卫生技术的进步在其中发挥了显著性的作用。（2）加速转变模式，主要发生在日本等新兴的发达国家或地区。与经典转变模式相比，在以日本为代表的新兴发达国家或地区经历了快速的死亡率下降，死亡率从高水平转向低水平所需要的时间大大缩短，这主要得益于从 20 世纪初开始的现代化过程和医疗卫生技术的进步，是社会经济因素和医疗卫生技术联合发生作用的结果。（3）延迟转变模式，这主要发生在大部分发展中国家。发展中国家开始流行病学转变的时间相对较晚，一般开始于第二次世界大战之后。与发达国家的死亡率快速下降主要依赖于社会经济因素不同，发展中国家的死亡率的快速下降主要得益于公共卫生事业的推进和国家医疗援助，社会经济因素在其中的作用相对较小。目前，大部分发展中国家还没有完成流行病学的转变过程，正处在传染性疾病和慢性疾病的双重威胁中。

流行病学的转变对一个社会的人口转变、社会经济状况和医疗保健系统产生了深远的影响。首先，流行病学转变意味着疾病的社会意义发生了深刻的变化。疾病不仅仅是生理学或者病理学的结果或者表征，更是社会文化因素的结果，疾病和健康的主要决定因素从生物学因素转向了社会因素。疾病的后果不仅仅是生物学意义上的，更是社会学意义上的。其次，流行病学转变也引起了医疗保健模式的变化，这涉及一个社会对疾病反应模式的变化，由此带来整个健康模式的转变。最后，流行病学转变也引起了学术研究的转变。医学和健康问题也从医学和公共卫生研究扩展到更广泛的社会科学研究。对于疾病或者健康问题产生的社会原因以及社会后果，亟须社会科学家的介入和研究。

二 医学社会学的早期发展

伴随着西方发达国家流行病学转变的过程，健康和疾病研究的一个重大进展是越来越多地认识到社会因素的相关性，其中最重要的社会因素包括性别、族群、财富、收入、教育和职业等。社会因素通过对不健康或健康的生活方式、高风险或低风险的健康行为、生活条件、粮食安全、压力和紧张程度、生命过程中的社会劣势以及环境因素有直接影响，进而通过基因表达以及其他机制影响生物学结果（Cockerham，2016；Frohlich & Thomas，2014；Link & Phelan，1995；Phelan et al.，2010）。此外，社会因素也影响了社会组织和政府以何种方式应对健康危害和提供医疗保健服务，同时也影响了个人以何种方式回应健康问题和利用相应的医疗保健服务（Owusu et al.，2016；赵广川等，2016）。正如一些学者所言，医疗保健服务是政治哲学的行为（Jacobs & Skocpol，2016；Navarro et al.，2006），社会的政治价值观影响着医疗保健服务的制度安排和提供模式。随着现代化进程的逐渐推进，社会因素逐渐被认为是所有健康问题的基本原因（Link & Phelan，1995；Phelan et al.，2010）。

健康问题的决定因素从生物学因素向社会文化因素的转变，为健康社会学的发展提供了机遇。早在 19 世纪末期，一些医学工作者和学者开始撰写社会文化因素在医学中的重要性的文章，提出了"医学社会学"的概念。20 世纪初，陆续有一些学者开始撰写医学与社会关系的论著，其中 James Warbasse 于 1909 年撰写了一本名为《医学社会学》的书，在此书中医生被看作一个特殊的社会阶层。同年 James Warbasse 还在美国的公共卫生协会中组织了一个有关社会学的部门，不过这个部门的成员几乎完全由医生和社会工作者组成（Bloom，2002；Cockerham，2016）。20 世纪二三十年代，从社会学角度研究医学问题的著作进一步增加，主要有 Michael Davis 于 1921 年出版的《移民健康与社区》、Bernard Stern 于 1927 年出版的《医学进步中的社会因素》以及 Lawrence Henderson 于 1935 年出版的医生和"病人作为社会系统"的论文（Bloom，2002）。

从 20 世纪 40 年代末开始，关于医学的社会学研究受到了政府和私人基金的支持，目的是研究和解决实际的健康问题。Russell Sage Foundation 在 1949 年资助了一项旨在提高医学实践中社会科学研究利用率的计划，其成果包括了 1954 年出版的《医学中的社会科学》（Simmons & Wolff，1954）和 1963 年出版的《社会学和公共卫生领域》（Suchman，1963）。此外，在美国国家精神卫生研究所的支持下，社会学家和精神病学家合作研究城市心理健康问题，其中一项重要成果是 August Hollingshead 和 Frederick Redlich 于 1958 年出版的《社会阶层和心理疾病：一项社区研究》一书。该书认为，社会因素可能与不同类型的精神障碍和人们接受精神病治疗的方式相关，这项研究引起了国际关注，被认为是精神障碍与社会阶层关系最重要的研究之一（Hollingshead & Redlich，1958）。

三　医学社会学的转向和兴起

从以上回顾我们看到，医学社会学在早期发展阶段，社会学的早期奠基人涂尔干、马克思、韦伯等古典社会学家并不关心医学在社会中的作用问题，医学社会学也不是社会学的一个研究领域，而是一个主要由医学问题驱动的应用研究领域。转折发生在 20 世纪 50 年代初期。1951 年，帕森斯出版了《社会系统》一书（Parsons，1951），其中有关病人角色（sick role）的概念是医学社会学的第一个理论（Cockerham，2016），这标志着医学社会学从应用研究转向理论研究。帕森斯从结构功能理论视角出发，分析了医学在现代社会中的社会控制功能。他认为患病是反社会功能的，因为它也威胁并干预社会系统的稳定，医生职业的功能就是通过预防、控制和治疗疾病以对抗患病的反功能。虽然这一观点目前不再被广泛接受，但是它为医学社会学提供了一种理论方法，也影响了随后的一些主流社会学家在此问题上的研究（比如默顿和戈夫曼等），从而奠定了医学社会学在社会学中的学科地位。

之后不久，斯特劳斯总结了医学社会学的发展方向，把医学社会学分为两个独立但密切相关的领域（Straus，1957）：医学中的社会学（Sociology in Medicine）和医学的社会学（Sociology of Medicine）。所谓医学中的社会学主要目标是研究和分析疾病和健康问题的社会成因并为健康从业者解决健康问题提供指导，因此可以被认为主要由医学问题而不是社会学问题驱动的应用研究和分析，其人员主要来自医学院、公共卫生学院以及相关政府机构人员。然而，医学的社会学有不同的侧重点，主要目标是研究和分析在医学和健康领域中发生的社会过程，它涉及与医学和健康有关的组织、角色关系、规范、价值观、文化等因素的分析，通过研究在医学和健康领域发生的社会过程来加深我们对一般社会生活的理解，其成员大都来自大学的社会学系。

虽然斯特劳斯划分了医学社会学的两个研究面向，但是这可能只适用于某个历史发展阶段。实际上，近几十年来，医学社会学的两个研究面向一直处于相互融合的趋势。考虑到政府机构和私人基金会主要为有助于解决或改善健康问题的相关研究提供资金，那些来自大学或者学院社会学系的学者大都也涉及实用性的主题，从而可以争取更多的研究资助。此外，对一些具体医学领域问题的研究，也有助于对一些社会学理论的有效性进行检验。另外，那些致力于研究具体医学或者健康问题的社会学家也需要了解医学或者健康领域作为一个社会过程的运行机制，所涉及的一些医疗卫生政策制定或改革的研究也需要考虑到社会变革、文化、权力、阶级、社会关系等相关的社会学理论研究文献。因此，无论是哪个领域中的医学社会学家都需要理解社会变革和社会制度的一般性质，在此基础之上研究和分析相关的健康和疾病问题，而对具体健康和疾病问题的研究和发现又可以为一般社会学的发展做出贡献（Pescosolido & Kronenfeld，1995）。

四　医学社会学的发展趋势

时至今日，医学社会学构成了现代社会学中最重要的一个分支，医学社会学家已经是社会学中规模最大，最活跃的群体之一（Cockerham，2016）。在很多国家，包括美国、加拿大、澳大利亚、英国、芬兰、瑞士、新加坡，医学社会学或者是社会学中最大的专业团体或者是最大之一。医学社会学家组成了美国社会学会的第三大分会、英国社会学会和德国社会学会的第一大分会。德国的医学社会学会——仅为医学社会学领域的工作者而成立的组织——比德国社会学会的成员还多。在国际社会学协会中，健康社会学委员会是一个庞大和活跃的专业协会。医学社会学会已经达到了一种发展状态，使其能够从独立的社会学角度研究健康问题，不管研究发生在医学领域还是社会学的学术领域（Cockerham，2016）。当代医学社会学家并不关心研究医学中的社会学或社会学中的医学，而是提高我们对社会因素与健康之间复杂关系的理解程度。

虽然在20世纪60年代发达国家的流行病学已经完成了转变，但是近几十年来一些传染病开始重新抬头并且有逐渐蔓延的趋势，比如艾滋病，尤其是在发展中国家，仍然面临传染病的严重威胁。作为当前对人类健康最大威胁的传染病，艾滋病的传播深植于社会生活中，与人类的生活方式和社会行为紧密相关，比如性行为、药物使用、旅行、饮食习惯、生活条件等。因此，当前和未来的医学要从只关注慢性病转到既关注慢性病也关注传染病上来，对传染病的预防和传播的社会影响因素进行研究将会变得越来越重要。此外，医学中的道德问题也越来越成为社会关注的焦点，专业伦理问题会带来重要的社会影响，这也可能是医学社会学的一个重要研究方向。最后，健康不平等和不公平问题是当前社会的一项重要挑战，也关乎社会的公平正义，也与其他领域的社会问题紧密相关，因此医疗社会学未来的一个重要研究领域就是不同社会阶层在一系列疾病和健康问题上的不平等问题。

五 小结

社会学关注的是人类行为的原因和结果。医学社会学关注疾病和健康的社会原因和社会后果。随着流行病学的转变，社会和行为因素已经成为健康的主要决定因素。此外，医学实践领域作为社会的一个重要场域，不仅仅是一个生理学或医学问题，而且渗透着权力、市场、国家等各种社会力量并被其所塑造。医学专业和医生在现代社会中扮演着重要的角色，这不仅指他们的疾病治疗方面，更重要的是他们对社会的影响。因此，把社会学的理论、视角和方法运用于对疾病、健康和医学实践的研究具有非常重要的价值。虽然，早期的社会学家并不关注疾病和健康问题，医学领域也不是一个重要的研究领域，但是随着帕森斯的"病人角色"概念的提出和福柯关于临床医学的相关论述，医学社会学逐渐兴起和发展。与社会学的其他分支学科不同，医学社会学具有两个非常明显区分的研究面向，一个是集中在医学领域研究疾病和健康问题的社会决定因素，另一个是集中在社会学领域研究疾病和健康问题的社会过程和社会后果。不过，近几十年来，医学社会学的两个研究面向一直处于相互融合的趋势。

参考文献：

赵广川，顾海，郭俊峰（2016），《社会经济地位变迁与医疗服务利用不平等：2000—2011》，《公共管理学报》第 2 期，第 107~118 页。

Bloom, S. W. (2002). *The Word As Scalpel: A History of Medical Sociology*. New York: Oxford University Press.

Cockerham, W. C. (2016). *Medical sociology*. New York: Routledge.

Frenk, J., J. L. Bobadilla, C. Stern, T. Frejka, & R. Lozano. (1991). Elements for a Theory of the Health Transition. *Health Transition Review*, 1 (1), 21-38.

Frohlich, K. L., & A. Thomas. (2014). Environmental Justice and Health Practices: Understanding How Health Inequities Arise at the Local Level. *Sociology of Health & Illness*, 36 (2), 199-212.

Hollingshead, A. B., & F. C. Redlich. (1958). *Social Class and Mental Illness: Community Study*. Hoboken: John Wiley & Sons Inc.

Jacobs, L., & T. Skocpol. (2016). *Health Care Reform and American Politics: What Everyone Needs to Know*. New York: Oxford University Press.

Link, B. G. , & J. Phelan. (1995). Social Conditions as Fundamental Causes of Disease. *Journal of Health and Social Behavior*, 35 (Extra Issue), 80-94.

Navarro, V. , C. Muntaner, C. Borrell, J. Benach, Á. Quiroga, M. Rodríguez-Sanz, ... M. I. Pasarín. (2006). Politics and Health Outcomes. *The Lancet*, 368 (9540), 1033-1037.

Olshansky, S. J. , & A. B. Ault. (1986). The Fourth Stage of the Epidemiologic Transition: The Age of Delayed Degenerative Diseases. *Milbank Quarterly*, 64 (3), 355-391.

Omran, A. R. (1971). The Epidemiologic Transition: A Theory of the Epidemiology of Population Change. *Milbank Quarterly*, 83 (4), 731-757.

Owusu, C. , S. Margevicius, M. Schluchter, S. M. Koroukian, K. H. Schmitz, & N. A. Berger. (2016). Vulnerable Elders Survey and Socioeconomic Status Predict Functional Decline and Death Among Older Women With Newly Diagnosed Nonmetastatic Breast Cancer. *Cancer*, 122 (16), 2579-2586.

Parsons, T. (1951). *The Social System*. London: The Free Press of Glencoe.

Pescosolido, B. A. , & J. J. Kronenfeld. (1995). Health, Illness, and Healing in an Uncertain Era: Challenges from and for Medical Sociology. *Journal of Health and Social Behavior*, 35 (Extra Issue), 5-33.

Phelan, J. C. , B. G. Link, & P. Tehranifar. (2010). Social Conditions as Fundamental Causes of Health Inequalities Theory, Evidence, and Policy Implications. *Journal of Health and Social Behavior*, 51 *Suppl* (1_ suppl), S28-S40.

Simmons, L. W. , & H. G. Wolff. (1954). *Social Science in Medicine*. New York: Russell Sage.

Straus, R. (1957). The Nature and Status of Medical Sociology. *American Sociological Review*, 22 (2), 200-204.

Suchman, E. (1963). *Sociology and the Field of Public Health*. New York: Russell Sage.

第三章　疾病和健康的社会建构

疾病和健康根植于社会文化背景，具有较强的文化含义。一些疾病不仅仅具有生物学本质，而且具有社会文化内涵。对于某些精神疾病而言，更体现社会互动和建构的性质。此外，个体和社会群体的文化背景以及社会经济地位影响了疾病的体验和反应。作为一个重要的概念框架，社会建构主义对疾病和健康问题的社会文化定义、个体的疾病体验和反应，以及一些群体的行为或症状被医学化的过程具有重要的参考价值。

一　概述

作为一个重要的概念框架，社会建构主义在 20 世纪 60 年代成为社会学和医学社会学的主要理论视角。与客观的实证主义解释不同，社会建构主义认为社会问题或者社会事实并不是"给定的"或者完全自然的，而是在特定的社会文化背景下被赋予的（Becker，1963；Gusfield，1967），社会结构也被视为人类无数选择的副产品，而不是由神圣意志或自然产生的法则，这种方法与将特定现象视为独立于人类行为和决策的固有的或者跨历史本质的本质主义形成鲜明的对比（Burr，2015）。社会建构主义以符号互动论为基础，研究个人和群体如何为产生感知的社会现实和知识做出贡献（Berger & Luckmann，1991）。

与假设疾病是客观的医学模型不同，社会建构主义者强调疾病的意义和经验是由文化和社会系统塑造的，疾病不仅仅存在于自然界中，等待科学家或医生去发现，还在某种程度上是一种"社会设计"或者社会建构的结果（Freidson，1988；Gusfield，1967）。尤其是一些精神疾病，本质上是一种社会角色，是一种被标签为偏离了正常社会规范的不正常行为，尽管这些行为没有内在的错误。Scheff 指出，患有精神疾病本质上是一种社会角色，一旦贴上标签，其他人就会期待"病态"个体的某些行为继续按照他或她的预期行事（Scheff，1966）。某些社会行为在特定的社会背景下以某种方式被定义，不可避免地，这种定义与权力有很强的联系，即某些个人和群体有能力将其他个人和群体的行为标记为怪异、犯罪、离经叛道或生病（Becker，1963）。因此，疾病的社会建构在某种程度上是一种社会控制的方式（Conrad & Schneider，1992），也是一种权力表现形式。正如福柯所指出的，关于人类"正常"和"异常"的专业知识不是客观的或自然的，是现代社会权力的主要形式，所谓的医学话语通过建构关于身体的知识影响人们的行为、主观体验，同时塑造人们的身份以及合法的医疗干预（Foucault，1973）。也正如布莱恩·特纳所指出的那样，"我们不能再将疾病视为发生在描述它们的语言之外的自然事件，疾病实际是医学话语的产物"（Turner，1995）。康拉德和巴克也很好地描述了疾病是如何通过社会互动、共享文化传统以及不断变化的知识框架和权力关系来塑造的（Conrad & Barker，2010）。具体而言，社会建构主义主要从以下三个方面阐述疾病和健康的社会建构问题：（1）疾病的文化含义。（2）疾病体验的社会建构。（3）医学知识的社会建构。

二 疾病和健康的社会文化含义

对于大部分社会成员来说，疾病就是一个客观的存在，它们代表了身体的异常变化，我们的反应通常被认为是理性的甚至是唯一的回应方式。这种现实已经变得如此理所当然，以至于我们没有注意到它嵌入特定的社会背景和意识形态中，即使在存在生理异常的情况下，也存在社会和文化意义。因此，疾病既具有生物医学维度也具有经验维度，某些疾病具有特定的社会或文化含义。不同疾病在社会或文化含义上的差异性正好说明了一些疾病之所以被污名化是因为社会文化因素而不是生物学因素。

以往一些研究考察了一些疾病是如何被污名化的、污名化带来的影响以及疾病的污名化如何随着时间的推移而发生变化（Conrad & Barker，2010）。社会学家指出了一些经常在社会中受到污名化的疾病，包括癫痫、癌症、精神疾病、艾滋病毒/艾滋病和性传播疾病。比如，有研究发现那些被诊断患有肺癌的人经历了特别高的耻辱感，因为这种疾病与吸烟密切相关，因此在许多人的心目中由个体引起，然而非吸烟者也以同样的方式受到侮辱（Chapple et al.，2004）。虽然精神疾病一般更容易受到侮辱，但一些精神疾病比其他疾病带来更多的耻辱感。例如，与抑郁症相比，个体更倾向于对精神分裂症患者持消极态度，一个关键的解释是暴力行为与精神分裂症之间的联系（Martin et al.，2000）。此外，一些疾病的文化含义随着时间而发生变化也说明疾病背后的社会建构过程。比如，直到 1986 年，同性恋作为一种潜在的疾病才被彻底从 DSM 中移除（Conrad & Schneider，1992）。考虑到某些疾病具有不可归结为生物学的文化含义，而这些文化含义会进一步加重患者的心理和精神负担，因此，我们的医疗保健政策的重点应该从只专注于生物医学个体转向如何改变使特定疾病具有负面意义的社会和文化背景。比如，采取一些方法降低或者消除某些疾病带给患者的耻辱感，使他们能够积极寻求治疗（Conrad & Barker，2010）。

此外，一些有争议性的疾病具有非常特殊的文化含义，比如慢性疲劳综合征、纤维肌痛综合征、肠易激综合征和多种化学敏感性等。患者声称患有某种疾病，但是专业医生却不承认存在，这就出现了关于症状、痛苦的文化合法性的非专业知识和医学知识之间的矛盾关系。用一位研究人员的话来说，这些是"你必须努力争取的疾病"（Dumit，2006）。可以说，在高度发达的生物医学时代，一些人可能患有医学上"看不见"的疾病，而这些疾病的含义很可能大都是文化上的（Barker，2009；Brown，2007）。

关于身体损伤（impairment）和残障（disability）的区分，也在某种程度上体现了社会建构的过程。戈夫曼强调了身体损伤通过社会互动获得的社会意义（Goffman，2009）。具体而言，身体损伤的社会意义并非来自身体损害本身，而是来自日常生活中的互动和建构过程。因此，残障不能简化为个人身体中的生理问题，而是一个社会文化和政治问题（Barnes et al.，1999）。因此，我们的干预目标就不再是修复个人的生理缺陷以达到医学上确定的"正常"标准，而是考虑哪些障碍限制了有损伤的人的机会？如何改变或消除这些障碍？美国残疾人法案（ADA）于 1990 年通过，肯定了社会建构主义主张的本质，即当社会做出合理的调整时，个人的身体损伤不一定是残疾，例如允许轮椅进入有斜坡的建筑物（Conrad & Barker，2010）。

三 疾病体验和反应的社会建构

基于符号互动论和现象学，建构主义认为疾病经验也是社会建构的。首先，个人通过持续的社会互动积极参与构建自己的社会世界，包括建立自我概念（Blumer，1986）。一旦患病，个体的自我概念可能会发生改变，从而与外部世界的互动方式和互动内容也会发生改变。对于慢性病如何影响人们的生活，Bury 提出了"人生历程中断"（biographical disruption）的概念，认为慢性病破坏或扼杀个体的自我概念、健康状况以及生活当中的理所当然的假设，因此需要个体重新评估自己的传记和自我形象，并整理资源以应对疾病引起的变化（Bury，1982）。与"人生历程中断"概念相似，Charmaz 提出的"自我丧失"的概念进一步强调了疾病所带来的自我形象的崩溃且没有同时发展同等重要的新的自我形象（Charmaz，1993）。Charmaz 描述了当一些人沉浸在管理慢性疾病的日常方面时世界如何萎缩的，他们越来越多地脱离了传统生活的惯例——无法工作、无法与家人共度时光以及无法与朋友交往或自由行动。因此，自我意识所依据的基础可能会丢失，没有什么值得期待的，也没有什么可做的，个体经历着自我丧失所带来的巨大痛苦。总的来说，人生历程中断和自我丧失两个概念提供了对疾病经验的概念化分析，把自我、身份和时间等纳入理论分析。

　　虽然疾病会使个体有失去自我的可能性，但是只有一个人不能将与疾病有关的社会认同与他们的其他社会身份相协调时才有可能发生（Adams et al.，1997）。另外，Pierret 也完善了人生历程中断的概念，她发现原本生活混乱的人在被诊断出患有艾滋病毒或艾滋病时会变得被动、退缩、无法应对，但是这些人的身份因社会政策而获得了"患者"的尊重标签时发生了变化，他们作为"患者"可以获得足够的福利来生活，随后，他们对疾病、自我和中断的意义发生了变化，自我概念在生病之后反而发生了强化（Pierret，2007）。此外，即使在疾病中，个体也不是被动的，而是有可能积极地适应疾病所带来的改变。长期患病的人将他们的身体客观化，直到他们开始使用它而不是反对它，他们选择改变自己的身份目标，重新构建一个身体和自我的新的统一（Hubbard et al.，2010）。拥有新的疾病身份（比如癌症幸存者）的人们可能会加入基于疾病的社会运动，产生关于他们自己的医疗条件的知识，并根据疾病身份建立新的社区（Banks & Prior，2001；Phil et al.，2010）。总之，个人积极塑造他们的疾病参数和与这些参数相关的自我意义。

　　此外，人们对疾病的适当反应——体现在医疗保健服务的利用上也是社会建构的。人类学家长期以来一直强调文化信仰会影响被认为是对疾病的适当反应（Kleinman，1980），心理学家强调了健康信念或意图对医疗保健服务使用的影响（Fishbein & Ajzen，1977；Rosenstock，1966），而社会学家将重点放在诸如种族、性别等易感性特征作为文化的代理人对医疗服务利用的影响（Andersen，1995）。一些学者认为个人使用文化地图来理解他们的医疗保健选择，我们需要考虑整个信仰、态度和价值观的文化系统以了解个人如何以及为何使用或不使用服务（Olafsdottir & Pescosolido，2009）。一些研究特别强调了社交网络对于寻求相应医疗保健服务的重要性（Pescosolido，1992；Pescosolido et al.，1998）。要完全理解社交网络如何以及为何如此重要，我们必须理解社交网络本身的文化背景，即社交网络连接的个人关于健康、疾病和治疗问题的想法、信念和价值观。虽然已经确定社交网络对于我们在遇到疾病时所做的事情很重要，但研究发现了相互矛盾的结果，有些研究显示社交网络加速了进入心理健康治疗的进程（Kadushin，1966；McKinlay，1972），而其他研究则显示它们推迟或阻止使用此类服务（A. Horwitz，1977）。

疾病经验和反应的社会建构具有重要的政策含义。首先，我们的医疗保健服务，尤其是临床医疗服务应该注重患者的主观经验及其对医疗专业人员和护理人员互动的影响（Waitzkin，1991）。临床服务不仅仅是让患者遵守医生的命令，而且要关注患者日常生活背景下对相关药物的理解，临床政策的重点应该从"遵守"转向以情境为中心的策略，以改善医疗方案的有效实施（Conrad & Barker，2010）。目前，逐渐发展起来的叙事医学被用作将人带回医学的手段，既作为目的本身，又作为潜在的治疗益处，其在某种程度上可以克服高科技医学的局限性（Frank，1995；Kleinman，1988）。其次，新获得的疾病身份作为一种自我赋权形式，虽然有助于改善幸福感，但是也有可能对医患关系和健康结果产生负面影响，由疾病身份发起的社会运动将产生重大的政策挑战。

四　医学知识的社会建构

在社会建构主义看来，医学知识并不是价值中立，我们对健康、疾病以及治疗的看法不仅仅反映了一个科学过程，同时也是一个社会建构的过程，我们所发展起来的医学知识通常受到社会文化背景的制约，也是一个社会协商和解释的结果（Conrad & Barker，2010；Joyce，2008；Olafsdottir，

2013；Timmermans，2007）。Freidson 可能是第一位阐明医学知识如何嵌入特定社会和政治背景的医学社会学家，他认为医学界对疾病和治疗的一套假设，既反映了生物现实，也反映了社会文化世界，既具有与科学规范相关的组成部分，也具有与各种文化和政治议程相关的组成部分（Freidson，1988）。基于此，一些学者认为医学知识或者医学理论最终是一种权力理论，即体现出谁有权力定义、描述和回应生理异常、行为异常或者情感异常问题（Conrad & Leiter，2004）。因此，医学知识在某种程度上反映再现了现有的社会不平等。一些医学知识，无论是含蓄的还是明确的，都不是价值中立，而是支持当权者群体的利益。比如，一些医学观点已经被证明支持了性别、族群、阶级的不平等，使不同社会经济地位的群体在疾病过程和治疗结果方面存在明显差异。

女权主义者认为，性别是一种社会建构，我们关于性别的观念（比如女性特质和男性特质）并不是由生理上的性别差异导致的，而是由制度化的社会实践造成的。由于医学专业或职业是由男性主导的，所谓的医学知识往往反映出男性的视角以及社会对女性的角色期望，因此社会更有可能使女性的问题医疗化（Figert，2017），社会关于性别的陈规定型观念也被赋予女性的身体或心灵，这反过来进一步强化了社会的性别不平等（Clarke & Clarke，1998；Ehrenreich & English，1979；Lorber & Moore，2002）。多年来，社会学家已经证明，女性的自然生殖功能（如怀孕、分娩、月经）经常被定义为医学问题，而关于怀孕、经前期综合征（PMS）、分娩和更年期的医学知识实际上反映出女性在社会中所谓"正当的"地位（即从属地位）的看法以及关于女性性欲和女性气质的道德认知（K. K. Barker，1998；Riessman，1983）。APA 决定在 1986 年的手册中将经前期综合征（PMS）纳入精神疾病，这可能意味着所有女性都可能患有精神疾病，无论 PMS 是否真实，这都明确对应于女性在社会中的文化地位以及与男性和女性相关的性别角色（Figert，2017）。又比如倍美安（Prempro），一种广泛使用的激素替代药物，用于在医学上"治疗"更年期出现的"症状"，实际上女性在更年期出现的变化很可能是女性生殖生活中常见和普通的方面（Conrad & Barker，2010）。也有研究指出，孕妇被无休止地警告饮酒的风险，实际上反映了对妇女性和社会自由的文化焦虑（Armstrong，2003）。所谓的女性经前期综合征（比如沮丧、攻击性、愤怒等）也被视为偏离正常的文化规范，所以被定义为一种疾病（Markens，1996）。因此，医学知识不仅可以导致对女性行为的社会控制，而且还强化了社会固有的性别观念，反过来，这些性别观念又可以用来证明在亲密关系、家庭、机构以及社会中存在的性别不平等。

关于医学知识的社会建构还体现在医疗保健服务和治疗结果上。由于临床研究中某些社会群体（比如女性和少数族群）代表性不足，这导致在对疾病过程的理解和治疗结果上存在差异，所谓的临床医学知识在某种程度上主要反映了社会主流人群或者权力群体的经验。Epstein 特别强调了知识政治，以此来解释患有乳腺癌的黑人女性的死亡率为什么高于白人女性，关于艾滋病毒/艾滋病的原因和治疗也不是"纯粹"科学的结果，而是由科学家、医生、药物公司、患者和社会活动家共同推动的结果（Epstein，1996，2008）。有研究发现，正是基于陈旧的性别观念，临床上往往认为男性和女性心脏病上存在差异，这导致数千名妇女因此被误诊（McKinlay，1996）。在种族方面也存在类似的问题。有研究认为，即使医疗服务提供者是有意识的，患者的种族也会激活无处不在的无意识的社会认知过程，从而导致在保健方面产生种族不平等，医疗服务提供者对种族的信念可能会形成对健康相关信息和患者人际行为的理解（Van Ryn & Fu，2003）。

另外，在医学知识社会建构的背景下，社会出现了医学化的趋势。当以前认为的一些非医疗问题，如衰老、多动症、男性秃顶、身材矮小、性功能障碍被医学界定义并将其视为医疗问题时，医学化就发生了。近年来，社会学家一致关注普通生活事件、风险、个人感知的缺点的医学化问题。20世纪 90 年代末，男性阳痿被重新命名为"勃起功能障碍"（ED），1998 年FDA 批准伟哥治疗，该药用于患有慢性勃起问题的老年男性和与前列腺癌、糖尿病和其他疾病相关的 ED。药物制造商辉瑞公司很快就开始向更多的受众推广这种药物，通过使用以男性和相对年轻的专业运动员为特色的电视广告，辉瑞公司将伟哥列为任何男性的受益者，无论年龄大小（Conrad，2007；Loe，2004）。现在有关于女性性功能障碍、更年期症状、轻度抑郁症、睡眠障碍以及许多其他问题也逐渐被医学定义为需要医学治疗的问题（Bell，1990；Hartley，2006；A. V. Horwitz & Wakefield，2007；Williams，2013）。制药公司往往被认为是医学化趋势的主要驱动力。虽然许多人天真地认为制药公司只是为我们提供更好的解决方案来解决各种身心健康问题，但是它们也有直接的兴趣销售更多的药物，这导致它们对医学化趋势有非常浓厚的兴趣，同时也可能基于现实的利益考虑而助力某些行为或情绪成为医学问题（Olafsdottir，2013）。有些人认为现代社会中的一切都是潜在的疾病，虽然有些夸张，但是也反映出了部分现实。除制药公司之外，医学化的引擎已经扩展到医疗专业人员、社会运动和组织之外，还涉及生物技术、消费者以及保险业。

五 小结

作为一个概念框架，社会建构主义为我们对健康和疾病的理解做出了重要贡献，它为医学对疾病和疾病的主要确定性方法提供了重要的对应。正如本章所阐述的那样，疾病和健康根植于社会文化背景，具有较强的文化含义，个体和社会群体的文化背景以及社会经济地位影响了疾病的体验和反应。考虑到当前社会的疾病和健康问题变得更加复杂，如果不认真考虑他们是如何嵌入特定的文化背景中，我们就可能对健康问题做出恰当的反应。此外，社会学家在理解和应对健康问题时，把权力和利益放在了重要的位置，承认医药行业和专业人员在定义疾病和应对疾病方面发挥着潜在或者外在的重要作用。总之，社会建构主义把疾病和健康问题从纯粹的科学和自然领域拉回到社会文化领域，从一个客观的生理学或医学问题转向为由权力和利益渗透其中的社会问题。

虽然社会建构视角对生物本质主义提供了重要的修正，但重要的是我们不要接受同样狭隘的社会本质主义（Olafsdottir，2013）。虽然一些社会学家对医生和自然科学家在疾病的生物学根源上过于密切合作持怀疑态度，但是多个跨学科（例如医学、社会学、公共卫生）的前沿研究表明，大部分显性疾病同时植根于社会、心理和生物因素。因此，从生物学角度对健康和疾病感兴趣的人不能忽视社会因素的重要性，同样，从社会文化角度定义和理解健康和疾病的人也不能忽视生物学因素的重要性。作为医学社会学家，应该站出来继续展示社会文化因素的力量，以塑造我们对疾病、健康和治疗的社会理解。

参考文献：

Adams, S., R. Pill, & A. Jones. (1997). Medication, Chronic Illness and Identity:

The Perspective of People with Asthma. *Social Science & Medicine*, 45 (2), 189–201.

Andersen, R. M. (1995). Revisiting the Behavioral Model and Access to Medical Care: Does It Matter? *Journal of Health and Social Behavior*, 36 (1), 1–10.

Armstrong, E. M. (2003). *Conceiving Risk*, *Bearing Responsibility*: *Fetal Alcohol Syndrome & the Diagnosis of Moral Disorder*. Maryland: JHU Press.

Banks, J., & L. Prior. (2001). Doing Things with Illness: The Micro Politics of the CFS Clinic. *Social Science and Medicine*, 52 (1), 11–23.

Barker, K. (2009). *The Fibromyalgia Story*: *Medical Authority and Women's Worlds of Pain*. Philadelphia: Temple University Press.

Barker, K. K. (1998). A Ship upon a Stormy Sea: The Medicalization of Pregnancy. *Social Science & Medicine*, 47 (8), 1067–1076.

Barnes, C., G. Mercer, & T. Shakespeare. (1999). *Exploring Disability*: *A Sociological Introduction*. Malden, MA: Polity Press.

Becker, H. S. (1963). *Outsiders*: *Studies in the Sociology of Deviance*. New York: Free Press.

Bell, S. E. (1990). Sociological Perspectives on the Medicalization of Menopause. *Annals of the New York Academy of Sciences*, 592 (1), 173–178.

Berger, P. L., & T. Luckmann. (1991). *The Social Construction of Reality*: *A Treatise in the Sociology of Knowledge*. New York: Penguin Books.

Blumer, H. (1986). *Symbolic Interactionism*: *Perspective and Method*. California University of California Press.

Brown, P. (2007). *Toxic Exposures*: *Contested Illnesses and the Environmental Health Movement*. California Columbia University Press.

Burr, V. (2015). *Social Constructionism* (3 Ed.). East Sussex: Routledge.

Bury, M. (1982). Chronic Illness as Biographical Disruption. *Sociology of Health & Illness*, 4 (2), 167–182.

Chapple, A., S. Ziebland, & A. McPherson. (2004). Stigma, Shame, and Blame Experienced by Patients with Lung Cancer: Qualitative Study. *BMJ*, 328 (7454), 1470–1474.

Charmaz, K. (1993). *Good Days*, *Bad days*: *The Self in Chronic Illness and Time*. New Jersey: Rutgers University Press.

Clarke, A., & A. E. Clarke. (1998). *Disciplining Reproduction*: *Modernity*, *American Life Sciences*, *and "The Problems of Sex"*. California: University of California Press.

Conrad, P. (2007). *The Medicalization of Society*: *On the Transformation of Human Conditions into Treatable Disorders*. Baltimore: JHU Press.

Conrad, P., & K. K. Barker. (2010). The Social Construction of Illness: Key Insights and Policy Implications. *Journal of Health and Social Behavior*, 51 (1_ suppl), S67–S79.

Conrad, P., & V. Leiter. (2004). Medicalization, Markets and Consumers. *Journal of Health and Social Behavior*, 45 (Extra Issue), 158–176.

Conrad, P., & J. W. Schneider. (1992). *Deviance and Medicalization: From Badness to Sickness*. Philadelphia: Temple University Press.

Dumit, J. (2006). Illnesses You Have to Fight to Get: Facts as Forces in Uncertain, E-mergent Illnesses. *Social Science & Medicine*, 62 (3), 577-590.

Ehrenreich, B., & D. English. (1979). For Her Own Good: 150 Years of the Experts'advice to Women. *The American Journal of Maternal/Child Nursing*, 4 (6), 385.

Epstein, S. (1996). *Impure Science: AIDS, Activism, and the Politics of Knowledge*. California: University of California Press.

Epstein, S. (2008). *Inclusion: The Politics of Difference in Medical Research*. Chicago: University of Chicago Press.

Figert, A. (2017). *Women and the Ownership of PMS: The Structuring of a Psychiatric Disorder*. New York: Routledge.

Fishbein, M., & I. Ajzen. (1977). Belief, Attitude, Intention, and Behavior: An Introduction to Theory and Research. *Contemporary Sociology*, 2 (2), 244.

Foucault, M. (1973). *The Birth of the Clinic: An Archaeology of Medical Perception*. New York: Vintage Books.

Frank, A. (1995). *The Wounded Storyteller: Body, Illness, and Ethics*. Chicago: The University of Chicago Press.

Freidson, E. (1988). *Profession of Medicine: A Study of the Sociology of Applied Knowledge*. Chicago: University of Chicago Press.

Goffman, E. (2009). *Stigma: Notes on the Management of Spoiled Identity*. New York: Simon and Schuster.

Gusfield, J. R. (1967). Moral Passage: The Symbolic Process in Public Designations of Deviance. *Social Problems*, 15 (2), 175-188.

Hartley, H. (2006). The "Pinking" of Viagra Culture: Drug Industry Efforts to Create and Repackage Sex Drugs for Women. *Sexualities*, 9 (3), 363-378.

Horwitz, A. (1977). Social Networks and Pathways to Psychiatric Treatment. *Social Forces*, 56 (1), 86-105.

Horwitz, A. V., & J. C. Wakefield. (2007). *The Loss of Sadness: How Psychiatry Transformed Normal Sorrow into Depressive Disorder*. New York: Oxford University Press.

Hubbard, G., L. Kidd, & N. Kearney. (2010). Disrupted Lives and Threats to Identity: The Experiences of People with Colorectal Cancer within the First Year following Diagnosis. *Health*, 14 (2), 131-146.

Joyce, K. A. (2008). *Magnetic Appeal: MRI and the Myth of Transparency*. New York: Cornell University Press.

Kadushin, C. (1966). The Friends and Supporters of Psychotherapy: On Social Circles in Urban Life. *American Sociological Review*, 31 (6), 786-802.

Kleinman, A. (1980). *Patients and Healers in the Context of Culture: An Exploration of the Borderland between Anthropology, Medicine, and Psychiatry.* California: University of California Press.

Kleinman, A. (1988). *The Illness Narratives: Suffering, Healing and the Human Condition.* New York: Basic Books.

Loe, M. (2004). *The Rise of Viagra: How the Little Blue Pill Changed Sex in America.* New York New York University Press.

Lorber, J., & L. J. Moore. (2002). *Gender and the Social Construction of Illness.* Plymouth: AltaMira Press.

Markens, S. (1996). The Problematic of "Experience": A Political and Cultural Critique of PMS. *Gender & Society*, 10 (1), 42-58.

Martin, J. K., B. A. Pescosolido, & S. A. Tuch. (2000). Of Fear and Loathing: The Role of: "Disturbing Behavior, "Labels, and Causal Attributions in Shaping Public Attitudes toward People with Mental Illness. *Journal of Health and Social Behavior*, 41 (2), 208-223.

McKinlay, J. B. (1972). Some Approaches and Problems in the Study of the Use of Services—an Overview. *Journal of Health and Social Behavior*, 13 (2), 115-152.

McKinlay, J. B. (1996). Some Contributions from the Social System to Gender Inequalities in Heart Disease. *Journal of Health and Social Behavior*, 37 (1), 1-26.

Olafsdottir, S. (2013). Social Construction and Health. In Cockerham, W. C. (Ed.), *Medical Sociology on the Move.* New York: Springer. 41-59.

Olafsdottir, S., & B. A. Pescosolido. (2009). Drawing the Line: The Cultural Cartography of Utilization Recommendations for Mental Health Problems. *Journal of Health and Social Behavior*, 50 (2), 228-244.

Pescosolido, B. A. (1992). Beyond Rational Choice: The Social Dynamics of how People Seek Help. *American Journal of Sociology*, 97 (4), 1096-1138.

Pescosolido, B. A., C. B. Gardner, & K. M. Lubell. (1998). How People Get into Mental Health Services: Stories of Choice, Coercion and "Muddling through" from "First-timers". *Social science & medicine*, 46 (2), 275-286.

Phil, B., Z. Stephen, M. C. Sabrina, M. Brian, M. F. Rachel, & G. A. Rebecca. (2010). Embodied Health Movements: New Approaches to Social Movements in Health. *Sociology of Health & Illness*, 26 (1), 50-80.

Pierret, J. (2007). An Analysis over Time (1990-2000) of the Experiences of Living with HIV. *Social Science & Medicine*, 65 (8), 1595-1605.

Riessman, C. K. (1983). Women and Medicalization: A New Perspective. *Soc Policy*, 14 (1), 3-18.

Rosenstock, I. M. (1966). Why People Use Health Services. *The Milbank Quarterly*, 44 (3), 94-106.

Scheff, T. J. (1966). *Being Mentally Ill: A Sociological Study.* Chicago: Aldine Publishing Company.

Timmermans, S. (2007). *Postmortem*: *How Medical Examiners Explain Suspicious Deaths*. Chicago: University of Chicago Press.

Turner, B. S. (1995). *Medical Power and Social Knowledge*. London: Sage.

Van Ryn, M. , & S. S. Fu. (2003). Paved With Good Intentions: Do Public Health and Human Service Providers Contribute to Racial/Ethnic Disparities in Health? *American Journal of Public Health*, 93 (2), 248-255.

Waitzkin, H. (1991). *The Politics of Medical Encounters*: *How Patients and Doctors Deal with Social Problems*. New Haven, CT: Yale University Press.

Williams, S. J. (2013). *Sleep and Society*: *Sociological Ventures into the Un known*. New York: Routledge.

第四章　结构化、能动性与
健康生活方式

　　关于能动性（Agency）和结构（Structure）的争论一直是社会学理论的核心议题（Archer，1995）。在融合了吉登斯的结构化理论、布迪厄的文化资本理论以及韦伯的生活方式概念的基础上，Cockerham 提出了健康生活方式理论（Cockerham，2000；Cockerham，2005；Cockerham，2015a，2015b）。健康生活方式理论试图回答下面这样一个问题：个体的生活方式是个人自由意志主动选择的结果还是由其所在的社会阶层地位等结构性因素塑造，抑或是两者互动的结果？

一　能动性和结构双重作用下的生活方式

　　随着流行病学的转变，社会因素影响疾病或健康的主要机制之一就是通过生活方式。在传染病大流行的历史时期，一个人的疾病或者健康与其生活方式的关联性较低。但是，在慢性退行性疾病主导的时期，人们的预期寿命普遍提高，人们更容易患有与生活方式有关的慢性病疾病，比如心脏病、癌症、中风、糖尿病等，这些疾病与人们吸烟、酗酒、吃高脂肪食物、久坐等日常生活方式紧密相关，这些疾病的预防和治疗不能完全通过医学方式，而必须通过生活方式的修正。可以说，当前人类的健康在某种意义上就是个人选择的结果，被赋予了更大的个人责任（Turner，2002）。

　　除了在健康上的功利性功能，生活方式还被认为是一个人自我认同的表达方式（Giddens，1991），人们在生活方式中消费的东西反映了他们的社会地位（Bourdieu，1984；Crompton，2008；Stead et al.，2011）。对此，韦伯在生活方式概念上进行了深刻的阐述。在韦伯看来，生活方式不仅仅是个体中的一种生活实践，而且是一种集体现象并且反映出特定社会阶层群体的生活特征模式，因此不同社会阶层地位群体中的个体会拥有与其他地位群体迥然不同的生活方式（Kalberg，1994；Weber，1978）。在布迪厄看来，个体的生活方式是惯习的一种运用，所谓的惯习就是个体自身的一种性情倾向、偏好和认知图式，它在特定的社会交往实践和环境中被个体展现为一种直觉性的并且持久的行为模式。惯习并不是个体自己做出的随机选择，而是外在的社会结构和条件，特别是阶层地位在个体身上的一种内化（Bourdieu，1984）。

因此，在外在阶层结构和内在惯习的双重作用下，个体在日常生活中的行为选择并不是完全任意的，而是在一个有着边界的机会范围内进行选择（Dahrendorf，1979；Weber，1978）。通过这种外显的生活方式，不同的阶层群体被区分了出来。正如 Zygmunt Bauman 观察到的那样，在所有情况下的个人选择都受到两组约束的限制：（1）从可用的内容中进行选择；（2）社会角色或代码告诉个人等级顺序和适当性偏好（Bauman，1999）。因此，虽然人类可能能够控制他们的许多行为，但这种能力在社会上被引导到特定的方向，人们确实有能力独立于他们生活中的社会结构行事，但他们实际这样做的场合似乎很少见（Hitlin & Elder Jr，2007）。

在吉登斯看来，每个社会地位群体都有自己的生活方式，即使是最低生活阶层的人也会有一些选择，也会有自己独特的文化风格和生活选择（Giddens，1991）。韦伯也指出，生活方式不是基于人们所生产的东西，而是基于他们所消费的东西，地位群体之间的生活方式差异主要取决于他们与消费方式的关系。因为商品和服务的消费传达了显示消费者身份和社会认同的社会意义，因此消费可以被视为一组社会和文化实践，它们建立了地位群体之间的差异，而不仅仅是因为经济因素而产生的差异的手段（Bocock，1993；Bourdieu，1984）。布迪厄提出了"远离必然性"的概念，以此说明不同社会地位群体在生活方式上为什么会产生差异。他指出，一个人越来越不需要获得经济上的必需品，在发展和提升个人品位的自由度就越大，生活方式的改进空间就越大。因此，我们看到随着阶层地位的升高，花在食物上的费用及其比例会减少，花在不健康食品上的比例也会减少，而越来越多的花费用于健康的食物，特别是新鲜的水果和蔬菜。相反，较低的社会阶层在生活方式的改进空间上就比较小，其日常花费大都集中在生活必需品，比如廉价的食品和住房。最终，不同社会阶层群体在健康生活方式上产生了显著差异并且具有了持久性（Williams，

1995）。由此，社会阶层地位等结构性因素通过生活方式而与疾病和健康产生了关联。

二 健康生活方式理论的主要内容

健康生活方式是人们基于其生活机会可供选择的与健康相关的集体行为模式，这个定义考虑了韦伯提出的生活选择和生活机会之间的辩证关系以及吉登斯提出的结构二重性（Giddens，1987；Weber，1978）。再结合布迪厄的惯习概念，健康生活并不是个体不连贯的随机行为，而是一种个体关系，是一种与特定阶层地位群体相一致的集体特征模式（Cockerham，2000；Cockerham，2005）。

图4-1显示了健康生活方式理论的主要内容。首先，阶层环境是最核心的结构变量，无论是在理论上还是在实证上都表示它对生活方式有强大的影响。实证研究表明，社会上层和中上层群体的生活方式是所有社会阶层群体中最健康的，更多地参与休闲运动和锻炼、更健康的饮食、更多的体检以及更多的应对压力的机会（Antunes，2011；Narcisse et al.，2009；Ovrum，2011；Tomlinson，2003）。其次，性别、年龄、种族或民族也作为重要的社会分层变量而对生活方式产生显著影响。比如，有研究显示年轻的成年人群体往往更多地饮酒和吸烟，而年轻的男性则更有可能从事危险行为（Cockerham，2006）。相比较于男性，女性喝酒和吸烟较少并且更多地利用预防性医疗保健服务，整体上生活方式更健康。所谓的集体性是通过特定的社会关系和网络联系在一起的行动者的集合，例如工作场所、亲属关系、宗教团体和政治团体等（Cockerham，2015b）。这些团体的规范、价值观、意识形态以及社会观点会显著影响到个体行为，个体在选择行动实践时，可能会考虑到自己所在团体的观点（Berger & Luckmann，1991）。韦伯也指出，关于团体的概念在个人的头脑中具有意义，部分是实际存在的东西，部分是具有规范权威的东西，从而对个体的行为具有影响（Weber，1978）。所谓的生活条件涉及住房质量和基本公用设施（例如电力、燃气、供热、下水道、室内管道、安全自来水和热水）、社区设施（例如杂货店、公园和娱乐）和人身安全。这种生活条件在某种程度上决定了健康生活方式的有效实施程度，这表明人们生活的环境条件使他们可能或者不可能实现健康的生活方式（Blaxter，1990）。

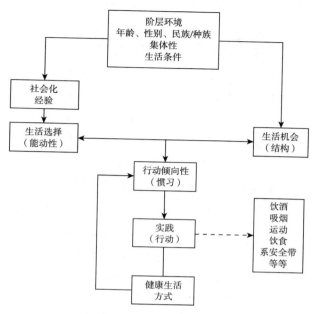

图 4-1 健康生活方式理论

　　图 4-1 中的社会化和经验指的是上述结构性因素——阶层环境、年龄、性别、民族、种族、集体性和生活条件在个体中的内化过程，通过这个过程个体的行为倾向性被构建出来，个人也获得了反思意识和执行能动性的能力（Cockerham，2015b）。通过社会化和经验为个体的生活选择（能动性或者行动）提供了一种自我指导，个体借此批判性地评估和选择他们的行动方式。如韦伯所说，人们在进行生活选择或者行动时，会有一个解释的过程，潜在选择结果会在头脑中被想象、评估，然后进行最终选择并采取行动以实现期望的目标（Emirbayer & Mische，1998）。在韦伯看来，个人有能力解释他们的情况和做出慎重的选择，并为他们的行为附加主观意义（Kalberg，1994）。与生活选择相对的概念是生活机会（结构），这个概念是韦伯生活方式模型中另一个主要组成部分。虽然韦伯没有明确阐述生活机会的含义，但是这个概念通常与人们的阶层地位有关。达伦多夫认为韦伯著作中的生活机会应该是一种利益、需要和需求得到满足的概率，即为得到这些满足所需要的事件发生的可能性（Dahrendorf，1979）。一个人的社会阶层地位越高，其生活机会或者其得到满足的概率就越高，反之亦然。

因此，一个人的生活机会基于他生活中的结构条件，尤其是他们的阶层地位。

图4-1也显示，生活选择和生活机会之间是相互作用的。虽然健康生活方式理论融合了主体选择和结构机会，但是两者在其中的地位并不对等，结构机会在一开始就占主导地位。生活选择和生活机会的相互作用产生了个体的行动倾向，这些倾向构成了一种惯习，即用于指导和评估一个选择的认知地图或感知模式。这是一个解释的过程，其中社会规范和文化习俗被内化到个体的心灵中。这种惯习能够为个体提供一种统一的行为风格，并将单一个体的实践与阶层地位联系在一起，使其与其他阶层的人能够区别开来（Bourdieu，1998）。对于健康生活方式而言，所谓的惯习或者倾向包括积极的和消极的两个方面，积极的健康生活方式旨在避免风险以及实现或保持一个人的整体健康水平，而消极的健康生活方式则使人们面临疾病和过早死亡的风险。无论一个人的健康生活方式是积极的还是消极的，都是个体选择和生活机会相互作用的结果。如图4-1所示，惯习或者倾向性产生了健康实践（行动），这种实践可以是理性计算，也可以是习惯或直觉。在健康生活方式研究中测量的四种最常见的健康实践（行动）是饮酒、吸烟、饮食和运动，而这些健康实践行动（或不作为）反过来又会塑造或者修改已有的惯习。

三　小结

健康生活方式理论从社会结构和个体能动性两个方面深入阐述了不同社会阶层群体健康状况不平等和医疗服务利用不平等的产生机制，不仅对社会学理论有所贡献，而且对于深入理解疾病和健康过程提供了有益的视角。尽管这个理论视角是基于布迪厄的文化资本理论并且都同时强调了结构性和能动性的交互性，还是与布迪厄一样倾向于结构性居于先导地位，认为个体的行为空间和选择既受到内在的不自觉的惯习的制约，也受到外在的地位、资源和机会的制约。不过，这个理论视角也都把能动性放在重要的位置，认为个体能够批判性地评估他们的现状并根据他们对情况的评估来选择他们的行为的过程。不过，这个理论视角都没有明确阐述个体如何才能突破结构性的制约，打破已有的阶层地位所带的限制。正如吉登斯所言，结构限制了人们可以选择的内容，但它们也提供了可以帮助他们实现选择的资源（例如地位、职位、财务），这种约束和促进功能引导人们进入对他们来说很现实的生活方式以及寻找到自我在现代社会中的认同（Giddens，1984）。关于社会底层群体如何利用结构性资源以突破自身的约束，是未来的一个研究方向。

参考文献：

Abel, T., & K. L. Frohlich. (2012). Capitals and Capabilities：Linking Structure and Agency to Reduce Health Inequalities. *Social Science & Medicine*, 74 (2), 236-244.

Antunes, R. J. (2011). The Social Space of Health Inequalities in Portugal. *Social Theory and Health*, 9 (4), 393-409.

Archer, M. S. (1995). *Realist Social Theory：The Morphogenetic Approach*. Cambridge：Cambridge University Press.

Bauman, Z. (1999). *In Search of Politics*. Cambridge：Polity Press.

Berger, P. L., & T. Luckmann. (1991). *The Social Construction of Reality：A Treatise in the Sociology of Knowledge*. New York：Penguin Books.

Blaxter, M. (1990). *Health Lifestyles*. London：Routledge.

Bocock, R. (1993). *Consumption*. London：Routledge.

Bourdieu, P. (1984). *Distinction：A Social Critique of the Judgement of Taste*. MA：Harvard University Press.

Bourdieu, P. (1998). *Practical Reason：On the Theory of Action*. Stanford, CA：Stanford University Press.

Cockerham, W. C. (2000). The Sociology of Health Behavior and Health Lifestyles. In Bird, C., et al. (Eds.), *Handbook of Medical Sociology*. Upper Saddle River, NJ：Prentice-Hall. 159-172.

Cockerham, W. C. (2005). Health Lifestyle Theory and the Convergence of Agency and Structure. *Journal of Health & Social Behavior*, 46 (1), 51-67.

Cockerham, W. C. (2006). *Society of Risk Takers*. New York：Worth.

Cockerham, W. C. (2015a). *Medical Sociology*. New York：Routledge.

Cockerham, W. C. (2015b). *Medical Sociology on the Move*. New York：Springer.

Crompton, R. (2008). *Class and Stratification*. Cambridge, UK：Polity.

Dahrendorf, R. (1979). *Life Chances*. Chicago：University of Chicago Press.

Emirbayer, M., & A. Mische. (1998). What is Agency? *American Journal of Sociology*, 103 (4), 962-1023.

Giddens, A. (1984). *The Constitution of Society：Outline of the Theory of Structuration*. California：University of California Press.

Giddens, A. (1987). *Social Theory and Modern Sociology*. Stanford, CA: Stanford University Press.

Giddens, A. (1991). *Modernity and Self-identity: Self and Society in the Late Modern Age*. Stanford, CA: Stanford University Press.

Hitlin, S., & G. H. Elder Jr. (2007). Time, Self, and the Curiously Abstract Concept of Agency. *Sociological Theory*, 25 (2), 170-191.

Kalberg, S. (1994). *Max Weber's Comparative-historical Sociology*. Chicago: University of Chicago Press.

Link, B. G., & J. Phelan. (1995). Social Conditions as Fundamental Causes of Disease. *Journal of Health and Social Behavior*, 35 (Extra Issue), 80-94.

Missinne, S., K. Neels, & P. Bracke. (2014). Reconsidering Inequalities in Preventive Health Care: An Application of Cultural Health Capital Theory and the Life-course Perspective to the Take-up of Mammography Screening. *Sociology of Health & Illness*, 36 (8), 1259-1275.

Narcisse, M., N. Dedobbeleer, A. Contandriopoulos, & A. Ciampi. (2009). Understanding the Social Patterning of Smoking Practices: A Dynamic Typology. *Sociology of Health and Illness*, 31 (4), 583-601.

Ovrum, A. (2011). Socioeconomic Status and Lifestyle Choices: Evidence from Latent Class Analysis. *Health Economics*, 20 (8), 971-984.

Stead, M., L. McDermott, A. M. MacKintosh, & A. Adamson. (2011). Why Healthy Eating is Bad for Young People's Health: Identity, Belonging and Food. *Social Science & Medicine*, 72 (7), 1131-1139.

Tomlinson, M. (2003). Lifestyle and Social Class. *European Sociological Review*, 19 (1), 97-111.

Turner, B. S. (2002). *Regulating Bodies: Essays in Medical Sociology*. London: Routledge.

Weber, M. (1978). *Economy and Society: An Outline of Interpretive Sociology*. California: University of California Press.

Williams, S. J. (1995). Theorising Class, Health and Lifestyles: Can Bourdieu Help Us? *Sociology of Health & Illness*, 17 (5), 577-604.

第五章　疾病和健康问题的生命历程视角

生命历程视角认为成年人的健康状况部分取决于生命早期的生物学和社会因素，早期的家庭背景和经历决定了与健康相关的资源数量以及对环境和社会风险的暴露程度，这种初始差异随着时间不断累积，从而导致与社会经济地位有关的健康差异随着生命历程而不断增加。另外，生命历程视角也认为个体的生命嵌入于历史背景和社会空间中并被其形塑，个体的健康发展轨迹是在一定的历史背景和社会制度所提供的限制和机会下个体能动性的结果。

一　生命历程视角的出现和核心观点

早在 20 世纪 60 年代，一些学者就开始研究个体的生命历程和社会变革之间的关系。Ryder 于 1965 年发表的经典论文《队列作为社会变革研究中的一个概念》是关于队列分析的开创性文章，提出队列可以作为社会变革分析的一个时间单位，社会学研究一方面需要考察队列内部在整个生命周期上的时间发展问题，另一方面也需要考察社会变革对不同队列的不同影响方式及其导致的发展差异问题（Ryder，1965）。随后，默顿于 1968 年也发表了经典论文《科学中的马太效应》，指出一个社会的科学奖励制度有利于那些已经建立了声誉的科学家（比如诺贝尔奖获得者），在科学职业中已经拥有较高声誉的杰出科学家在以后的科研合作和科学发现中会被给予更高的声誉，这进一步提高了著名科学家对科学贡献的能见度而降低了不知名科学家贡献的能见度，这种科学职业中的累积优势被描述为"马太效应"，其背后产生的因素既包括微观上的心理社会因素，也包括宏观的社会选择过程（Merton，1968）。与此同时，Riley 及其同事也相继出版三卷本的《老龄与社会》，强调了年龄在社会学研究中的重要性，提出了"年龄社会学"（Sociology of Age），一方面把个体随着生命历程的老化过程看作一个社会过程，另一方面认为社会和群体是按照年龄进行分层的（Riley & Foner, 1968；Riley et al., 1969；Riley et al., 1972）。在 Riley 看来，队列联结了年龄和社会变革，通过对连续出生队列群体不同老化方式的考察可以理解个体的老化过程是如何被社会变革所改变以及新一代队列的不同老化方式又是如何推动社会变革的（Riley, 1987）。1974 年，Elder 出版了《大萧条下的孩子们》一书，标志着生命历程视角的正式出现（Elder, 1974）。之后的二三十年，Elder 及其他一些学者不断发展和丰富了生命历程视角（Dannefer, 1987, 2003；Elder, 1994；Elder et al., 2003；Mayer, 2009；Angela M O'Rand, 1996），使其逐渐成为社会学研究乃至整个社会科学研究中一个非常重要的理论视角。

概而言之，社会学中的生命历程视角融合了队列分析、累积优势和年龄社会学等理论观点，侧重于研究一个队列群体的内部差异或者不平等是如何随着生命历程的推进（或者说随着年龄的增加）而不断增加的，并且从历史背景、社会制度安排和个体生命历程轨迹之间的交互作用上来解释这种随着时间推移而日益增加的不平等（Elder et al., 2003；Mayer, 2009；O'Rand, 1996）。此外，通过研究不同出生队列群体在生命历程轨迹和经验上的差异来考察社会变迁的过程和历史发展的趋势（Dannefer, 1987）。通过文献回顾发现，早期的生命历程研究主要集中在家庭、职业以及地位获得等生命过程，后来逐渐扩展到健康领域。生命历程视角把个体的健康看作一个终生发展的过程，一方面研究生命早期的社会经济地位因素和成年时期乃至老年时期健康状况之间的关联性，另一方面也研究不同社会群组的健康差异或者健康不平等是如何随着年龄的增加而变化的（Mayer, 2009）。

二 早期社会经济地位与后期健康不平等

根据生命历程视角，一个队列群体在老年时期的健康状况及其不平等不仅仅是当前处境导致的结果，其根源可能要追溯到他们在童年时期的地位区分和生活处境，这样就把健康的决定因素从近端转向远端，从短期转向长期（O'Rand, 1996）。许多经验研究也表明，童年时期的社会经济地位与晚年健康状况有着直接或者间接的关联，在童年时期家庭社会经济地位处于劣势的人到了老年之后健康状况相对较差，其健康恶化的速率也较高（Braveman & Barclay，2009；Ferraro et al.，2016；Haas，2008；Luo & Waite，2005；Ploubidis et al.，2014）。

关于童年社会经济地位对后期健康的影响路径，以往研究认为主要有以下四个方面：（1）家庭社会经济因素影响了暴露于急性和慢性压力源的程度（Pearlin et al.，2005）。童年时期的多重生活压力可能会导致生理上的短期内不易察觉的破坏或损坏，破坏身体应激反应系统的发育，影响发育中的大脑、心血管系统、免疫系统和代谢调节控制，而这可能具有终身的后果，为成年之后的相关疾病奠定基础（Hackman et al.，2010；Shonkoff et al.，2011）。（2）家庭社会经济因素影响了童年时期的营养状况和早期发育（Cohen et al.，2010）。经典的生物学研究表明，童年和青少年时期是身体发育的关键时期，这个时期的营养和发育情况对当时的健康和未来的健康都会产生显著影响，成年后的个体只能在生命早期所确立的生物特征范围内发挥自己的功能（Barker，1995；Kuh et al.，2003；Shonkoff et al.，2011）。（3）家庭社会经济因素也影响到与健康有关的行为和生活方式，比如吸烟、喝酒、运动和健康意识等（Cockerham，2005）。许多研究证实，较高社会阶层群体的生活方式比较低社会阶层群体更为健康。通过早期的社会化过程，处于不同阶层地位的家庭会把他们的生活方式传递给孩子（Abel & Frohlich，2012；Bourdieu，1984），这种内化了的惯习或生活方式对未来健康可能具有持久的影响（Cockerham，2015；Wadsworth，1997）。（4）童年社会经济因素直接影响了早年健康。处于不同社会阶层的家庭所生活的环境以及用于避免健康风险和保护健康的资源有显著差异（Link & Phelan，1995；Phelan et al.，2004；Phelan et al.，2010；Sharkey & Faber，2014），这导致了不同家庭背景的孩子在早年健康水平上就已经出现了不平等，而早年健康又被视为与晚年健康具有重要的关联（Blackwell et al.，2001；Hayward & Gorman，2004）。

三　累积优势/劣势与后期健康不平等

依据生命历程视角，以往研究不仅考察了生命早期的社会经济不平等与晚年健康之间的关联，而且也深入研究了这种早期不平等在整个生命历程上会发生怎样的变化以及通过什么机制进一步造成晚年的健康不平等。

一些经验研究表明，随着年龄的增加，早期不平等有不断增强的趋势。比如，有研究利用中国健康与营养调查数据，发现不同社会经济地位群体之间的健康差距随着年龄增加而扩大（Chen et al.，2010）。此外，也有研究利用美国成年人的全国代表性数据，发现不同教育背景群体的健康差距随着年龄的增长而增加（Dupre，2007；Mirowsky & Ross，2008；Ross & Wu，1996），这一结论在其他一些发达国家的相关研究中也得到了证实（Leopold，2016；Prus，2007）。

关于早期不平等随着生命历程推进而不断增加的趋势，以往研究主要用累积优势/劣势理论进行解释。所谓的累积优势/劣势指的是，社会群组内部在社会经济地位或者健康状况上的早期差距随着时间而逐渐增大的系统性趋势（Dannefer，1987，2003）。生命早期在社会经济地位和健康状况上的优势，会不断带来资源和机会，从而会进一步增加优势，即所谓优势累积；另外，如果生命早期在社会经济地位和健康状况上处于不利地位，之后可能会面临一系列的健康风险，在社会地位获得上也可能面临障碍，从而导致进一步的劣势，即所谓的劣势累积（Ben-Shlomo & Kuh，2002；DiPrete & Eirich，2006；O'Rand，1996）。随着优势/劣势的逐渐累积，早年时期产生的不平等程度随着生命历程推进而不断增加。这种累积优势/劣势的过程，其背后产生的因素既包括微观上的心理社会因素，也包括宏观的社会选择过程（Merton，1968），是一个社会的制度安排和个体行动在不同时间上交互作用的结果（Dannefer，1987；O'Rand，1996）。一个社会在分配社会资源的时候，那些早期占有优势/劣势的群体往往在分配社会资源时也会占据优势/劣势，这进一步导致了优势/劣势群体的优势/劣势。

四　补偿机制与后期健康不平等

以往研究也表明，早期优势/劣势随时间的累积过程并不完全是线性的，随着年龄的增加，健康不平等的程度有可能会减弱。比如，House 等研究表明，到了生命后期，不同社会经济地位群体在健康风险因素暴露水平的差异会缩小，从而导致健康不平等程度会减弱（House et al.，1994）。另有研究发现不同教育背景群体在健康状况上的差异在生命早期和中期是最大的，而到了老年时期也会变小（Beckett，2000；Herd，2006）。一项有关中国的研究也发现，在女性群体中因为教育和收入导致的健康不平等程度随年龄的增长而缩小，而在男性群体中的健康不平等程度并不随年龄的增长而改变（郑莉，曾旭晖，2016）。这些经验事实表明，在一个完全的生命历程上（从出生到死亡），早期的社会经济因素和行为特征的影响并不一定一直持续存在或者其影响的程度也可能会发生变化。

与累积优势理论相比，Ferraro 提出的累积不平等理论（Cumulative Inequality Theory）特别强调了生命历程中风险和资源的结合，虽然早期的劣势会增加后期风险暴露的可能性，但是后期可获得的资源则有助于个体应对这些风险（Ferraro & Shippee，2009），因此，生命轨迹并不一定是一个稳定的单一的过程，我们应该看到多种可能性的问题（O'Rand & Henretta，2018）。其他的一些研究也提出了生命早期劣势的可逆性问题，成年之后向上的社会流动在某种程度上可以减少早期劣势所带来的影响，也可以干扰或暂停早期优势或劣势影响的渐进过程（Ferraro & Kelley-Moore，2003）。一系列的经验研究也表明，在控制成年社会经济地位因素之后，童年社会经济地位和成年健康的相关程度显著下降（Dugmore & Rock，2005；Hayward & Gorman，2004；Link et al.，2017）。由此可见，虽然早期社会经济因素所带来的健康影响很重要，但是我们也应该看到后期的资源和机会在其中的补偿作用，从而打破了固有的风险链条，削弱甚至抵消了早年劣势所带来的影响。

五　社会变革、生命历程与后期健康

根据生命历程视角，一个社会群组内部的早期不平等随着时间的变化模式是宏观的历史背景、制度安排与个体生命轨迹之间相互作用的结果（O'Rand，1996）。在以往的研究中，大都用出生年份划分群组，因为出生年份代表了个体在历史时间上所占的位置，因此以出生年份划分的群组往往被称为出生队列，它把个体年龄和历史时间联系了起来。历史变化和社会变革通常对不同年龄的人——处于不同生命阶段的人有不同的影响（Ryder，1965）。在不同年份出生的队列群体在相应年龄上所处的历史背景和社会制度安排是不同的，由此导致各自的生命历程轨迹和发展模式也会存在差异（Elder，1974；郑作彧、胡珊，2018），当社会变革使连续出生队列的生命轨迹产生差异时，它就会产生所谓的队列效应（Elder et al.，2003）。队列效应本质上反映的是社会变迁的结果，也代表了个体成长经验的效应，它包含了早期生命经验和后期连续暴露于历史和社会因素所带来的总体效应（Chen et al.，2010）。通过比较研究不同出生队列在生命历程轨迹和经验上的差异，就可以考察社会变迁的过程和历史发展的趋势（Dannefer，1987；Ryder，1965）。

在经验研究方面，一些研究考察了个体社会经济因素对健康的效应在不同出生队列群体中是否有显著差异，以此阐明社会变革的趋势以及背后的社会政策——尤其是社会保障制度、退休制度等在其中发挥的作用。大部分研究表明，社会经济因素对健康的效应随着年龄增加而增强，并且这一模式在连续出生队列中变得更强，也就是说，在年轻的出生队列中，社会经济因素对健康的效应相对更大（Lauderdale，2001；Leopold，2016；Lynch，2003；Mirowsky & Ross，2008）。不过，一项针对中国的研究发现了不一致的结果，认为在较近的出生队列群体中，社会经济因素对健康的影响略有下降，作者认为这个结果可能与中国所处的疾病转型以及社会政治制度安排与西方发达国家不同有关（Chen et al.，2010），中国特有的社会制度安排和社会转型对个体的生命历程产生了独特的影响，个体社会经济地位与健康的关系也因此不同于西方发达国家。

六　小结

作为一个整合性的概念框架，生命历程视角既整合了个体生命历程上的每个发展阶段，也整合了个体的生命时间和社会的历史视角，既侧重微观的个体生命过程，也侧重宏观的社会结构特征。在生命历程视角看来，个体的发展和衰老是一个终身的过程，个人通过自身所在的历史和社会环境所提供的机会和约束中进行选择和行动来构建自己的生命历程。个体在每个人生阶段上的健康状况和发展轨迹都是在一定的历史时期和空间中完成的并且受到社会历史发展阶段特征的塑造和制约。虽然生命历程视角也特别强调了早期的不利处境对后期健康的累积影响，但是它并没有把个体仅仅看作前期发展结果的被动接受者，而是认为个体具备能动性，可以动用后期的资源和机会来弥补前期的消极后果。此外，通过对不同队列群体生命历程的比较，可以洞察社会变革的趋势，这也是生命历程视角的独特优势。

参考文献：

郑莉，曾旭晖（2016），《社会分层与健康不平等的性别差异基于生命历程的纵向分析》，《社会》第 6 期，第 209~237 页。

郑作彧，胡珊（2018），《生命历程的制度化：欧陆生命历程研究的范式与方法》，《社会学研究》第 2 期，第 214~241 页。

Abel, T., & K. L. Frohlich. (2012). Capitals and Capabilities: Linking Structure and Agency to Reduce Health Inequalities. *Social Science & Medicine*, 74 (2), 236–244.

Barker, D. J. (1995). Fetal Origins of Coronary Heart Disease. *British Medical Journal*, 311 (6998), 171–174.

Beckett, M. (2000). Converging Health Inequalities in Later life—An Artifact of Mortality Selection? *Journal of Health and Social Behavior*, 41 (1), 106–119.

Ben-Shlomo, Y., & D. Kuh. (2002). A Life Course Approach to Chronic Disease Epidemiology: Conceptual Models, Empirical Challenges and Interdisciplinary Perspectives. *International Journal of Epidemiology*, 31 (2), 285–293.

Blackwell, D. L., M. D. Hayward, & E. M. Crimmins. (2001). Does Childhood Health Affect Chronic Morbidity in Later Life? *Social Science & Medicine*, 52 (8), 1269–1284.

Bourdieu, P. (1984). *Distinction: A Social Critique of the Judgement of Taste.* MA: Harvard University Press.

Braveman, P., & C. Barclay. (2009). Health Disparities Beginning in Childhood: A Life-Course Perspective. *Pediatrics*, 124 (Supplement 3), S163–S175.

Chen, F., Y. Yang, & G. Liu. (2010). Social Change and Socioeconomic Disparities in Health over the Life Course in China: A Cohort Analysis. *American Sociological Review*, 75 (1), 126–150.

Cockerham, W. C. (2005). Health Lifestyle Theory and the Convergence of Agency and Structure. *Journal of Health and Social Behavior*, 46 (1), 51–67.

Cockerham, W. C. (2015). *Medical Sociology.* New York: Routledge.

Cohen, S., D. Janickideverts, E. Chen, & K. A. Matthews. (2010). Childhood Socioeconomic Status and Adult Health. *Annals of the New York Academy of Sciences*, 1186 (1), 37–55.

Dannefer, D. (1987). *Aging as Intracohort Differentiation: Accentuation, the Matthew Effect, and the Life Course.* Paper presented at the Sociological Forum.

Dannefer, D. (2003). Cumulative Advantage/Disadvantage and the Life Course: Cross-fertilizing Age and Social Science Theory. *The Journals of Gerontology Series B: Psychological Sciences and Social Sciences*, 58 (6), S327–S337.

DiPrete, T. A., & G. M. Eirich. (2006). Cumulative Advantage as a Mechanism for Inequality: A Review of Theoretical and Empirical Developments. *Annual Review of Sociology*, 32,

271-297.

Dugmore, C. R., & W. P. Rock. (2005). The Effect of Socio-economic Status and Ethnicity on the Comparative Oral Health of Asian and White Caucasian 12 – year-old children. *Community Dental Health*, 22 (3), 162-169.

Dupre, M. E. (2007). Educational Differences in Age-related Patterns of Disease: Reconsidering the Cumulative Disadvantage And age-as-leveler Hypotheses. *Journal of Health and Social Behavior*, 48 (1), 1-15.

Elder, G. H. (1974). *Children of the Great Depression*. Chicago: University of Chicago Press.

Elder, G. H. (1994). Time, Human Agency, and Social Change: Perspectives on the Life Course. *Social Psychology Quarterly*, 57 (1), 4-15.

Elder, G. H., M. K. Johnson, & R. Crosnoe. (2003). The Emergence and DevelopMent of Life Course Theory. In Mortimer, J. T. & M. J. Shanahan (Eds.), *Handbook of the Life Course*. New York: Kluwer Academic Publishers. 3-19.

Ferraro, K. F., & J. A. Kelley-Moore. (2003). Cumulative Disadvantage and Health: Long-term Consequences of Obesity? *American Sociological Review*, 68 (5), 707-729.

Ferraro, K. F., M. H. Schafer, & L. R. Wilkinson. (2016). Childhood Disadvantage and Health Problems in Middle and Later Life: Early Imprints on Physical Health? *American Sociological Review*, 81 (1), 107-133.

Ferraro, K. F., & T. P. Shippee. (2009). Aging and Cumulative Inequality: How Does Inequality Get under the Skin? *The Gerontologist*, 49 (3), 333-343.

Haas, S. (2008). Trajectories of Functional Health: The "Long arm" of Childhood Health and Socioeconomic Factors. *Social Science & Medicine*, 66 (4), 849-861.

Hackman, D. A., M. J. Farah, & M. J. Meaney. (2010). Socioeconomic Status and the Brain: Mechanistic Insights from Human and Animal Research. *Nature Reviews Neuroscience*, 11 (9), 651-659.

Hayward, M. D., & B. K. Gorman. (2004). The Long Arm of Childhood: The Influence of Early-life Social Conditions on Men's Mortality. *Demography*, 41 (1), 87-107.

Herd, P. (2006). Do Functional Health Inequalities Decrease in Old Age: Educational Status and Functional Decline among the 1931-1941 Birth Cohort. *Research on Aging*, 28 (3), 375-392.

House, J. S., J. M. Lepkowski, A. M. Kinney, R. P. Mero, R. C. Kessler, & A. R. Herzog. (1994). The Social Stratification of Aging and Health. *Journal of Health & Social Behavior*, 35 (3), 213-234.

Kuh, D., Y. Ben-Shlomo, J. Lynch, J. Hallqvist, & C. Power. (2003). Life Course Epidemiology. *Journal of Epidemiology & Community Health*, 57 (10), 778-783.

Lauderdale, D. S. (2001). Education and Survival: Birth Cohort, Period, and Age Effects. *Demography*, 38 (4), 551-561.

Leopold, L. (2016). Cumulative Advantage in An Egalitarian Country?: Socioeconomic Health Disparities over the Life Course in Sweden. *Journal of Health and Social Behavior*, 57 (2), 257-273.

Link, B. G., & J. Phelan. (1995). Social Conditions as Fundamental Causes of Disease. *Journal of Health and Social Behavior*, 35 (Extra Issue), 80-94.

Link, B. G., E. S. Susser, P. Factor-Litvak, D. March, K. L. Kezios, G. S. Lovasi, ... H. F. Andrews. (2017). Disparities in Self-rated Health across Generations and through the Life Course. *Social Science & Medicine*, 174, 17-25.

Luo, Y., & L. J. Waite. (2005). The Impact of Childhood and Adult SES on Physical, Mental, and Cognitive Well-being in Later Life. *The Journals of Gerontology Series B: Psychological Sciences and Social Sciences*, 60 (2), S93-S101.

Lynch, S. M. (2003). Cohort and life-course Patterns in the Relationship between Education and Health: A Hierarchical Approach. *Demography*, 40 (2), 309-331.

Mayer, K. U. (2009). New Directions in Life Course Research. *Annual Review of Sociology*, 35, 413-433.

Merton, R. K. (1968). The Matthew Effect in Science. *International Journal of Dermatology*, 159 (3810), 56-63.

Mirowsky, J., & C. E. Ross. (2008). Education and Self-rated Health: Cumulative Advantage and Its Rising Importance. *Research on Aging*, 30 (1), 93-122.

O'Rand, A. M. (1996). The Precious and the Precocious: Understanding Cumulative Disadvantage and Cumulative Advantage over the Life Course. *The Gerontologist*, 36 (2), 230-238.

O'Rand, A. M., & J. C. Henretta. (2018). *Age and Inequality: Diverse Pathways through Later Life*. New York: Routledge.

Pearlin, L. I., S. Schieman, E. M. Fazio, & S. C. Meersman. (2005). Stress, Health, and the Life Course: Some Conceptual Perspectives. *Journal of Health and Social Behavior*, 46 (2), 205-219.

Phelan, J. C., B. G. Link, A. V. Diezroux, I. Kawachi, & B. Levin. (2004). "Fundamental Causes" of Social Inequalities in Mortality: A Test of the Theory. *Journal of Health and Social Behavior*, 45 (3), 265-285.

Phelan, J. C., B. G. Link, & P. Tehranifar. (2010). Social Conditions as Fundamental Causes of Health Inequalities Theory, Evidence, and Policy Implications. *Journal of Health and Social Behavior*, 51 *Suppl* (1_ suppl), S28-S40.

Ploubidis, G. B., L. Benova, E. Grundy, D. Laydon, & B. DeStavola. (2014). Lifelong Socioeconomic Position and Biomarkers of Later Life Health: Testing the Contribution of Competing Hypotheses. *Social Science & Medicine*, 119, 258-265.

Prus, S. G. (2007). Age, SES, and Health: A Population Level Analysis of Health Inequalities over the Life course. *Sociology of health & illness*, 29 (2), 275-296.

Riley, M. W. (1987). On the Significance of Age in Sociology. *American Sociological Review*, 52 (1), 1-14.

Riley, M. W., & A. Foner. (1968). *Aging and Society, Vol. I: An Inventory of Research Findings*. New York: Russell Sage Foundation.

Riley, M. W., W. John Jr, & M. Johnson. (1969). *Aging and Society, Volume 2: Aging and the Professions*. New York: Russell Sage Foundation.

Riley, M. W., M. Johnson, & A. Foner. (1972). *Aging and Society, Volume 3: A Sociology of Age Stratification*. New York: Russell Sage Foundation.

Ross, C. E., & C. Wu. (1996). Education, Age, and the Cumulative Advantage in Health. *Journal of Health & Social Behavior*, 37 (1), 104-120.

Ryder, N. B. (1965). The Cohort as a Concept in the Study of Social Change. *American sociological review*, 30 (6), 843-861.

Sharkey, P., & J. W. Faber. (2014). Where, When, Why, and For Whom Do Residential Contexts Matter? Moving Away from the Dichotomous Understanding of Neighborhood Effects. *Annual Review of Sociology*, 40 (1), 559 - 579. doi: 10.1146/annurev-soc - 071913-043350

Shonkoff, J. P., A. S. Garner, C. o. P. A. o. Child, F. Health, A. Committee on Early Childhood, & D. Care. (2011). The Lifelong Effects of Early Childhood Adversity and Toxic Stress. *Pediatrics*, 129 (1), e232-e246.

Wadsworth, M. (1997). Health Inequalities in the Life Course Perspective. *Social Science & Medicine*, 44 (6), 859-869.

第六章 社会因素作为疾病和健康的基本原因

Link 和 Phelan 于 1995 年在 *Journal of Health and Social Behavior* 上发表了 "Social Conditions As Fundamental Causes of Disease" 一文，提出社会经济地位和社会支持等社会因素可能是疾病的 "基本原因" 的理论（Link & Phelan，1995）。作为一个中层理论，此理论一发表就引起广泛关注，目前此文被引次数已经达到 4200 多次，其影响可见一斑。基本原因理论首先指出了风险因素模型只侧重疾病问题 "近因" 的局限性，然后提出要研究疾病问题的远端原因，即 "原因的原因"，即不仅要研究社会经济因素与健康的直接关系，而且要研究社会因素通过风险因素而对疾病和健康产生影响的机制。

一 风险因素模型及其局限性

Link 和 Phelan 提出的基本原因理论就是为了回应当时主导流行病学的风险因素模型。风险因素模型主要关注疾病的 "近端" 或者直接的行为和生物医学原因，比如饮食、胆固醇、高血压、电磁场、缺乏运动等，通过对这些风险因素的干预可以减少或者消除疾病。由于这些近端风险因素主要是个人层面的，因此疾病和健康干预的焦点是强调个人责任和个人控制，这种想法与西方文化的价值观和信仰体系相呼应（Becker，1993）。通过对更近端的行为和生物医学因素的干预，公共卫生举措对人群健康产生了非常积极的影响，在过去的一个世纪左右人类健康状况有了显著改善。虽然流行病学的风险因素模型并没有完全忽略社会因素，并且社会流行病学家也一直保持对社会因素的关注并记录和理解社会因素与疾病之间的关系，但是社会流行病学家还是会不断地加强对个体层面风险因素的强调而忽略了社会条件的重要性。此外，强调疾病的近端风险因素，就会倾向于通过单一机制在单个时间点上关注社会因素与单一因素的关系，而忽略了社会因素可能通过多种机制影响多种疾病，这可能会导致不能完全地理解或者低估社会因素对健康的影响（Link & Phelan，1995）。

基于以上考虑，Link 和 Phelan 认为我们不仅要提升对个体风险因素的干预能力，而且要考虑风险因素背后的原因，即 "原因的原因"（Rose，1992；Rose et al.，2008），也就是说，我们需要了解人们如何接触基于个体的风险因素，如不良饮食、胆固醇、缺乏运动或高血压等，从而可以设计更有效、更长期的干预措施。如果只是识别近端的风险因素而忽略了其与社会因素的关联，即使在短时期内有效地改变或者根除了某些疾病，但是社会因素还可能通过影响其他的中介因素而继续与疾病和健康产生关联。随着我们开发控制疾病和死亡的能力的提升，不同社会经济地位群体在风险因素控制能力提升的水平上存在显著差异，一般而言，那些掌握重要社会资源的群体往往首先从中受益，因此，仅处理风险因素机制的方法很有可能会加剧不同社会群体在健康上的不平等（Link，2008；Link & Phelan，2009），这也在某种程度上解释了西方发达国家虽然已经建立了完备的公共卫生干预计划但是仍然存在严重的健康不平等问题（Mackenbach，2012）。所以，我们需要考察使人们面临风险因素的社会起源。

二 疾病的基本社会原因

考虑在发达国家不同社会经济地位群体在住房条件和公共卫生方面的差异已经基本消灭，但是关于健康和死亡率的不平等现象仍然持续存在，这反映出社会经济因素可能通过新的机制与疾病和健康发生关联。Link 和 Phelan 的基本原因理论就是为了解释健康不平等的持久性而提出的，主要包括以下几个方面的内容。

1. 社会因素影响多种疾病结果

社会因素不仅影响一种或一些疾病或健康问题，而且影响了多种疾病和健康问题。大量的实证研究结果显示，几乎所有社会都普遍存在社会经济因素与疾病的关联现象，即处于较高社会经济地位的群体其平均健康状况要好于处于较低社会经济地位的群体（Feinstein，1993）。比如，在西欧国家中，低社会经济地位的人群有更高的疾病发病率和死亡率（Mackenbach et al.，1997）。儿童时期父母的社会经济地位对成年后的健康状况也有显著的影响。儿童期父母的社会经济地位是子女成年期健康的重要预测指标，前者将通过影响子女接触的物质环境、子女心理发展和健康行为形成等途径对子女成年后的健康状况造成潜在的影响（Galobardes et al., 2004）。这些健康和死亡率的不平等现象不仅在现代非常普遍，而且至少从 19 世纪初开始就一直保持在相似的水平（Antonovsky, 1967）。

2. 社会因素通过多种风险因素影响这些疾病的结果

社会因素往往是通过行为、环境、心理等多个方面而影响多个疾病或健康问题的，在这个方面也有大量的实证研究可以支持。比如，社会经济地位较高者所从事的职业大都是非体力类型且安全性较强，其遭受职业伤害的风险会相对较低（Evans & Kantrowitz, 2002）。社会经济地位较高者因其良好的受教育背景，在健康保健知识的获得以及医疗信息和技术的利用方面更具有优势（Glied & Lleras-Muney, 2008）。另外，在医疗卫生资源和服务的可及性和利用水平上，不同社会经济地位群体之间具有显著的差异（孟庆跃，2007），而医疗卫生服务又是影响健康的重要因素。在一些公共健康项目和医疗卫生服务上，在开始阶段一般只覆盖具有较高社会经济地位的人群，之后才可能扩展到较低社会经济地位的人群（Victora et al., 2000）。此外，社会经济地位越高的人其生活方式也相对更健康（王甫勤，2012），比如吸烟、不良饮食习惯、公共医疗卫生服务使用不当等方面在不同的社会地位群体间有明显的不同（Black, 1982）。最后，由社会经济地位差异而引起的心理上的剥夺感也可能是社会经济地位较低者健康状况尤其是心理健康状况的重要影响因素（Pearlin et al., 2005）。

3. 灵活资源的重要性

根据基本原因理论，个体和群体可以利用知识、金钱、权力、声望以及有益的社会关系等关键性资源来避免疾病的风险或者采取保护策略降低疾病的风险和后果。虽然某些疾病的风险因素随着时间的推移会发生变化或者消失，但这些关键性资源在任何社会的任何发展阶段上都是存在的，并且不同社会经济地位群体在这些资源的占有上存在显著差异。因此，即使某些疾病的风险因素和保护性因素随着时间推移而发生变化，社会经济因素作为基本原因也会影响健康，只是其影响健康的方式或机制发生了变化而已。例如，如果问题是鼠疫，那么拥有更多资源的人就能更好地避开疾病猖獗的地区；如果问题是糖尿病，那么拥有更多资源的人就能更好地保持健康的生活方式并获得最好的医疗服务。由于这些资源可以在不同情况下以不同方式使用，可以将其称为灵活资源（Phelan & Link，2015）。

无论在个人层面还是在集体层面，灵活资源都占据着中心地位。在个人层面，灵活资源可以被认为是"原因的原因"或者"风险的风险"，它们影响了个人从事健康促进或者健康保护的行为，也影响了个人所处的生活环境和相关服务的利用。比如，拥有许多资源的人可以居住在社会经济地位较高的社区，其邻居也大都是社会经济地位较高的人，这样的社区有利于防止或者降低一系列的疾病或健康风险。同样，灵活资源也与个人的生活方式有关。根据 Cockerham 的说法，社会规范、价值取向以及其他社会支持加强了不同社会地位群体的不同健康生活方式，较高社会经济地位群体的生活方式一般相对更加健康（Cockerham，2005）。这种健康生活方式不仅仅提升了个人建构健康状况的能力，而且在文化层面上成为个人不自觉地规避疾病风险和健康促进的倾向。

4. 替代干预机制

正是因为知识、金钱、权力、声望以及有益的社会关系等灵活资源在不同的时期可能与疾病和死亡发生关联，只要资源占有存在不平等，不同社会地位群体之间的健康不平等就可能会一直持续。根据 Clouston 等人的研究（Clouston et al.，2011），在缺乏疾病预防或有效治疗知识的历史阶段，疾病在群体中的分布是随机的，社会经济地位因素与疾病之间并无明显关联。当出现新的医学知识和技术时，不同社会经济地位群体从中受益的情况就会出现差异，社会经济地位较高的群体更有可能动用灵活资源以利用新的医学知识和技术。比如，在脊髓灰质炎疫苗被发现之前，不管是社会经济地位较高还是较低的群体都受到了影响，但是在被发现之后，灵活资源丰富的个人和群体更有可能首先接种疫苗并受到保护。随着新的医疗知识和技术在整个人口中的普及使用，由此导致的健康不平等将会减少。比如，随着疫苗在整个人口中的普及，社会经济因素通过接种疫苗而与一些疾病产生的关联性也会下降。不过，有些新知识和技术在整个人口中普及的速度比较慢，比如早期癌症的筛查有助于预防这些癌症导致的死亡，那些拥有更多资源的人可以使用这些新知识和技术来挽救生命。不同于疫苗接种在整个人口的普及情况，早期癌症的筛查在整个人口中的普及速率比较低，这导致社会经济因素通过这个筛查机制而与死亡率发生的关联仍然较强且持续时间也较长。

总之，当有关风险和保护策略的新知识出现时，人们会通过可用的资源来利用这些新知识，而拥有更多资源的人能够从中受益更多，从而创造出一种将社会因素与发病率和死亡率相联系的新机制，比如：癌症筛查、关于吸烟危害的知识、获得最好的医生、了解并寻求有益的健康方法、有支持健康生活方式的朋友和家人、戒烟、系安全带、吃水果和蔬菜等（Link & Phelan，2010）。根据疾病发展史，我们可以发现有些机制维持的时间比较长，而其他的机制存在的时间短。如果我们能够理解导致机制消亡的原因，特别是这种下降与灵活资源的关系，我们就可以开辟道路来加速这种消亡并减少健康不平等状况。实际上，基本原因理论的大部分公共卫生意义可能在于理解灵活资源与健康相关风险和保护因素之间的联系是如何被打破的（Phelan et al.，2010）。

三 政策选择

与风险因素模型所指导的政策干预路径不同，基本原因理论认为，我们的干预政策应该集中在位于社会因素（如社会经济地位）和疾病之间的可修改的风险因素。如果开发的政策干预措施与社会经济地位之间存在显著的关联，就很有可能进一步加剧健康不平等。基本原因理论提出了一些一般性干预策略，因为这些干预策略能够更为平等地为不同社会经济地位群体所利用，这就打破了政策干预与社会经济资源之间的联系，因此这些策略可以改善整个人口健康状况，而不会进一步扩大健康不平等（Link & Phelan，2010；Phelan & Link，2015；Jo Phelan et al.，2010）。

在下面的干预/政策选项列表中，每种情况下的第一种选择比第二种选择更可能造成健康不平等：（a）警告父母让他们的孩子远离油漆芯片，而（b）法律要求将铅漆从环境中除去；（a）通过私人医生提供疫苗接种和健康检查，（b）向学校，工作场所和其他社区环境中的每个人提供这些干预措施；（a）建议家长监控儿童在窗户周围的游戏，而（b）要求所有高层公寓设置窗户守卫；（a）制定关于反式脂肪危害的教育措施，（b）禁止在食品生产中使用反式脂肪；（a）建议消费者彻底清洗砧板并煮熟肉，而（b）在消费者购买之前彻底检查肉类；（a）劝诫人们经常用含氟牙膏刷牙，而（b）加氟供水。如果我们制定更多类似于第二种选择的干预措施/政策，我们可以改善人口健康状况，同时可以避免造成健康不平等，因为第二种选择的干预措施与社会经济资源不存在显著关联。

参考文献：

孟庆跃（2017），《中国卫生保健体制改革与健康公平》，《中国卫生经济》第 1 期，第 9~14 页。

王甫勤（2012），《社会经济地位、生活方式与健康不平等》，《社会》第 2 期，第 125~143 页。

Antonovsky, A. (1967). Social Class, Life Expectancy and Overall Mortality. *The Milbank Memorial Fund Quarterly*, 45 (2), 31-73.

Becker, M. H. (1993). A Medical Sociologist Looks at Health Promotion. *Journal of Health and Social Behavior*, 34 (1), 1-6.

Black, S. D. (1982). *Inequalities in Health：The Black Report*. New York：Penguin Books.

Clouston, S., M. Rubin, J. Phelan, & B. Link. (2011). *An Unnatural History：Contextualizing the Rise and Fall of the Social Inequality in Mortality*. Paper presented at the annual meetings of the American Sociological Association, August, Las Vegas.

Cockerham, W. C. (2005). Health Lifestyle Theory and the Convergence of Agency and Structure. *Journal of Health & Social Behavior*, 46 (1), 51-67.

Evans, G. W., & E. Kantrowitz. (2002). Socioeconomic Status and Health：The Potential Role of Environmental Risk Exposure. *Annual Review of Public Health*, 23 (1), 303-331.

Feinstein, J. S. (1993). The Relationship between Socioeconomic Status and Health：A Review of the Literature. *The Milbank Quarterly*, 71 (2), 279-322.

Galobardes, B., J. W. Lynch, & G. Davey Smith. (2004). Childhood Socioeconomic Circumstances and Cause-specific Mortality in Adulthood：Systematic Review and Interpretation. *Epidemiologic reviews*, 26 (1), 7-21.

Glied, S., & A. Lleras-Muney. (2008). Technological Innovation and Inequality in Health. *Demography*, 45 (3), 741-761.

Link, B., & J. Phelan. (2010). Social Conditions as Fundamental Causes of Health Inequalities. In Bird, C. E., et al. (Eds.), *Handbook of Medical Sociology* (pp. 3-17). Nashville：Vanderbilt University Press.

Link, B. G. (2008). Epidemiological Sociology and the Social Shaping of Population Health. *Journal of Health and Social Behavior*, 49 (4), 367-384.

Link, B. G., & J. Phelan. (1995). Social Conditions as Fundamental Causes of Disease. *Journal of Health and Social Behavior*, 35 (Extra Issue), 80-94.

Link, B. G., & J. Phelan. (2009). The Social Shaping of Health and Smoking. *Drug and Alcohol Dependence*, 104, 6-10.

Mackenbach, J. P. (2012). The Persistence of Health Inequalities in Modern Welfare States: The Explanation of A Paradox. *Social Science & Medicine*, 75 (4), 761-769.

Mackenbach, J. P., A. E. Kunst, A. E. Cavelaars, F. Groenhof, J. J. Geurts, & E. W. G. O. S. I. I. Health. (1997). Socioeconomic Inequalities in Morbidity and Mortality in Western Europe. *The Lancet*, 349 (9066), 1655-1659.

Pearlin, L. I., S. Schieman, E. M. Fazio, & S. C. Meersman. (2005). Stress, Health, and the Life Course: Some Conceptual Perspectives. *Journal of Health and Social Behavior*, 46 (2), 205-219.

Phelan, J. C., & B. G. Link. (2015). Fundamental Cause Theory. In Cockerham, W. C. (Ed.), *Medical Sociology on the Move*. New York: Springer.

Phelan, J. C., B. G. Link, & P. Tehranifar. (2010). Social Conditions as Fundamental Causes of Health Inequalities Theory, Evidence, and Policy Implications. *Journal of Health and Social Behavior*, 51 *Suppl* (1_suppl), 28-40.

Rose, G. (1992). *The Strategy of Preventive Medicine*. Oxford: Oxford University Press.

Rose, G., K. T. Khaw, & M. Marmot. (2008). *Rose's Strategy of Preventive Medicine: The Complete Original Text*. New York: Oxford University Press.

Victora, C. G., J. P. Vaughan, F. C. Barros, A. C. Silva, & E. Tomasi. (2000). Explaining Trends in Inequities: Evidence from Brazilian Child Health Studies. *The Lancet*, 356 (9235), 1093-1098.

第七章　健康不平等的年龄
模式及地区模式[*]

本章考察了不同社会经济地位群体在身体功能、抑郁症状以及自评健康上的差异及其影响因素。结果显示，随着年龄的增加，不同社会经济地位群体在身体功能状况上的差异不断扩大，在抑郁症状上的差异则没有显著变化，而在自评健康上的差异不能笼统地说是扩大还是缩小。此外，在相对比较富裕的地区，不同社会经济地位群体在所有三个健康指标上的差异是缩小的，而在比较贫困的地区则是扩大的。最后，本章提出医疗卫生体制改革的重点要考虑生活在贫困地区并且处于较低社会经济地位的老年人。

一　社会经济地位与健康状况

虽然健康水平在某种程度上是个体先天禀赋和后天生活方式共同作用的结果，但不同社会群体之间的健康差异是普遍存在的。当不同社会优势（财富、权力或地位）人群间存在本可以避免的健康差异或者主要的健康社会决定因素差异时，健康不平等（Health Inequalities）问题就发生了。健康不平等是社会不平等的重要组成部分，是对社会公平正义的严重挑战，也违背了"全民健康"的发展理念。无论是在富裕国家还是在贫穷国家，它都已经成为一个严重的挑战（Marmot et al.，2008）。自《布莱克报告》发布以来（Black，1982），健康不平等问题受到学术界的持续关注，从而成为过去二三十年间社会科学研究中的热点领域之一。

大量经验研究发现，几乎所有社会都普遍存在健康的社会分层现象，

---

[*]　本章的相关内容曾经发表在《社会学研究》2014 年第 5 期，本章对原发表内容有较大修改。

即处于较高社会经济地位的群体其平均健康状况要好于处于较低社会经济地位的群体（Feinstein，1993）。比如，在西欧国家中，低社会经济地位的人群有更高的疾病发病率和死亡率（Mackenbach et al.，1997）。而且，在一些最能预防的疾病上，由社会经济地位造成的健康不平等是最大的（Link & Phelan，1995）。在发展中国家也发现了类似的结果，一项针对中国高龄老年人的研究结果显示，社会经济地位越高的老年人其死亡率也越低，即居住在城市且受过正式教育的老年人比居住在农村且未受过正式教育的老年人有更低的死亡率（Zhu & Xie，2007）。有研究结果显示，儿童时期父母的社会经济地位对成年后的健康状况也有显著的影响。儿童期父母的社会经济地位是子女成年期健康的重要预测指标，前者将通过影响子女接触的物质环境、子女心理发展和健康行为形成等途径对子女成年后的健康状况造成潜在的影响（Galobardes et al.，2004）。

由于收入是社会经济地位的一个重要指标，以往的大量研究关注了收入水平分布与健康的关系。许多跨国或跨地区比较研究发现，一个国家或地区的收入不平等显著地影响其人口的总体健康状况，收入不平等程度越高的国家或地区，总体的健康状况就会越低（Lochner et al.，2001；Wilkinson & Pickett，2006）。不过，有研究发现，群体间收入不平等与人口的总体健康状况并无关联（Deaton，2003；Lynch et al.，2004）。利用集群数据（cluster data）所观察到的收入不平等与健康的关系其实是由个体层次上的收入与健康的非线性关系造成的（Gravelle，1998）。总之，在较高的集群层面上（比如国家或者较大的地区），收入不平等对健康有显著的影响，而在较低的集群层面或者个体层面上，收入不平等对健康的影响会受到个体收入以及其他相关因素的调节（Soobader & LeClere，1999）。在国内的一些相关研究中，也发现收入不平等对健康不平等有显著的影响（周彬 & 齐亚强，2012），且在农村地区的影响要大于城镇地区（解垩，2009）。

此外，以往的研究表明，在不同的健康指标上，社会经济地位与健康的关系可能也是不同的（Huurre et al.，2005），这主要是源于每个健康测量指标在内涵、测量特性以及受到外在社会因素影响方面存在差异。在社会科学研究中，对健康状况的测量指标主要有自评健康、身体功能状况、疾病发生率以及抑郁症状等。身体功能状况和疾病发生率是相对比较客观的指标，其对社会经济因素的反应更为敏感（孙祺等，2003）。比如，有研究发现在一些最能预防的疾病上，由社会经济地位造成的健康差异是最大的（Phelan et al.，2004）。自评健康是最常使用的也是最流行的健康测量指标之一，是一个对健康状况和风险因子更具包容性和准确性的测量指标（Idler & Benyamini，1997）。但是，与大部分的健康测量指标不同，自评健康建立在主观认知的过程上，它不仅受到个人客观健康状况的影响，同时也受到其个人感受、认知框架以及社会文化背景的影响，是客观健康状况和主观认知相互建构的一个过程（Jylha，2009）。在不同的人群中，自评健康上的差异与"客观"健康的差异可能不是一一对应的（Dowd & Zajacova，2010）。比如，文化程度很低的人群，或者医疗卫生条件很落后地区的居民因为不了解他们的身体风险，很可能会倾向于报告比实际更好的健康状况，多数的老年人对于他们的健康抱有正向的态度，即使是已经住在养护机构的老年人，对于他们的健康状况也有正向的评价。因此，与在一些客观健康指标上的差异相比，不同社会经济地位群体在自评健康上的差异程度可能相对较小，尤其是在老年人群体中。

在对不同社会经济地位人群之间的健康不平等进行解释时，以往的研究存在较多争议。一种观点即所谓的"健康选择论"，认为健康状况决定了社会经济地位而不是社会经济地位决定了健康状况。有研究发现，健康状况是个人社会流动的筛选机制之一，只有健康状况较好的人才能获得较高的社会经济地位，健康状况较差的人则向下流动（Dahl，1996；West，1991），从而导致了不同社会经济地位人群之间健康梯度的扩大。比如，有研究发现，体力职业是最容易被"健康选择的"，在失业率上升时期，有一定身体缺陷的人很难找到体力型职业，在失业率下降时期，他们的就业难度也不会降低（Bartley & Owen，1996）。一项国内研究也发现，社会流动明显地扩大了非体力工人阶层和体力工人阶层之间的健康梯度（王甫勤，2011）。

另外一种观点即所谓的"社会保护论"，认为社会经济地位通过影响人们的生活和工作环境而对健康状况具有保护作用。比如，社会经济地位较高者所从事的职业大都是非体力类型且安全性较高，其遭受职业伤害的风险会相对较低（Evans & Kantrowitz，2002；刘丽杭、唐景霞，2004）。社会经济地位较高者因其良好的受教育背景，在健康保健知识的获得以及医疗信息和技术的利用方面更具有优势（Glied & Lleras-Muney，2008）。另外，在医疗卫生资源和服务的可及性和利用水平上，不同社会经济地位群体之间具有显著的差异（孟庆跃，2007），而医疗卫生服务又是影响健康的重要因素。在一些公共健康项目和医疗卫生服务上，在开始阶段一般只覆盖具有较高社会经济地位的人群，之后才可能扩展到较低社会经济地位的人群（Victora et al.，2000）。在国内的一些经验研究中，也发现高收入人群的健康状况更好并且使用了更多的医疗保险和医疗服务（解垩，2009）。此外，社会经济地位越高的人其生活方式也相对更健康（王甫勤，2012），比如吸烟、不良饮食习惯、公共医疗卫生服务使用不当等方面在不同的社会地位群体间有明显的不同（Black，1982）。最后，由社会经济地位差异而引起的心理上的剥夺感也可能是社会经济地位较低者健康状况尤其是心理健康状况的重要影响因素（赵波等，2011；周彬、齐亚强，2012）。有研究指出，社会保护论的解释力要明显强于健康选择论（Warren，2009）。

二　健康不平等的调节机制

虽然社会经济地位和健康水平之间的正相关关系已经基本确定，但是这一关系受到很多因素的调节，其中个体的年龄和社区发展水平是比较重要的两个调节变量。首先，社会经济地位与健康水平之间的关系如何随年龄变动的问题还远没有获得一致的结论。一些研究发现，不同社会经济地位群体之间的健康差异在中年和老年之前是逐渐扩大的，而在老年时期是不断缩小的（Beckett，2000；House et al.，2005；House et al.，1994），这种观点也被称为"收敛假定"。关于在老年阶段健康差异逐渐缩小的原因，一方面可能是在老年时期不同社会经济地位群体在所面临的心理社会风险因素（比如缺乏社会关系和社会支持、控制感的丧失等）上的差异逐渐缩小乃至消失（House et al.，1994）；另一方面可能是生物学因素对健康的决定效应逐渐增强，甚至超过了社会经济因素的作用（Mirowsky & Ross，2008）。然而，也有大量研究发现社会经济地位对健康的影响在整个的生命过程中不断累积，不同社会经济地位群体之间的健康差异随着年龄不断扩大而不是缩小，老年阶段上的健康不平等程度要大于中年时期（Dupre，2007；S. M. Lynch，2003；Ross & Wu，1996），这种观点被称为"累积优势假定"。总之，有关老年阶段上社会经济地位与健康的关系还没有形成一致的结论，而且这些结论的获得大都基于发达国家的经验，因此需要在一个非常不同的社会经济背景下（比如中国）对此问题进行再次考察。

此外，以往也有研究明确提出社会经济地位与健康水平的关系受到一个国家或地区的社会—政治—经济条件的制约，也就是说，地区的社会经济发展水平可能会改变个体社会经济地位与健康的关系机制。在国家层次上，有研究发现个体的社会经济地位对健康的影响在发达国家会更强烈，因为在发达国家中社会经济因素已经成为健康的主要决定因素（Wilkinson，1997）。另有研究发现，尽管在所有的西欧国家中低社会经济地位的群体有更高的疾病发病率和死亡率，但是在瑞典和挪威这种相对不平等更大，而在法国不同社会经济地位群体之间的死亡率差距是所有西欧国家中最大的（Mackenbach et al.，1997）。有研究发现，拉丁美洲和加勒比海周边国家的健康不平等程度在不同经济阶层之间并不明显，而在不同的性别之间则较为普遍（Dachs et al.，2002）。在亚洲，有研究发现社会经济地位对健康的影响在中国台湾、泰国和菲律宾等国家和地区之间存在差异（Zimmer et al.，2004）。同样，在一个国家内部，社会经济地位对健康的影响在不同的地区也可能是不同的。由于一个地区的社会经济背景对个体的健康有显著的影响（Pickett & Pearl，2001；Robert，1998；Yen & Syme，1999），个体社会经济地位和健康之间的关系程度会由此受到调节（Bassuk et al.，2002）。即使地区的社会经济背景可能影响了所有或者大部分居民的健康，对不同社会经济地位群体的影响程度也可能是不同的。因此，如果一个社会经济地位较低的人生活在一个社会经济状况较差的地区，其面临的健康风险因素将是双重的，也就是说，在一个社会经济状况较差的地区，不同社会经济地位群体之间的健康差异可能会扩大。相反，如果一个社会经济地位较低的人生活在一个社会经济状况较好的地区，由此带来的相对剥夺感就有可能对健康产生负面影响（Ellaway et al.，2012），从而也会扩大不同社会经济地位群体之间的健康差异。

三 进一步研究的方向

虽然以往研究大都表明了社会经济地位与健康之间存在显著的正相关（Feinstein，1993；Mackenbach et al.，2008；王甫勤，2011），但这一结论主要是基于成年人群样本，至于在老年人群中社会经济地位与健康的关系还没有达成基本的共识。有研究认为社会经济地位与健康的关系到了老年阶段会进一步加强，而另外有研究则认为其到了老年阶段会减弱。此外，以往研究大都针对发达国家的人口，这些研究结论可能不完全适用于发展中国家，因为后者在经济发展水平、社会制度以及人口结构方面都与前者有很大差异。也就是说，在不同国家或地区，社会经济地位与健康的关系可能呈现不同的形式。基于这种考虑，本研究的焦点放在中国的中老年人群，以考察社会经济地位与健康的关系在中老年人群中是否有显著差异，到了老年阶段，不同社会经济地位群体之间的健康差异是进一步扩大还是缩小。在人口快速老龄化的时代，老年健康问题是一个非常重要的议题。因此，研究中国老年人群的健康不平等可以进一步丰富和发展有关健康不平等研究的理论内容。同时，也可以进一步了解影响老年健康状况的社会决定因素，对于完善国民健康政策具有重要的参考意义。另外，以往研究虽然考虑到了地区的社会经济因素对个体健康状况的影响，但是很少研究不同社会经济地位群体的健康差异在不同地区中是否也存在显著差异。因此，本研究还将进一步回答随着地区社会经济发展水平的提升，不同社会经济地位群体之间的健康差异是进一步扩大还是缩小。最后，以往的大部分研究只采用单一的健康测量指标，忽略了健康的多维性和整体性。

基于以上考虑，本研究将利用多层数据分别考察社会经济地位与不同健康测量指标之间的关系，同时，我们还将考察社会经济地位与健康之间的关系在不同的年龄阶段和不同的地区中是否存在显著差异。具体而言，本研究的问题主要有以下几个方面：（1）虽然中国的社会经济文化背景非常不同于发达国家，但是中国城乡区域发展很不平衡、收入差距逐渐加大、医疗保障制度较不健全以及改革开放以来社会结构逐渐分化，所有这些因素都有可能加剧中国的健康不平等。因此，本研究的第一个问题是进一步确认中国不同社会经济地位群体之间在身体功能、抑郁程度以及自评健康等方面是否都存在显著差异。（2）本研究将考察不同社会经济地位群体之间的健康差异在不同的年龄段上是否存在显著的差异。具体而言，到了老年阶段，不同社会经济地位群体之间在健康差异是进一步扩大还是进一步缩小。所选择的健康指标不同，社会经济地位和健康状况关系的年龄模式是否也会不同。（3）鉴于一个地区的社会经济条件也是个体健康状况的重要影响因素，同时也与个体的社会经济地位有关，本研究将进一步考察社会经济地位与健康状况关系的地区模式。也就是说，在不同富裕程度的地区，个体社会经济地位和健康状况的关系模式是否也会不同。随着一个地区富裕程度的提升，不同社会经济地位群体之间的健康差异是进一步扩大还是进一步缩小？

四 研究方法

（一）数据来源

本研究的数据来源是中国健康与养老追踪调查（China Health and Retirement Longitudinal Study，CHARLS）在 2011 年的全国基线调查数据。本调查的对象是 45 岁及以上的中老年人。为了保证样本的代表性，CHARLS 基线调查覆盖了全国 150 个县、区的 450 个村、居委会。除了收集个体和家庭成员的资料之外，CHARLS 还收集了社区的资料。本研究最终使用的样本量为 12246 人，他们来自 149 个县级单位。本研究之所以没有把 45～59 岁的中年人样本排除在外，是为了把老年时期的健康不平等情况与中年时期做一个对比，以便我们更好地理解健康不平等随着年龄增加而发生的变动情况。

（二）变量测量

本研究的因变量共有三个，分别是身体功能状况（Physical functional status）、抑郁症状（Depressive symptoms）和自评健康（Self-rated health）。其中，身体功能状况包括日常活动能力（Activities of daily living，ADL）和工具性日常活动能力（Instrumental activities of daily living，IADL）两个方面，总共包括 17 个日常活动项目①，每个活动项目都有四个选择：（1）没有困难；（2）有困难但仍可以完成；（3）有困难，需要帮助；（4）无法完成。我们对四个选项的赋值依次是 1、2、3、4，然后对 17 个活动项目得分进行加总，得到每个人的身体功能状况总得分。在本研究中，我们把身体

---

① CHARLS 对身体功能的测量项目共有 20 个，本研究经过信度测量（Cronbach's α 系数），删除了信度相对较低的 3 个项目。

功能状况总得分看作一个连续型变量，得分越高表示身体功能状况越差，取值范围为 17～68。

　　CHARLS 用 10 个项目测量了受访者的抑郁状况，我们选择了其中的 9 个项目[①]。每个测量项目包括四个选项：（1）很少或根本没有；（2）不太多；（3）有时或者说有一半的时间；（4）大多数时间。我们对四个选项的赋值依次是 1、2、3、4，然后对 9 个活动项目得分进行加总，得到每个人抑郁症状总得分。在本研究中，把抑郁症状总得分看作一个连续型变量，得分越高表示抑郁症状越重，取值范围为 9～36 分。

　　对自评健康是根据受访者对"你觉得你现在的健康状况怎么样？"问题的回答结果进行测量。本研究把自评"很好""好""一般"的归为一类[②]，称为自评健康"好"（编码为 0）；把自评健康"不好"和"很不好"的归为一类，称为自评健康"不好"（编码为 1）。

　　本研究的解释变量为社会经济地位。教育、职业和收入是常用的社会经济地位测量指标，但是有研究认为这样的一种测量方式主要应用于发达国家，其能否应用于发展中国家，尤其是老年人群体中还需要进一步研究（Zhu & Xie，2007）。考虑到中国特有的户籍制度，本研究把户籍也作为社会经济地位指标。是否把户籍作为社会经济地位的测量具有争议性。不过，有研究认为在中国社会里户口是社会资源和权利分配的最重要的决定因素（Wu & Treiman，2004），因此一些研究把其作为社会经济地位的一种测量（Zhu & Xie，2007）。在本研究中，户籍被划分为两类：（1）农村户口；（2）城镇户口。受教育程度被操作化为四个类别：（1）文盲；（2）小学[③]；（3）初中；（3）高中及以上。考虑到中国中老年人群的职业离散程度不是很大，如果把职业划分为更多的类型则会导致很多的空单元格，进而可能会影响模型估计的结果，为此本研究把职业的一些类别进行了合并，主要划分为两个类别：（1）体力劳动者，包括农民和工人；

---

① 根据信度测量（Cronbach's α 系数），删除了其中的一个项目。

② 类别合并的一个基本原则把相似的类别合并在一起并使类别之间的差异最大。考虑自评健康和身体功能、抑郁症状之间存在显著的关系，本研究先后计算自评健康的不同类别在身体功能和抑郁症状上的得分情况，发现自评健康"一般"与自评健康"好"的差异要小于自评健康"一般"与"不好"的差异，因此把"一般"与"好"进行了合并。

③ 包括小学毕业和未毕业，下同。

（2）非体力劳动者，包括管理人员、专业技术人员、办事人员和商业服务人员。如果受访者已经退休，则是其退休前主要从事的职业。本研究把收入划分为四个等级①：（1）家庭人均年收入为 2300 元及以下；（2）家庭人均年收入为 2301 ~ 5000 元；（3）家庭人均年收入为 5001 ~ 10000 元；家庭人均年收入为 10001 元及以上。考虑到这些社会经济地位变量之间的高度关联性，与以往研究计算社会经济地位指数（Socio-economic status index）不同，本研究采用潜类别分析（latent class analysis，LCA）方法获得对社会经济地位的一个综合测量（Hagenaars & McCutcheon，2002）。

通过对模型拟合度指标的比较，潜类别变量的类别数为 3 的模型为较佳模型，具体结果参见表 7-1。根据本研究选择的教育、收入、职业和户口变量，大致可以把受访者主要划分为三个社会经济地位群体，分别称之为较高社会经济地位群体、中等社会经济地位群体和较低社会经济地位群体。社会经济地位综合测量结果与各指标变量的交互分布情况，具体参见表 7-2。

表 7-1　关于社会经济地位的潜类别模型估计结果

	类别 1（较低 SES）	类别 2（中等 SES）	类别 3（较高 SES）
潜类别概率	0.64	0.26	0.10
条件概率			
受教育程度			
文盲	0.41	0.16	0.02
小学	0.44	0.44	0.16
初中	0.13	0.30	0.30
高中及以上	0.03	0.11	0.52
职业			
体力劳动	0.99	0.87	0.21
非体力劳动	0.01	0.13	0.79

① 划分的依据有两个：一是根据家庭人均年收入的四分位数确定每个组的大致界限，二是选择 2300 元作为第一组的上限是考虑到中国的贫困线的标准就是 2300 元。

续表

	类别 1 （较低 SES）	类别 2 （中等 SES）	类别 3 （较高 SES）
家庭人均年收入			
2300 元及以下	0.55	0.14	0.03
2301~5000 元	0.22	0.18	0.05
5001~10000 元	0.17	0.33	0.25
10001 元及以上	0.06	0.36	0.67
户籍身份			
农村户口	0.99	0.74	0.12
城镇户口	0.01	0.26	0.88

表 7-2 社会经济地位综合测量与各指标变量的交互分布

	较低 SES		中等 SES		较高 SES	
	频次	百分比（%）	频次	百分比（%）	频次	百分比（%）
受教育程度						
文盲	3206	41.19	251	7.88	20	1.57
小学	3519	45.21	1304	40.94	170	13.31
初中	927	11.91	1242	39.00	318	24.90
高中及以上	132	1.70	388	12.18	769	60.22
职业						
体力劳动	7769	99.81	2682	84.21	176	13.78
非体力劳动	15	0.19	503	15.79	1101	86.22
家庭人均年收入						
2300 元及以下	4145	53.25	254	7.97	25	1.96
2301~5000 元	1877	24.11	375	11.77	44	3.45
5001~10000 元	1426	18.32	984	30.89	363	28.43
10001 元及以上	336	4.32	1572	49.36	845	66.17
户籍身份						
农村户口	7784	100.00	2102	66.00	96	7.52
城镇户口	0	0.00	1083	34.00	1181	92.48

除了个体的社会经济地位之外，本研究用地区收入水平作为一项重要的社会经济因素。我们用每个县级单位家庭人均年收入的中位数作为地区收入水平的一种测量，它表示了每个地区的富裕程度。除此之外，本研究还包括性别、年龄、婚姻状况、健康行为方式（吸烟）等变量。表 7-3 给出了本研究中所有变量的操作方式和样本分布特征。

表 7-3　样本的分布情况（N = 12246）

变量	测量	频次	百分比（%）
性别	男	5729	46.78
	女	6517	53.22
婚姻状况	有配偶且同住	10417	85.06
	有配偶不同住	564	4.61
	丧偶	1265	10.33
吸烟	从不吸烟	7419	60.58
	以前吸烟，现在不吸烟	1065	8.70
	一直吸烟	3762	30.72
户口性质	农村户口	9982	81.51
	城镇户口	2264	18.49
受教育程度	文盲	3477	28.39
	小学	4993	40.77
	初中	2487	20.31
	高中及以上	1289	10.53
职业	体力劳动	10627	86.78
	非体力劳动	1619	13.22
家庭人均年收入	2300 元及以下	4424	36.13
	2301~5000 元	2296	18.75
	5001~10000 元	2773	22.64
	10001 元及以上	2753	22.48

续表

变量	测量	频次	百分比（%）
社会经济地位	较低	7784	63.56
	中等	3185	26.01
	较高	1277	10.43
自评健康	好	2667	21.78
	不好	9579	78.22
		平均数	标准差
身体功能得分（17~68 分）		20.61	6.38
抑郁症状得分（9~36 分）		16.48	5.93
年龄（45~95 岁）		59.30	9.53
家庭人均年收入（0.5~24050 元）		6045.27	5788.15
地区收入水平（600~18000 元）		4762.47	3234.38

（三）分析方法

对于身体功能和抑郁症状两个因变量，本研究采用多层线性回归模型（Multilevel Linear Regression Models），对于自评健康因变量，采用针对二分因变量的多层模型（Multilevel Models for Binary Responses）。基本的策略是：从简单到复杂，从少到多。从一个简单的模型开始，逐渐加入相关变量。先建立模型的固定部分，然后包括随机部分。从最低层开始，然后到较高的层次。首先拟合一个没有任何解释变量的随机截距模型（Random Intercept Model），以考察是否存在显著的集群效应（Cluster effects），即模型 1。

$$y_{ij} = \beta_0 + u_{0j} + e_{ij}$$

或者：

$$\log\left(\frac{\pi_{ij}}{1 - \pi_{ij}}\right) = \beta_0 + u_{0j}$$

其中，其中 i 表示层一单位，即受访对象，j 表示层二单位，即县级单位，y_{ij} 为身体功能得分或者抑郁症状得分，π_{ij} 为自评健康不好的概率，u_{0j} 为层二单位的残差，表示地区效应。

然后，在模型 1 的基础上加入个体层次上的解释变量，包括性别、年龄、婚姻状况和吸烟等变量，即所谓的模型 2。在模型 2 的基础上加入个体层次上的社会经济地位变量，即表示中等社会经济地位和较高社会经济地位的虚拟变量，此为模型 3。在模型 3 的基础上加入社会经济地位与年龄的交互项（Interaction），此为模型 4。在模型 4 的基础上加入层二的解释变量，即地区收入水平，此为模型 5。在模型 5 的基础上加入社会经济地位变量的随机效应，即随机系数模型（Random Coefficient Model），也就是说，社会经济地位与因变量的关系在不同的层二单位上发生变动，此为模型 6。最后，在模型 6 的基础上加入跨层交互项（Cross-Level Interaction），即社会经济地位变量与地区收入水平的交互项，这是为了考察社会经济地位与健康状况的关系是否受到地区收入水平变量的调节，此为模型 7。模型 7 是本研究中最复杂的模型，其设置如下：

$$y_{ij} = \beta_0 + \beta_1 ses_{2ij} + \beta_2 ses_{3ij} + \beta_3 ses_{2ij} \times age_{ij} + \beta_4 ses_{3ij} \times age_{ij} +$$
$$\beta_5 ses_{2ij} \times countyinc_j + \beta_6 ses_{3ij} \times countyinc_j +$$
$$\sum_{k=7}^{p} \beta_k x_{kij} + (u_{0j} + u_{1j} ses_{2ij} + u_{2j} ses_{3ij} + e_{0ij})$$

或者

$$\log\left(\frac{\pi_{ij}}{1 - \pi_{ij}}\right) = \beta_0 + \beta_1 ses_{2ij} + \beta_2 ses_{3ij} + \beta_3 ses_{2ij} \times age_{ij} + \beta_4 ses_{3ij} \times age_{ij} +$$
$$\beta_5 ses_{2ij} \times countyinc_j + \beta_6 ses_{3ij} \times countyinc_j +$$
$$\sum_{k=7}^{p} \beta_k x_{kij} + (u_{0j} + u_{1j} ses_{2ij} + u_{2j} ses_{3ij})$$

其中，ses_{2ij} 和 ses_{3ij} 变量是两个虚拟变量，分别表示中等社会经济地位和较高社会经济地位，$countyinc_j$ 表示地区收入水平。$ses_{2ij} \times age_{ij}$ 和 $ses_{3ij} \times age_{ij}$ 表示的是社会经济地位和年龄的交互项，$ses_{2ij} \times countyinc_j$ 和 $ses_{3ij} \times countyinc_j$ 表示的是跨层交互项，即社会经济地位和地区收入水平的交互项。ses_{2ij} 和 ses_{3ij} 的系数

在层二上是随机的。同时，截距项也被看作随机变量。通常，需要计算随机截距和斜率的协方差矩阵，一般用 Ω_2 表示。用 Ω_1 表示层一上随机系数的协方差矩阵，在这种情况下，它只有一个层一的方差项。

$$\Omega_2 = \begin{pmatrix} \sigma_{u_0} & \sigma_{01} & \sigma_{02} \\ \sigma_{01} & \sigma_{u1} & \sigma_{12} \\ \sigma_{02} & \sigma_{12} & \sigma_{u_2} \end{pmatrix} \qquad \Omega_1 = \sigma_{e0}^2$$

对多层线性模型的估计一般采用最大似然估计方法。对于嵌套模型的比较，一般采用 $-2LL$，即偏差统计量（Deviance Statistic）进行显著性检验。偏差值越小，模型就越好。两个模型的偏差值之差服从一个卡方分布，自由度等于两个模型的参数数量之差。本研究采用 R 统计软件的 lme4 程序包进行模型估计。[①]

五　研究结果

（一）　模型拟合度比较

表 7-4 列出了不同模型的对数似然值（Log-likelihood）及其似然比率检验（Likelihood ratio test）结果。从模型 0 到模型 7，模型结构逐渐复杂，并且从前到后都是嵌套模型（nested models）。所谓的似然比率检验都是对相邻两个嵌套模型的检验。模型 0 是普通的截距模型，即没有考虑更高层单位（在本研究中为县级层次）的效应，而模型 1 到模型 7 则是两层回归模型，即把地区的效应考虑了进来，其中模型 1 是两层回归模型中最简单的模型，也就是所谓的随机截距模型。通过对模型 1 和模型 0 的似然比率检验显示，地区特征对健康状况有显著的效应。因此，我们需要构建具有地区效应的多层模型。与模型 1 相比，模型 2 中加入了一些控制变量，包括性别、年龄、婚姻状况和吸烟等变量。我们看到，不论是身体功能模型、抑郁症状模型还是自评健康模型，模型 2 都比模型 1 有显著的改进，这说明加入的控制变量对健康状况有显著的效应。

---

① 详情参见 http://cran.r-project.org/web/packages/lme4/。

表 7-4　模型的拟合度比较和似然比率检验（likelihood ratio test）

模型	自由度	对数似然值	偏差	卡方值	卡方自由度	p
身体功能						
模型 0	2	−40079	80158			
模型 1	3	−39933	79867	290.900	1	0.000 ***
模型 2	9	−39169	78338	1528.300	6	0.000 ***
模型 3	11	−39123	78246	91.860	2	0.000 ***
模型 4	13	−39109	78218	28.485	2	0.000 ***
模型 5	14	−39105	78210	8.256	1	0.004 **
模型 6	19	−39079	78157	52.573	5	0.000 ***
模型 7	21	−39076	78153	4.222	2	0.121
抑郁症状						
模型 0	2	−39165	78330			
模型 1	3	−38652	77303	1027.120	1	0.000 ***
模型 2	9	−38333	76666	636.895	6	0.000 ***
模型 3	11	−38239	76479	187.558	2	0.000 ***
模型 4	13	−38239	76477	1.313	2	0.519
模型 5	14	−38224	76448	29.112	1	0.000 ***
模型 6	19	−38200	76400	47.904	5	0.000 ***
模型 7	21	−38191	76382	18.701	2	0.000 ***
自评健康						
模型 0	1	−7348	14695			
模型 1	2	−7215	14429	266.016	1	0.000 ***
模型 2	8	−7042	14083	346.010	6	0.000 ***
模型 3	10	−6980	13960	122.719	2	0.000 ***
模型 4	12	−6979	13958	2.408	2	0.300
模型 5	13	−6968	13936	21.521	1	0.000 ***
模型 6	18	−6966	13933	3.753	5	0.586
模型 7	20	−6961	13922	10.560	2	0.005 **

注：* $p<0.1$；** $p<0.05$；*** $p<0.01$。

模型 3 是在模型 2 的基础上加入了社会经济地位变量，似然比率检验显示模型 3 相比模型 2 有非常显著的改进，这说明在包括一些控制变量的条件下，社会经济地位与健康之间有显著的关系。模型 4 是在模型 3 的基础上加入了社会经济地位变量与年龄的交互项，这是为了考察社会经济地位与健康的关系在不同的年龄上是否有显著差异。通过对模型 4 和模型 3 进行似然比率检验，在身体功能上，社会经济地位的影响在不同的年龄阶段会有显著的差异，但是在抑郁症状和自评健康方面，社会经济地位的影响在不同的年龄阶段不存在显著差异。

模型 5 是在模型 4 的基础上加入了表示地区收入水平的变量，这是为了考察个体所在的地区特征是否对其健康有显著影响。似然比率检验显示，模型 5 比模型 4 有显著的改进，这说明地区收入水平与个体健康之间有显著的关系。模型 6 是随机系数模型，即在模型 5 的基础上把社会经济地位变量的回归系数看作一个随机变量，这是为了检验社会经济地位的回归系数在不同的地区是否有显著差异。我们看到，在身体功能和抑郁症状方面，模型 6 比模型 5 有显著改进，这说明我们不能把社会经济地位与这两个健康指标的关系看作固定不变的，其在不同地区上存在显著的差异。不过，自评健康的模型 6 与模型 5 相比并没有显著改善，这说明社会经济地位与自评健康的关系在不同的地区上没有显著变化。

进一步，为了考察社会经济地位的回归系数是否受到了地区收入水平的影响，在模型 6 的基础上加入了社会经济地位与地区收入水平的跨层交互项，此为模型 7。我们看到，在抑郁症状和自评健康方面，模型 7 比对应的模型 6 有非常显著的改善，而在身体功能方面，模型 7 比对应的模型 6 没有特别显著的改善（$p<0.121$），不过其显著性水平已经接近 0.1 了，可以看作一定程度的改善。总之，通过比较模型 7 和模型 6，我们可以说社会经济地位与健康的关系受到地区收入水平的调节。地区的富裕程度不同，社会经济地位与健康的关系也可能是不同的。

（二）社会经济地位与健康关系的年龄模式

表 7-5 分别给出了身体功能、抑郁症状以及自评健康的模型 7 的估计结果。由于模型中包括社会经济地位和年龄的交互项以及社会经济地位与地区收入水平的交互项并且我们对年龄和地区收入水平变量进行了对中

（centering）①，表示较高社会经济地位和中等社会经济地位的两个虚拟变量
回归系数所表达的是地区收入水平为 4762.47 元并且年龄为 60 岁人群中不
同社会地位群体在健康上的差异。我们看到，社会经济地位越高，其身体
功能状况越好，抑郁症状越少，自评健康不好的概率越低。比如，在身体
功能得分方面，处于中等社会经济地位的群体比处于较低社会经济地位的
群体平均要低 1.032 分，处于较高社会经济地位的群体要比处于较低社会经
济地位的群体平均要低 1.512 分。在抑郁症状得分方面，处于中等社会经济
地位的群体和较高社会经济地位的群体分别比处于较低社会经济地位的群
体平均要低 1.025 分和 2.469 分。在自评健康上，处于中等社会经济地位的
群体自评健康"不好"的发生率要显著地低于处于较低社会经济地位的群
体，前者的发生率只是后者的 68% 左右，而处于较高社会经济地位的群体
自评健康"不好"的发生比只是处于较低社会经济地位群体的 52% 左右。

表 7-5　社会经济地位与健康状况关系的多层次模型估计结果

	身体功能	抑郁症状	自评健康"不好"
固定参数			
截距	20.306 ***	15.582 ***	-1.089 ***
	(0.200)	(0.209)	(0.069)
女性（男性）	1.362 ***	1.933 ***	0.437 ***
	(0.148)	(0.138)	(0.059)
有偶分居（有偶且同住）	-0.292	0.647 ***	-0.039
	(0.257)	(0.239)	(0.102)
丧偶（有偶且同住）	0.317 *	1.203 ***	-0.158 **
	(0.188)	(0.175)	(0.072)
戒烟（从不吸烟）	1.216 ***	0.524 ***	0.525 ***
	(0.219)	(0.203)	(0.083)
一直吸烟（从不吸烟）	-0.452 ***	0.069	-0.045
	(0.157)	(0.146)	(0.063)

① 根据各自的平均值进行了对中，即原始变量值减去各自的平均值。

续表

	身体功能	抑郁症状	自评健康"不好"
年龄（根据 60 岁对中）	0.218 ***	0.044 ***	0.026 ***
	（0.008）	（0.007）	（0.003）
中等社会经济地位（较低）	−1.032 ***	−1.025 ***	−0.384 ***
	（0.161）	（0.156）	（0.060）
较高社会经济地位（较低）	−1.512 ***	−2.469 ***	−0.649 ***
	（0.254）	（0.248）	（0.112）
地区收入水平（根据平均数对中）	−0.168 ***	−0.353 ***	−0.095 ***
	（0.055）	（0.058）	（0.017）
年龄×中等社会经济地位	−0.058 ***	0.005	0.009
	（0.014）	（0.013）	（0.006）
年龄×较高社会经济地位	−0.075 ***	−0.022	−0.0003
	（0.018）	（0.017）	（0.008）
地区收入水平×中等社会经济地位	0.084	0.138 **	0.059 ***
	（0.057）	（0.056）	（0.020）
地区收入水平×较高社会经济地位	0.135 **	0.283 ***	0.067 ***
	（0.066）	（0.065）	（0.025）
随机参数			
层二（地区层次）			
方差（截距）	2.192	3.112	0.131
协方差（截距，中等）	−1.288	−1.248	−0.002
方差（中等）	0.757	0.855	0.034
协方差（截距，较高）	−1.552	−1.913	−0.078
协方差（中层，较高）	0.912	1.094	0.045
方差（较高）	1.098	1.478	0.103
层一（个体层次）			
方差	34.016	29.183	1.000

注：* $p<0.1$，** $p<0.05$，*** $p<0.01$。

　　表 7-5 显示，在身体功能模型中，社会经济地位和年龄的交互项具有统计上的显著性，这说明社会经济地位与身体功能的关系具有显著的年龄模式。为了进一步考察社会经济地位与健康的关系的年龄模式，我们根据模型 7 计算了不同年龄上不同社会经济地位群体的健康得分（预测值）。如图 7-1 所示，在 45 岁左右，不同社会经济地位群体的身体功能预测得分非常接近。随着年龄的增加，尤其是到了 60 岁之后，较低社会经济地位群体与中等、较高社会经济地位群体之间的差距逐渐扩大，而中等社会经济地位群体与较高社会经济地位群体之间的差距也有所增大但是幅度相对较小。同时，我们也看到，随着年龄增加，较低社会经济地位群体的身体功能得分增加的幅度（直线的斜率），即身体功能状况下降的速度要大于中等的和较高的社会经济地位群体，这是导致不同社会经济地位群体在身体功能得分上的差距随年龄不断扩大的直接原因。如表 7-5 所示，在抑郁症状模型中，社会经济地位与年龄的交互项在统计上并不显著（$p>0.1$），从整体上看，不同社会经济地位群体在抑郁症状方面的差异并不会受到年龄的调节。根据图 7-1，我们也看到较低社会经济地位群体的直线与中等社会经济地位群体的直线几乎是平行的，这说明较低社会经济地位群体和中等社会经济地位群体在抑郁症状方面的差异不会随年龄而发生显著变化。另外，图 7-1 也显示较低社会经济地位群体和较高社会经济地位群体的差异、中等社会经济地位群体和较高社会经济地位群体的差异随着年龄的增加有扩大的趋势。

　　在自评健康模型中，中等社会经济地位与年龄的交互项虽然在 0.05 的水平上统计不显著，但是在 0.1 的水平上已经接近统计显著了（$p<0.11$）。从图 7-1，我们也看到较低社会经济地位群体和中等社会经济地位群体在自评健康状况上的差异随着年龄增加而逐渐缩小，尤其到了高龄阶段，两者之的自评健康已经非常接近。表 7-5 显示较高社会经济地位与年龄的交互项在统计上非常不显著，图 7-1 也显示了较低社会经济地位群体和较高社会经济群体在自评健康状况的差异随着年龄的增加并没有显著变动。不过，图 7-1 显示了中等社会经济地位群体和较高社会经济地位群体在自评健康状况上的差异随着年龄增加而逐渐扩大的趋势。

　　总之，不同社会经济地位群体在身体功能状况上具有显著的差异，并且这种差异随着年龄增加进一步扩大。在抑郁症状上，不同社会经济地位群体之间仍然存在显著差异，但是从整体上看，这种差异并没有随着年龄增加而发生显著变化。在自评健康上，我们不能笼统地说不同社会经济地位群体之间的差异随着年龄增加是扩大还是缩小。

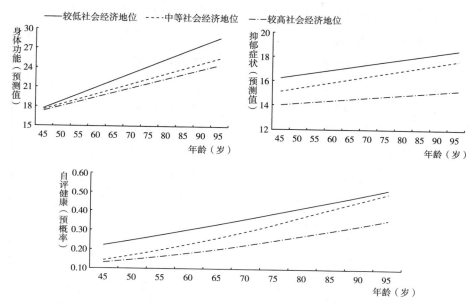

图7-1　不同年龄阶段上的社会经济地位群体及其健康状况（预测值）

（三）社会经济地位与健康状况关系的地区模式

为了考察社会经济地位与健康的关系在不同地区上是否有所差异，我们把社会经济地位变量设定为一个随机系数。与随机截距模型相比，随机系数模型新增加了5个参数，它们是社会经济地位变量回归系数和截距的方差协方差。表7-5显示，在身体功能模型中，中等社会经济地位系数的方差为0.757，较高社会经济地位系数的方差为1.098，据此我们可以构建中等社会经济地位系数和较高社会经济地位系数的95%置信区间分别是〔-2.737，0.673〕和〔-3.566，0.542〕。同样，在抑郁症状模型中，中等社会经济地位变量的回归系数在-2.838和0.788之间，较高社会经济地位变量的回归系数在-4.852和-0.086之间。在自评健康模型中，中等社会经济地位变量的回归系数在-0.745和-0.023之间，较高社会经济地位变量的回归系数在-1.278和-0.020之间。由此可见，社会经济地位对健康的影响效应在不同地区之间还是有比较明显的波动，也就是说，在不同地区中社会经济地位与健康的关系可能受到地区社会经济特征的调节。

为了进一步考察地区社会经济特征是如何影响个体社会经济地位与健康的关系，在模型中引入了社会经济地位变量与地区收入水平的交互项。如表7-5所示，社会经济地位变量和地区收入水平变量的交互项都为正值，这说明在收入水平相对较高的地区，社会经济地位变量的回归系数会变小，也就是说，不同社会经济地位群体之间的健康差异会缩小。如图7-2所示，随着地区收入水平的提升，无论是哪个社会经济地位群体，其健康状况都会有所好转。但是，不同社会经济地位群体的健康随着地区收入水平的提高而转变的速率有所不同。一般而言，较低社会经济地位群体的健康状况受地区收入水平的影响要大于较高社会经济地位群体。于是，随着地区收入水平的提升，不同社会经济地位群体的健康状况差异逐渐缩小。

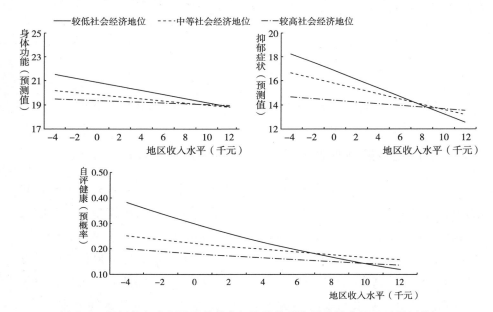

图7-2 不同收入水平地区的社会经济地位群体及其健康状况（预测值）

如图7-2所示，在身体功能方面，不同社会经济地位群体之间的差异在收入水平较低的地区中是最大的，随着地区收入水平的提高而逐渐收缩，直至非常接近，在收入水平较高的地区中，不同社会经济地位群体在身体功能方面的差异已经几乎消失了。至于抑郁症状方面，也具有相似的特征，即在收入水平较低的地区中，不同社会经济地位群体之间的差异也是最大的，随着地区收入水平的提升，不同社会经济地位群体之间的健康差异逐渐缩小，直至非常接近。在较富裕地区中，较低社会经济地位群体的抑郁症状已经低于社会经济地位相对较高的群体。与地区收入水平对身体功能的影响相比，其对抑郁症状的影响相对较大。

　　需要注意的是，在收入水平较低的地区中，虽然较低社会经济地位群体的自评健康不好的概率要高于中等社会经济地位群体，但是当地区收入水平提升到一定程度（比如 1 万元以上）以后，较低社会经济地位群体的自评健康不好的概率开始逐渐低于中等社会经济地位群体。同样的现象也发生在较低社会经济地位群体和较高社会经济地位群体之间。不过，进一步考察发现，这样的结果也许只是反映了抽样的误差，而不具有统计上的显著性。比如，用县级层次上家庭人均年收入中位数大于 1 万元的样本重新估计自评健康的模型 7，我们发现社会经济地位变量和地区收入水平变量的交互项已经不具有统计上的显著性了，这也进一步说明在相对富裕的地区，不同社会经济地位群体在自评健康上已经不具有显著差异了。

六　讨论与结论

　　与以往研究相比，本研究使用的样本不仅包括 45 岁到 59 岁的中年人群，而且包括大量的 60 岁以上老年人群，这样可以使我们考察不同年龄阶段上社会经济地位对健康的影响。此外，本研究采用了多层数据结构，这不仅使我们对回归系数的估计更具统计上的有效性，而且可以使我们考察微观变量和宏观变量的交互影响。具体来说，我们可以考察社会经济地位变量对健康的效应（即回归系数）是否与个体所在的地区特征有关。同时，本研究选择三个健康测量指标，可以让我们比较社会经济地位对不同健康指标影响的差异性。

　　本研究结果显示，社会经济地位较高的人群要比社会经济地位较低的人群有更好的身体功能、更少的抑郁症状、更好的自评健康，这与以往的研究结论基本一致，这进一步说明了健康不平等是一个具有世界普遍性的问题。世界卫生组织及其专家一直强调，导致居民健康状况分布不平等的根本原因是社会经济地位，而不是病毒和病原体。与其他社会不平等一样，健康不平等如果持续恶化将有损于整体的社会福利。因此，消除健康不平等应该成为医疗卫生改革和发展的重要目标。

　　本研究的一个主要目标就是考察社会经济地位与健康状况关系的年龄模式。根据研究结果，我们不能笼统地说不同社会经济地位群体之间的健康差异随着年龄的增长是逐渐扩大还是逐渐缩小，因为这和选择的健康指标有关。比如，在低龄阶段不同社会经济地位群体在身体功能上的差异较小，但是随着年龄的增加这种差异会逐渐扩大，这个结论支持了累积优势假定（Ross & Wu，1996）。在自评健康上，中等社会经济地位群体与较高社会经济地位群体的差异也会随着年龄增加而进一步扩大，这也在一定程度上支持了累积优势假定。但是，较低社会经济地位群体和中等社会经济地位群体在自评健康上的差异随着年龄增加而不断缩小，这个结论又支持了收敛假定（House et al.，1994）。而在抑郁症状上，不同社会经济地位群体之间的差异并没有随着年龄增加而有显著变动。

　　对于不同社会经济地位群体在身体功能上的差距随着年龄逐渐扩大的问题，可以从以下两个方面进行解释。（1）诸如身体功能这样的客观健康指标受社会经济地位条件的影响会更大。在年轻的时候，个人的健康禀赋可以在一定程度上弥补社会经济地位方面的弱势。但是，随着年龄的增长，个体的健康禀赋也在逐渐衰退。个体的社会经济条件可以在某种程度上影响这个衰退的过程。一方面，由于在受教育程度、职业以及收入方面的优势，社会经济条件较高的群体比社会经济条件较低的群体有更多的信息、知识和物质资源去预防身体功能的下降；另一方面，当身体功能下降后，社会经济地位较高的群体比社会经济地位较低的群体在身体功能状况恢复方面更有优势。（2）社会经济地位对健康的影响并不是一时的，而是持续的、累积的，可以称之为"累积效应"。生命周期各阶段上的社会经济地位都可能对当下阶段和下一阶段的健康产生重要影响。比如，儿童时期父母的社会经济地位对子女的健康状况有重要影响，而子女的健康状况又影响了教育获得以及成年后的职业阶层。进一步，成年时的社会经济地位又会影响其健康行为和心理取向。因此，到了老年时期，在各个生命阶段所累积的健康风险因素可能会对健康造成显著的影响。一些年轻时候没有显现的疾病在经历了长期的潜伏之后，到了老年时期显现了出来。基于此，我们在制定公共卫生服务和保健政策时，要重点考虑社会经济地位较低的老年人尤其是高龄老年人，同时考虑到不同的生命阶段上社会经济地位对健康的影响机制。

　　本研究也发现较低社会经济地位群体和中等社会经济地位群体之间的自评健康差异随着年龄的增加有一定程度的缩小，这可能与自评健康的测量特征有关。与客观的身体功能指标相比，自评健康的一个主要特征是它建立在一个主观认知的过程上，它不仅受到个人客观健康状况的影响，同时也受到其个人感受、认知框架以及社会文化背景的影响，是客观健康状况和主观感受相互建构的一个过程（Jylha，2009）。不同社会经济地位群体在对自己的"健康"进行评价时参照的标准可能是不同的，其对自身健康状况的了解程度也可能是相异的。因此，相同水平的自评健康可能暗含了不同水平的"客观"健康状况（Dowd & Zajacova，2010）。在很多情况下，受访者可能根本就不了解自己的真实健康状况。一些文化程度很低的群体，或者医疗卫生条件很落后的地区居民因为不了解他们的身体风险，很可能会倾向于报告比实际更好的健康。此外，有研究发现多数的老年人对于他们的健康都抱有正向的态度，背后的因素可能包括：老年人在对自己的健康进行评价时主要是和同辈人进行比较；把"活到老"看作一种成就；对生活品质采取一种较为宽泛的定义以及自认为能胜任环境的需求。因此，随着年龄的增加，即使在客观的健康状况上不同社会经济地位群体之间的差异可能在扩大，但是由于较低社会经济地位群体对自身健康状况的评价持相对乐观的态度，在一定程度上"弥补"了其在客观健康状况上的差距，较低社会经济地位群体和中等社会经济地位群体之间的自评健康差异有缩小的趋势。然而，由于较低社会经济地位群体和较高社会经济地位群体之间的健康差异较大，即使前者对自身健康差距持乐观评价，也不可能弥补两者之间的健康差距。至于中等社会经济地位群体和较高社会经济地位群体之间的自评健康差异随年龄增加而扩大的趋势，既和前文所述的"累积效应"有关，也可能与中等社会经济地位群体在进行健康自评时的特征有关。与较低社会经济地位群体相比，处于中等社会经济地位的群体可能有更高的健康期望，有更多的获取自身健康信息的渠道，因此在健康自评上并没有前者那么乐观。

　　此外，本研究结果显示，社会经济地位与所有三个健康指标的关系在不同地区上也有显著差异，地区的收入水平对个体的健康状况有显著影响，并且对社会经济地位与健康的关系进行了显著调节。随着地区富裕程度的提升，不同社会经济地位群体在健康上的差异程度在缩小。究其原因，当一个地区比较富裕时，则意味着政府会提高公共支出能力，更有能力改善地区的教育和基础医疗保健等公共服务，而这些对社会经济地位较低者的健康水平会起到促进的作用（封进、余央央，2007）。此外，随着地区经济水平的提高，一些先富裕的群体增加了对自身健康的需求，促使一些医疗机构引进先进的医疗技术，而这会促使人们的健康水平普遍提高，从而不同社会经济地位群体之间的健康差异会逐渐接近。相反，在相对比较贫困的地区，卫生资源和支出相对较少，从而导致社会经济地位较低者更难获得公共卫生资源和服务，从而加剧了不同社会经济地位群体之间在医疗卫生资源和服务可及性和利用上的不平等，最终也可能导致健康上的不平等。因此，未来的公共卫生服务政策的制定或改革要考虑如何加大对贫困地区医疗卫生资源和服务的投入，以使不同收入地区的群体能够共享相对均等的公共卫生服务，从而缩小不同地区的健康不平等。

最后，本研究也面临着以下三个方面的限制：（1）由于本研究使用的是截面数据，所以无法区分年龄效应和世代效应（cohort effects）。本研究把社会经济地位与健康状况之间关系的年龄模式解释为年龄变动的效应而不是出生队列的效应，是基于这样一个假定：社会经济地位与健康状况之间关系的年龄模式在不同出生队列群体中没有显著变化。然而，有研究发现教育与健康之间关系的年龄模式在连续出生队列上越来越强（Lynch，2003），在年轻的队列中，教育对健康的效应更强（Lauderdale，2001）。因此，本研究所显示的社会经济地位与健康之间关系的年龄模式既包括年龄变动的效应也包括队列效应。在第八章和第九章我们将重点考察健康不平等的年龄效应和队列效应问题。（2）本研究面临着内生性问题，即无法区分社会经济地位与健康状况关系的因果方向。或者说，健康状况也可能影响了社会经济地位，即那些健康状况较好的人能够获得向上流动，相反，健康状况较差的人则向下流动（Dahl，1996；West，1991），从而导致了不同社会经济地位群体之间健康差异的扩大。（3）在身体功能方面，本研究也可能面临着样本的选择性偏差问题。考虑到身体功能上严重残障的人被排除在样本之外的可能性要大于身体功能较好的人，也就是说，包括进样本的受访者具有一定的身体功能水平，因此我们可能会高估了样本群体的身体功能水平，而低估了不同社会经济地位群体在身体功能上的差异。

　　总之，本研究进一步证实了不同社会经济地位群体之间的健康不平等以及这种不平等在不同年龄阶段和不同地区上的变动情况。考虑到社会经济地位与健康状况的关系受到社会—政治—经济背景的制约，随着中国经济的快速发展以及社会结构的巨大变动，我们需要在新的社会背景下不断考察和分析不同社会经济地位群体之间的健康不平等及其发展趋势。

参考文献：

　　封进，余央央（2007），《中国农村的收入差距与健康》，《经济研究》第1期，第26~35页。

　　解垩（2009），《与收入相关的健康及医疗服务利用不平等研究》，《经济研究》第2期，第93~105页。

　　刘丽杭，唐景霞（2004），《社会经济地位对居民健康公平的影响》，《中国卫生经济》第6期，第40~42页。

　　孟庆跃（2007），《中国卫生保健体制改革与健康公平》，《中国卫生经济》第1期，第9~14页。

　　孙祺，饶克勤，郭岩（2003），《选用不同的健康指标对健康公平指数的影响》，《中国卫生统计》第4期，第197~200页。

　　王甫勤（2011），《社会流动有助于降低健康不平等吗?》，《社会学研究》第2期，第78~101页。

　　王甫勤（2012），《社会经济地位、生活方式与健康不平等》，《社会》第2期，第125~143页。

　　赵波，崔雷，郭岩（2011），《基于 WOS 数据库的全球健康公平领域研究发展的情报学分析》，《北京大学学报：医学版》第3期，第407~413页。

　　周彬，齐亚强（2012），《收入不平等与个体健康基于2005年中国综合社会调查的实证分析》，《社会》第5期，第130~150页。

　　Bartley, M., & C. Owen. (1996). Relation between Socioeconomic Status, Employment, and Health during Economic Change, 1973 – 93. *British Medical Journal*, 313 (7055), 445–449.

　　Bassuk, S. S., L. F. Berkman, & B. C. Amick Ⅲ. (2002). Socioeconomic Status and Mortality among the Elderly: Findings from Four US Communities. *American Journal of Epidemiology*, 155 (6), 520–533.

　　Beckett, M. (2000). Converging Health Inequalities in Later Life—an Artifact of Mortality Selection? *Journal of Health and Social Behavior*, 41 (1), 106–119.

　　Black, S. D. (1982). *Inequalities in Health: The Black Report*. New York: Penguin Books.

Dachs, J. N. , M. Ferrer, C. E. Florez, A. J. Barros, R. Narváez, & M. Valdivia. (2002). Inequalities in Health in Latin America and the Caribbean: Descriptive and Exploratory Results for Self-reported Health Problems and Health Care in Twelve Countries. *Revista Panamericana De Salud Pública*, 11 (5), 335-355.

Dahl, E. (1996). Social Mobility and Health: Cause or Effect? *British Medical Journal*, 313 (7055), 435-436.

Deaton, A. (2003). Health, Inequality, and Economic Development. *Journal of Economic Literature*, 41 (1), 113-158.

Dowd, J. B. , & A. Zajacova. (2010). Does Self-Rated Health Mean the Same Thing Across Socioeconomic Groups? —Evidence From Biomarker Data. *Annals of Epidemiology*, 20 (10), 743-749.

Dupre, M. E. (2007). Educational Differences in Age-related Patterns of Disease: Reconsidering the Cumulative Disadvantage and Age-as-leveler Hypotheses. *Journal of Health and Social Behavior*, 48 (1), 1-15.

Ellaway, A. , M. Benzeval, M. Green, A. Leyland, & S. Macintyre. (2012). "Getting sicker quicker": Does Living in a More Deprived Neighbourhood Mean Your Health Deteriorates Faster? *Health & Place*, 18 (2), 132-137.

Evans, G. W. , & E. Kantrowitz. (2002). Socioeconomic Status and Health: The Potential Role of Environmental Risk Exposure. *Annual Review of Public Health*, 23 (1), 303-331.

Feinstein, J. S. (1993). The Relationship between Socioeconomic Status and Health: A Review of the Literature. *The Milbank Quarterly*, 71 (2), 279-322.

Galobardes, B. , J. W. Lynch, & G. Davey Smith. (2004). Childhood Socioeconomic Circumstances and Cause-specific Mortality in Adulthood: Systematic Review and Interpretation. *Epidemiologic Reviews*, 26 (1), 7-21.

Glied, S. , & A. Lleras-Muney. (2008). Technological Innovation and Inequality in Health. *Demography*, 45 (3), 741-761.

Gravelle, H. (1998). How much of the Relation between Population Mortality and Unequaldistribution of Income is a Statistical Artefact? *British Medical Journal*, 316 (7128), 382-385.

House, J. S. , P. M. Lantz, & P. Herd. (2005). Continuity and Change in the Social Stratification of Aging and Health over the Life Course: Evidence from a Nationally Representative Longitudinal Study from 1986 to 2001/2002 (Americans'Changing Lives Study). *The Journals of Gerontology Series B: Psychological Sciences and Social Sciences*, 60 (Special_ Issue_ 2), S15-S26.

House, J. S. , J. M. Lepkowski, A. M. Kinney, R. P. Mero, R. C. Kessler, & A. R. Herzog. (1994). The Social Stratification of Aging and Health. *Journal of Health and Social Behavior*, 35 (3), 213-234.

Huurre, T. , O. Rahkonen, E. Komulainen, & H. Aro. (2005). Socioeconomic Status as a Cause and Consequence of Psychosomatic Symptoms from Adolescence to Adulthood. *Social Psychiatry and Psychiatric Epidemiology*, 40 (7), 580–587.

Idler, E. L. , & Y. Benyamini. (1997). Self-rated Health and Mortality : A Review of Twenty-seven Community Studies. *Journal of Health and Social Behavior*, 38 (1), 21–37.

Jylha, M. (2009). What is Self-rated Health and Why Does It Predict Mortality? —Towards a Unified Conceptual Model. *Social Science & Medicine*, 69 (3), 307–316.

Link, B. G. , & J. Phelan. (1995). Social Conditions as Fundamental Causes of Disease. *Journal of Health and Social Behavior*, 35 (Extra Issue), 80–94.

Lochner, K. , E. Pamuk, D. Makuc, B. P. Kennedy, & I. Kawachi. (2001). State-level Income Inequality and Individual Mortality Risk: A Prospective, Multilevel Study. *American Journal of Public Health*, 91 (3), 385–391.

Lynch, J. , G. D. Smith, S. A. Harper, M. Hillemeier, N. Ross, G. A. Kaplan, & M. Wolfson. (2004). Is Income Inequality A Determinant of Population Health? —Part 1. A Systematic Review. *The Milbank Quarterly*, 82 (1), 5–99.

Lynch, S. M. (2003). Cohort and Life-course Patterns in the Relationship between Education and Health: A Hierarchical Approach. *Demography*, 40 (2), 309–331.

Mackenbach, J. P. , A. E. Kunst, A. E. Cavelaars, F. Groenhof, J. J. Geurts, & E. W. G. o. S. I. i. Health. (1997). Socioeconomic Inequalities in Morbidity and Mortality in Western Europe. *The Lancet*, 349 (9066), 1655–1659.

Mackenbach, J. P. , I. Stirbu, A. J. Roskam, M. M. Schaap, G. Menvielle, M. Leinsalu, & A. E. Kunst. (2008). Socioeconomic Inequalities in Health in 22 European Countries. *New England Journal of Medicine*, 358 (23), 2468.

Marmot, M. , S. Friel, R. Bell, T. A. Houweling, & S. Taylor. (2008). Closing the Gap in a Generation: Health Equity through Action on the Social Determinants of Health. *The Lancet*, 372 (9650), 1661–1669.

Mirowsky, J. , & C. E. Ross. (2008). Education and Self-rated Health: Cumulative Advantageand Its Rising Importance. *Research on Aging*, 30 (1), 93–122.

Phelan, J. C. , B. G. Link, A. V. Diezroux, I. Kawachi, & B. Levin. (2004). "Fundamental Causes" of Social Inequalities in Mortality: A Test of the Theory. *Journal of Health and Social Behavior*, 45 (3), 265–285.

Pickett, K. E. , & M. Pearl (2001). Multilevel Analyses of Neighbourhood Socioeconomic Context and Health Outcomes: A Critical Review. *Journal of Epidemiology and Community Health*, 55 (2), 111–122.

Robert, S. A. (1998). Community-level Socioeconomic Status Effects on Adult Health. *Journal of Health and Social Behavior*, 39 (1), 18–37.

Ross, C. E. , & C. -L. Wu. (1996). Education, Age, and the Cumulative Advantage in Health. *Journal of Health and Social Behavior*, 37 (1), 104–120.

Soobader, M. -J. , & F. B. LeClere. (1999). Aggregation and the Measurement of Income Inequality: Effects on Morbidity. *Social Science & Medicine*, 48 (6), 733–744.

Victora, C. G. , J. P. Vaughan, F. C. Barros, A. C. Silva, & E. Tomasi. (2000). Explaining Trends in Inequities: Evidence from Brazilian Child Health Studies. *The Lancet*, 356 (9235), 1093–1098.

Warren, J. R. (2009). Socioeconomic Status and Health across the Life Course: A Test of the Social Causation and Health Selection Hypotheses. *Social Forces*, 87 (4), 2125–2153.

West, P. (1991). Rethinking the Health Selection Explanation for Health Inequalities. *Social science & medicine*, 32 (4), 373–384.

Wilkinson, R. G. (1997). Socioeconomic Determinants of Health. Health Inequalities: Relative or Absolute Material Standards? *BMJ*, 314 (7080), 591–595.

Wilkinson, R. G. , & K. E. Pickett. (2006). Income Inequality and Population Health: A Review and Explanation of the Evidence. *Social Science & Medicine*, 62 (7), 1768–1784.

Wu, X. , & D. J. Treiman. (2004). The Household Registration System and Social Stratification in China: 1955–1996. *Demography*, 41 (2), 363–384.

Yen, I. , & S. Syme. (1999). The Social Environment and Health: A Discussion of the Epidemiologic Literature. *Annu Rev Public Health*, 20 (1), 287–308.

Zhu, H. , & Y. Xie. (2007). Socioeconomic Differentials in Mortality among the Oldest Old in China. *Research on Aging*, 29 (2), 125–143.

Zimmer, Z. , N. Chayovan, H. Lin, & J. Natividad. (2004). How Indicators of Socioeconomic Status Relate to Physical Functioning of Older Adults in Three Asian Societies. *Research on Aging*, 26 (2), 224–258.

第八章 性别、健康转变及其寿命

本章基于多状态转变模型研究了中国老年人中健康转变、预期寿命和健康预期寿命的性别不平等问题及其在不同年龄和连续出生队列上的变化趋势。结果表明，无论是从日常生活自理到死亡的转变率还是从残障到死亡的转变率，中国的女性老人都显著低于男性老人，但是她们在残障发生率上却显著高于男性老人。无论是在预期寿命、健康预期寿命还是残障预期寿命的性别不平等都随着年龄增加而不断缩小。在连续的出生队列上，男性预期寿命的增加幅度要大于女性，而且无论是预期寿命的性别不平等还是健康预期寿命的性别不平等也是不断缩小的。未来的健康政策应该充分地引入性别视角，对女性老人的较高护理需求有相应的侧重。

一 引言

人类健康史上最重要的成就之一就是世界上几乎所有国家女性的预期寿命都要高于男性（Barford et al.，2006）。在 18 世纪和 19 世纪，女性预期寿命平均要比男性多出 1 年左右，到了 20 世纪，女性的预期寿命与男性之间的差距逐渐增大，最高峰出现在 1970～1980 年，达到 4～6 年（Thorslund et al.，2013），女性在预期寿命上的优势被认为是社会进步的重要标志。不过，我们对此也不能过于乐观，20 世纪 80 年代以来，在大部分低死亡率国家中女性在预期寿命上的优势已经出现了减少的趋势（Sundberg et al.，2018），男性死亡率尤其是老年阶段死亡率的下降速度要相对更快，如果这种减少的趋势一致保持的话，到 21 世纪末期，男性和女性在预期寿命上的差距可能会消失。此外，大量研究也基本一致地认为，虽然女性的预期寿命高于男性，但是其在健康水平上要相对更差，这被称为"男性—女性健康—生存悖论"（male-female health-survival paradox）（Lindahljacobsen et al.，2013；Oksuzyan et al.，2009）。也就是说，在寿命和健康状况上的性别不平等并没有表现出一致的模式。不仅如此，这种生存—健康悖论在不同发展水平的国家或者同一个国家的不同发展阶段上都可能存在差异，因为人类老化的过程不仅仅是一个生物性过程，而且是一个社会文化建构的过程。自新中国成立以来的 70 年尤其是改革开放 40 年以来，中国经历着巨大的社会转型和快速发展，预期寿命和健康的性别不平等究竟发生了怎么样的变化？与生物因素相比，心理社会因素对健康水平的影响作用究竟在发挥着怎样的变化呢？尤其是，在中国人口老龄化快速发展的时代，研究老年人寿命和健康的性别不平等问题，不仅关系到性别平等问题，而且关系到整个社会的医疗负担和相关政策的改革问题。

为了更好地从整体上考虑男性和女性在死亡率和健康状况上的差异，特别是更全面地了解女性和男性以及女性的健康—生存悖论，就需要一个综合性的健康指标。从 20 世纪 70 年代开始，捕捉生命长度和质量的综合性健康测量指标，即健康预期寿命得到了学者、世界卫生组织和各国卫生部门的普遍关注 (Katz et al., 1983; Robine & Ritchie, 1991; Sullivan, 1971)[1]。由于所选择的健康测量指标不同，健康预期寿命有多重类型。最常用的指标是无残障预期寿命 (disability-free life expectancy, DFLE) 或者说生活自理预期寿命 (Active life expectancy, ALE)，除此之外，还有所谓的"自评健康"预期寿命 (通常被称为 healthy life expectancy)，无疾病的预期寿命 ("disease-free" life expectancies) 等。与单一的健康测量指标相比，健康预期寿命的主要优点是它既能体现健康的"数量"，也能体现其"质量"。由于它结合了有关死亡率和健康的信息，与常用的预期寿命指标相比，它更能够预测预期的医疗保健成本和养老负担问题。从社会角度看，健康预期寿命也有助于预测老年人社会参与和社会融合的变化情况。与此同时，通过把健康预期寿命的信息与预期寿命的信息联合起来分析和比较，我们可以评估慢性疾病患者的生存时间延长而导致的不健康寿命所占的比

---

① 随着人类的疾病谱从死亡率较高的急性的传染性疾病向死亡率较低的长期性的慢性疾病转型 (Fries, 1983)，世界各国人口的预期寿命在不断增加。预期寿命的增加带来的一个关键性问题，即所增加的寿命是"健康的"寿命还是"不健康的"寿命，预期寿命的增加是否意味着人口整体健康状况的改善呢？如果所增加的大部分寿命是不健康的或者处于疾病状态，加上老年人口规模的不断扩大，就会不断加重社会医疗卫生服务需求和疾病经济负担。因此，在研究人口健康状况和制定相应的医疗卫生政策时，不仅要考虑寿命的长度，即预期寿命，而且要考虑寿命的质量，即处于健康状态下的预期寿命。

例是否正在扩大（Olshansky et al.，1991；Verbrugge，1984），还是由于发病率的推迟而导致不健康寿命所占的比例正在压缩（Fries，2003），抑或是处于一种动态平衡中（Manton，1982）。鉴于健康预期寿命对健康状况的综合性测量及其所拥有的优势，它也常常被用于研究不同性别、不同社会阶层群体乃至不同国家之间的健康不平等问题。对不同人口群体的健康预期寿命的比较可以用于评价一个国家或地区医疗卫生制度的表现情况以及确定健康不平等问题背后的决定因素（Pongiglione et al.，2015）。

为了更全面和更好地理解性别的健康—生存悖论，一些研究开始考察健康预期寿命的性别不平等及其变化趋势。以往研究表明，虽然女性在预期寿命上具有优势，但是其不健康寿命占余寿的比例却相对较高（Santosa et al.，2016；Van Oyen et al.，2010），这意味着女性在余生中将有更多的时间处于不健康的状态。不过，以往这方面的研究主要集中在成年人群样本，较少包括老年人尤其是高龄老年人。到了老年阶段，生理因素和社会文化因素在患病和死亡上的相对作用机制可能不同于成年阶段，因此，需要我们进一步研究老年阶段甚至是高龄阶段上健康预期寿命的性别不平等及其变化趋势。基于以上考虑，本研究的目标是研究中国老年人健康转变的性别不平等及其趋势。一方面，基于多状态转变模型（multi-state model in continuous time）考察了老年人在死亡率和患病率上的性别差异；另一方面，同时考察了老年人预期寿命和健康预期寿命的性别差异。此外，本书通过对不同年龄段和连续出生队列老年人在性别不平等上的比较，以考察健康状况性别不平等的发展趋势。

二　健康状况的性别不平等及发展趋势

几乎在整个的世界范围内，女性在死亡率和寿命上都比男性更有优势（Barford et al.，2006）。在20世纪以前的老年人中，女性在预期寿命上的优势大概是1年，但是到了20世纪初到中叶，女性的寿命优势逐渐加大，增加到4~6年，不过自20世纪70年代以来，预期寿命上的性别不平等又出现了逐渐缩小的趋势（Oksuzyan et al.，2010；Thorslund et al.，2013）。有研究认为，这种性别不平等缩小的趋势主要是男性预期寿命的增加而非女性预期寿命的减少所致（Meinow et al.，2010）。

尽管女性在预期寿命上具有优势，但是在健康寿命上的优势并不明显，健康预期寿命的性别差异要小于预期寿命中的性别差异（Oksuzyan et al.，2010；Van Oyen et al.，2010）。有研究回顾了以往老年人健康预期寿命不平等的文献，其中有 1/3 主要关注了性别不平等，并且都发现了性别不平等，虽然妇女比男性长寿，且大部分情况下在每个年龄上的健康预期寿命也高于男性，但是女性的残障年数所占的比例都高于男性（Pongiglione et al.，2015）。女性倾向于报告更多的慢性症状并且有更多的合并症，这些合并症不是致命的而是致残的，比如白内障、关节疾病以及泌尿道疾病等（Gold et al.，2002）。在一些低收入和中等收入国家，在所有年龄组老年人中，女性的残障率相对更高，无残障寿命占预期寿命的比例相对较低（Santosa et al.，2016），老年妇女的残疾负担要高于男性（Andrade et al.，2011）。

一些关于中国老年人的研究也发现，虽然女性的预期寿命要高于男性，但是健康预期寿命随年龄递减的速度要快于男性，健康寿命占预期寿命的比例普遍低于男性（吴燕，徐勇，2011）。在社会经济地位不同的老年人中，预期寿命和健康预期寿命的性别不平等也可能是不同的。比如，一项针对北京市老年人的研究发现，城区女性的预期寿命高于男性，但是女性的生活自理预期寿命和生活自理预期寿命占预期寿命的比例均低于男性。在农村中，女性的预期寿命和生活自理预期寿命都高于男性，但是其生活自理预期寿命占预期寿命的比例低于男性（孙菲等，2014）。此外，即使在高龄阶段，男性老人的健康预期寿命占整个预期寿命的比值也是高于女性的（高向阳，康晓平，2010）。有研究显示，在 80 岁的中国高龄老人中，女性的预期寿命要比男性多 1.68 年，但是在健康预期寿命上女性要比男性少 0.04 年（Gao & Li，2016）。由此可见，女性在预期寿命上的优势主要体现在不健康预期生命上，即在发生健康问题后存活的时间要相对高于男性。

男性和女性在健康上的差异可以完全通过他们所面临的慢性病分布的差异来解释，在死亡率上的差异，一方面是因为男性和女性在慢性病分布上存在差异，另一方面也可能是因为同样的慢性病对男性死亡率影响较大（Case & Paxson，2005）。首先，由生物、行为或心理社会因素驱动的慢性病的分布可能存在性别不平等（Lawlor et al.，2001；Molarius & Janson，2002；Verbrugge，1989）。与男性相比，女性在非致命性慢性病的患病率上相对较高，而男性则更可能患有更致命的疾病（Santosa et al.，2016）。女性可能比男性更容易患有关节炎或头痛等健康问题，导致健康较差，但死亡风险相对较小，而男性可能更容易患的心血管疾病等疾病（CVD）或呼吸系统疾病不仅会导致健康状况恶化，而且对死亡概率的影响也相对较大。比如，一项对 13 个发达国家的研究表明，心脏病是与男性死亡率提升相关的主要疾病（Hiram et al.，2015）。

关于 20 世纪 80 年代以来，预期寿命性别不平等缩小的趋势，一个主要原因就是在某些疾病上男性死亡率下降的速度快于女性死亡率。比如，缺血性心脏病的死亡率在男性和女性中都下降，但是在男性中下降的速度更快（Rosen & Haglund，2005）；此外，某些死因导致的男性死亡率下降，而这些原因导致的女性死亡率上升，比如与吸烟有关的死亡（肺癌和下呼吸道疾病）、跌倒导致的死亡以及精神和行为障碍导致的死亡的比例在男性中下降，但在女性中却是增加的；一些具体原因的死亡率在男性和女性中都有上升，但是在女性中上升得更快，比如痴呆和阿尔兹海默症的死亡率在男性和女性中都上升，但是女性上升得更多（Sundberg et al.，2018）。男性和女性之所以在某些疾病上的死亡率变化趋势出现了差异，一些研究认为这是男性和女性吸烟模式的变化造成的（Pampel，2006），尤其是在发达国家，吸烟和饮酒被认为是死亡率性别不平等的主要原因之一（Leon，2011；McCartney et al.，2011）。不过，有研究认为，虽然吸烟在预期寿命性别不平等缩小方面有重要影响，但不是主要影响（Wastesson et al.，2016），吸烟以外的生物因素和生活方式因素对解释预期寿命中的性别不平等更重要（Sundberg et al.，2018）。在许多中低收入国家，女性往往有较高的久坐行为，因此肌肉力量和骨密度较低，体脂比例较高。她们也可能被限制营养食品和医疗设施的使用。因此，女性在整个生命过程中可能会累积更多的残疾（Santosa et al.，2016）。男性危险的生活方式可能会导致致命的健康问题，导致更早的死亡，不像女性那样经历日常的非致命性的压力相关的问题（Ross & Bird，1994；Ross et al.，2012）。

虽然生活方式和疾病风险是男性和女性在死亡率和健康差距上的直接影响因素，但是一些研究认为应该深入考察性别不平等背后的根本原因，即"原因的原因"，把健康不平等转向更广泛的社会不平等（Link & Phelan，1995；Phelan et al.，2010；Smith et al.，2016）。一个社会的性别结构（性别权力关系、性别分层）是性别不平等的根本原因，也是最具影响力的健康社会决定因素之一，它们确定人们的健康需求是否得到承认，是否对自己的生活和健康有发言权或控制权以及是否能够实现自己的权利。这种性别结构通过四个方面的中间因素影响最终的健康结果，四个中介因素分别是存在于家庭和社区的歧视性价值观、规范、实践和行为；在疾病、残疾和伤害上的差异性暴露和脆弱性；有偏见的卫生系统；有偏见的健康研究；这些中间因素导致不公平的健康结果（Sen & Östlin，2008）。有研究也显示，男性和女性在社会经济地位、获取医疗保健等方面具有显著差异，女性缺乏正规教育以及缺乏健康保险在解释性别不平等方面发挥了重要作用（Kaneda et al.，2009）。也有研究表明，在 50 岁以上的人群中，女性较高的残障率大约 45% 可归因于社会人口因素（比如教育、经济地位）分布上的差异（Hosseinpoor et al.，2012）。与男性相比，女性可能会遇到与社会经济不利相关的日常压力，比如工资低、经济困难、日常和压迫性工作以及家庭收入低，这些都会导致健康状况不佳。尽管几十年来在性别平等和社会公平方面取得了进步，但在很多社会中，女性在经济上仍然处于不利地位。对于女性而言，她们的生理优势和通常更积极的行为特征导致比男性更长的预期寿命，但是她们的弱势经济地位和更高的社会压力感暴露增加了她们经历急性和慢性非致命性疾病的可能性（Read & Gorman，2010）。

综上所述，尽管有关健康性别不平等的研究已经持续了数十年，但是生物、社会和行为因素在性别不平等中究竟发挥着怎样的作用以及各自的变化趋势仍然令人困惑，并且无法在单个国家或单个学科的背景下进行理解。因此，需要把以往的研究扩展到像中国这样的发展中国家并把相关结果与发达国家进行比较以获得更全面的、清楚的理解。此外，以往对预期寿命的研究和分析大都基于出生时的预期寿命，而对老年时期死亡率和寿命的性别不平等以及随着年龄的增加究竟如何发展知之甚少。20 世纪 70 年代以来，预期寿命的增加主要是老年人的死亡率降低所导致的（Vaupel，2010）。因此，研究老年阶段上的死亡率和预期寿命对于深入考察预期寿命的性别不平等变化模式具有重要意义。中国人口正在以世界上最快的速度之一老龄化，而死亡率和发病率正日益集中在老年人身上，了解中国老年人的性别不平等对于中国制定相关的卫生政策至关重要。

三 研究方法

(一) 数据

本研究的数据同样来自由北京大学老龄健康与家庭研究中心主持的全国老年人口健康状况调查项目（CLHLS）。本研究把出生在 1900 年到 1945 年的老年人样本作为研究对象，最后使用的样本量为 36997 人，总共有 82037 个观测值。如表 8-1 所示，本研究的样本中 80 岁以上的老人样本接近 3 万人，90 岁以上的老人样本已经接近 2 万人，100 岁以上的老人样本也有 6000 多人，如此大规模的高龄老人的调查样本及其追踪调查为我们研究老年人尤其是高龄老年人的健康和死亡问题提供了强有力的依据。

表 8-1 基线调查及追踪年份新增加样本的年龄分布情况

单位：人

年龄组	1998 年	2000 年	2002 年	2005 年	2008 年	总计
61~69 岁	0	0	1647	1161	991	3799
70~79 岁	124	29	3214	749	540	4656
80~89 岁	3393	2830	1324	1477	2284	11308
90~99 岁	2473	2149	1433	2215	2768	11038
100~108 岁	0	421	1508	1720	2547	6196
总计	5990	5429	9126	7322	9130	36997

(二) 变量测量

鉴于以往的绝大多数有关健康预期寿命的研究选择把日常生活自理能力（Activity of Daily Living，ADL）作为健康测量的指标（Pongiglione et al.，2015），本研究也采用此种做法。CLHLS 的每一期调查均对每位被访者收集了反映日常生活自理能力的六个项目：洗澡、穿衣、室内活动、上厕所、吃饭、控制大小便。这六个项目都分三个等级：1 表示完全自理，无人帮助；2 表示部分自理，有一定程度的依赖；3 表示自理能力很低，高度依靠他人或器皿。在本研究中，我们把第 2 项和第 3 项合并，这样 ADL 的每个测量项目共分两个等级：完好和残障。在很多研究中，往往根据测量项目把老人的 ADL 划分为两类，完全自理型和残障型。本研究选择了其中的五个项目①，在所有五个测量项目上完全独立的老人被划分为 ADL 完好，只要在规定测量项目上有一项不能完全独立或者说依赖他人（或器具），则被认为 ADL 残障。这样，我们就把老年人的健康状态分为三种：健康（即 ADL 完全自理，编码为 1）、ADL 残障（编码为 2）和死亡（编码 3）。

本研究的自变量还包括了年龄、出生队列、性别等变量。年龄是一个时变变量（time-varying variable），取值范围为 61～108 岁，在模型估计时根据 85 岁进行了对中。用受访者的出生年份表示出生队列，取值范围是 1900 年到 1945 年，在模型估计时根据 1915 年进行了对中。性别（男性被编码为 0，女性被编码为 1）。

（三）分析方法

如图 8-1 所示，我们拟合一个连续时间的多状态模型（multi-state model in continuous time），此模型有三个状态，分别是完全自理、残障和死亡。个体在时间上 t 的状态是 $s(t)$，图 8-1 中的箭头表示两个状态之间的转变是可能的。对于每一对状态 r 和 s，个体从一个状态转变到下一个状态以及转变的时间受到转变风险（transition intensities 或者 transition hazard）$q_{rs}(t)$ 的支配。转变风险表示了从状态 r 到 s 的瞬时风险，它可能与时间过程 t 有关，也可能与一组协变量 $x(t)$ 有关。转变风险可以用如下方程进行表示：

$$q_{rs}(t) = q_{rs}(t \mid x(t)) = q_{rs.0}(t)\exp(\beta_{rs}x(t))$$

参数向量 $\beta_{rs} = (\beta_{rs.1}, \beta_{rs.2}, \cdots, \beta_{rs.p})$，协方差向量 $x(t) = (x_1(t), x_2(t), \cdots, x_p(t))$，$q_{rs.0}(t)$ 表示的基线风险。

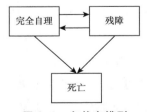

图 8-1　多状态模型

① 本研究通过计算 Cronbach'α，把"控制大小便"这个项目排除在外。

　　首先，本研究拟合一个只有截距的模型，即假定基线时间风险函数服从指数分布（Exponential），不存在时间依赖效应，也不存在协变量的影响效应：

$$q_{rs}(t) = q_{rs} = \exp(\beta_{rs}) \qquad\qquad (截距模型)$$

然后，我们通过假定基线风险函数服从 Gompertz 分布，以拟合一个具有时间依赖效应的模型，即模型 1：

$$q_{rs}(t) = \exp(\beta_{rs,0} + \xi_{rs}t) \qquad\qquad (模型 1)$$

　　由于本研究把年龄（年）作为时间测量单位，其中 t 表示的是年龄。接着，分别在模型 1 的基础上加入相应的协变量，以考察协变量的效应：

$$q_{rs}(t) = \exp(\beta_{rs,0} + \xi_{rs}年龄 + \beta_{rs,1}出生队列 + \beta_{rs,2}性别) \qquad\qquad (模型 2)$$

　　对于以上模型，我们通过最大似然法对转变风险矩阵进行估计并通过似然函数值的最大值和 AIC 进行模型比较。然后，根据转变风险矩阵来计算转变概率矩阵，进而可以计算在每个状态上停留的时间，比如在完全自理状态上的时间（健康预期寿命）和在残障状态上的时间（不健康预期寿命）。比如，以年龄为时间尺度，计算在年龄 t_1 上初始状态为 r 的条件下在状态 s 上的停留时间是：

$$e_{rs}(t_1) = e_{rs}(t_1 \mid x(t_1)) = \int_0^\infty P(Y_{t_1+u} = s \mid Y_{t_1} = r, x(t_1) \, du$$

其中，$P(Y_{t_1+u} = s \mid Y_{t_1} = r, x(t_1))$ 表示的在年龄 t_1 上初始状态为 r 的条件下，在年龄 $t_1 + u$ 上状态为 s 的转变概率，通过多状态模型计算的转变风险矩阵可以获取相应的转变概率矩阵。采用下面的公式可以计算在健康状态或者残障状态下的总时间，而不管初始状态是那一种（排除死亡状态）：

$$e_{.s}(t_1) = \sum e_{rs}(t_1) P(Y_{t1} = r \mid x(t_1))$$

　　由此可见，在健康状态（或者残障状态）上的预期时间长度，即健康预期寿命（或者残障预期寿命）等于不同初始状态条件下在健康状态（或者残障状态）上的预期时间总计。为了计算健康预期寿命或者残障预期寿命，我们还需要知道在年龄 t_1 上各个初始状态的概率分布，即 $P(Y_{t1} = r \mid x(t_1))$，通过一个独立的 logistic 回归模型可以获得。在年龄 t_1 上的总预期寿命就是：

$$e(t_1) = \sum e_{-s}(t_1)$$

本研究采用 R 包 MSM 对多状态模型进行估计（Jackson，2011），采用 R 包 ELECT 计算预期寿命和健康预期寿命。

四 研究结果

（一）健康转变风险的性别不平等

表 8-2 给出了中国老年人健康转变风险模型的估计结果。随着年龄的增加，老年人从完全自理到残障的发生率、完全自理到死亡的发生率以及从残障到死亡的发生率都会显著增加，年龄每增加 1 岁，大约分别增加 5.9%、6.5% 和 3.7%。与之相反，随着年龄的增加，老年人的残障康复率显著下降，年龄每增加 1 岁，老人残障康复率大约下降 6.9%。表 8-2 也显示，较晚出生的老年人从完全自理到残障的发生率显著低于较早出生的老年人，但是较晚出生的老年人在残障康复率上却相对较低。此外，无论是从完全自理到死亡的发生率还是从残障到死亡的发生率，不同出生队列老人之间并无统计上的显著差异（$p>0.05$）。从表 8-2 我们看到，女性在残障发生率上显著高于男性，大约高出了 13.9 个百分点，但是在死亡率上却显著低于男性，在完全自理到死亡的发生率上大约低了 29.5 个百分点，在残障到死亡的发生率上大约低了 18.3 个百分点。但是，在残障康复率上则不存在显著的性别不平等。

表 8-2 老年人健康转变风险模型的估计结果及其显著性检验

变量	转变	系数	标准误	t 值	p 值
基线	q12	-2.345	0.050	-46.900	0.000
	q13	-2.774	0.056	-49.536	0.000
	q21	-1.230	0.084	-14.643	0.000
	q23	-1.220	0.039	-31.282	0.000
年龄	q12	0.057	0.005	11.400	0.000
	q13	0.063	0.006	10.500	0.000
	q21	-0.071	0.009	-7.889	0.000
	q23	0.036	0.004	9.000	0.000

续表

变量	转变	系数	标准误	t 值	p 值
出生队列	q12	-0.022	0.005	-4.400	0.000
	q13	-0.008	0.006	-1.333	0.091
	q21	-0.038	0.008	-4.750	0.000
	q23	0.006	0.004	1.500	0.067
性别	q12	0.130	0.037	3.514	0.000
	q13	-0.350	0.041	-8.537	0.000
	q21	0.066	0.061	1.082	0.140
	q23	-0.202	0.026	-7.769	0.000

注：q12 表示从完全自理到残障，q13 表示从完全自理到死亡，q21 表示从残障到完全自理，q23 表示从残障到死亡。

（二）预期寿命的性别不平等及其趋势

根据以上多状态模型的估计结果，我们计算了不同性别、不同年龄、不同队列老人的预期寿命和健康预期寿命（或者称为生活自理预期寿命）。如表 8-3 所示，无论在哪个年龄段，女性老人的预期寿命都高于男性老人。比如，在 65 岁时，男性老人的预期寿命是 14.79 年，而女性老人的预期寿命是 16.52 年，两者相差了 1.73 年。到了 75 岁，男性老人的预期寿命是 9.05 年，而女性老人的预期寿命是 10.32 年，两者相差了 1.27 年。到了 85 岁，男性老人的预期寿命是 5.06 年，而女性老人的预期寿命是 5.91 年，预期寿命的性别差距缩小到 0.85 年。到了 95 岁，男性老人的预期寿命是 2.65 年，而女性老人的预期寿命是 3.19 年，预期寿命的性别差距为 0.54 年。

表 8-3　不同性别、不同年龄和不同出生队列老年人的预期寿命和健康预期寿命估计

单位：年

年龄	男性				女性			
	1940 年		1930 年		1940 年		1930 年	
	HLE	LE	HLE	LE	HLE	LE	HLE	LE
65	13.49	14.79			14.67	16.52		
66	12.90	14.19			14.03	15.88		
67	12.33	13.61			13.41	15.24		
68	11.77	13.04			12.80	14.62		

续表

年龄	男性 1940年		男性 1930年		女性 1940年		女性 1930年	
	HLE	LE	HLE	LE	HLE	LE	HLE	LE
69	11.22	12.49			12.21	14.02		
70	10.69	11.96			11.64	13.43		
71	10.18	11.43			11.08	12.86		
72	9.68	10.93	9.13	10.47	10.54	12.31	10.00	11.88
73			8.66	9.98			9.47	11.34
74			8.20	9.51			8.96	10.82
75			7.75	9.05			8.48	10.32
76	1920年		7.32	8.61	1920年		8.00	9.82
77	HLE	LE	6.90	8.19	HLE	LE	7.54	9.35
78	6.11	7.47	6.50	7.78	6.73	8.63	7.10	8.89
79	5.73	7.08	6.12	7.38	6.31	8.19	6.68	8.45
80	5.37	6.71	5.75	7.00	5.91	7.77	6.28	8.02
81	5.02	6.35	5.39	6.63	5.52	7.37	5.89	7.61
82	4.69	6.01	5.05	6.27	5.15	6.98	5.51	7.22
83	4.38	5.68			4.80	6.61		
84	4.07	5.36			4.47	6.25		
85	3.79	5.06			4.15	5.91		
86	3.51	4.77	1910年		3.84	5.58	1910年	
87	3.25	4.50	HLE	LE	3.56	5.27	HLE	LE
88	3.00	4.23	2.78	4.09	3.28	4.97	3.07	4.86
89	2.77	3.98	2.56	3.85	3.03	4.68	2.81	4.58
90	2.54	3.74	2.34	3.62	2.78	4.41	2.58	4.32
91	2.33	3.51	2.14	3.40	2.55	4.15	2.36	4.07
92	2.14	3.30	1.96	3.20	2.34	3.91	2.15	3.83
93			1.78	3.01			1.95	3.61
94			1.62	2.82			1.77	3.39
95			1.46	2.65			1.60	3.19
96			1.32	2.48			1.45	3.00

续表

年龄	男性				女性			
	1940 年		1930 年		1940 年		1930 年	
	HLE	LE	HLE	LE	HLE	LE	HLE	LE
97			1.19	2.33			1.30	2.83
98			1.07	2.18			1.17	2.66
99			0.95	2.05			1.05	2.50
100			0.85	1.92			0.93	2.36
101			0.76	1.80			0.83	2.22
102			0.67	1.69			0.74	2.09

注：LE 表示预期寿命，HLE 表示健康预期寿命。

　　如图 8-2 所示，随着年龄的增加，预期寿命的性别差距逐渐缩小。同时，男性和女性老年人在预期寿命上的差距在连续出生队列中也有所差异。到了相同年龄，在较晚出生队列老人中的预期寿命性别差距会缩小。比如，1930年出生队列在 72 岁时的预期寿命性别差距是 1.41 年，而 1940 年出生队列在72 岁时的预期寿命性别差距则下降到 1.38 年。同样，1930 年出生队列在 78~82 岁时的预期寿命性别差距也小于 1920 年出生队列，1920 年出生队列在 88~92 岁时的预期寿命性别差距要小于 1910 年出生队列。由此可见，到了相同的年龄，较晚出生队列的预期寿命性别差距是不断缩小的。

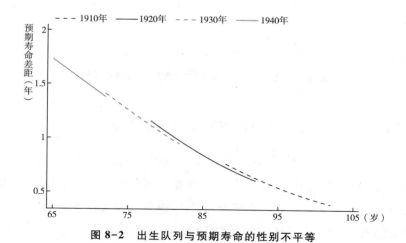

图 8-2　出生队列与预期寿命的性别不平等

（三） 健康预期寿命的性别不平等及其趋势

如表 8-3 所示，无论在哪个年龄段，女性老人的健康预期寿命均高于男性老人，不过随着年龄的增加，两者之间的差距在逐渐缩小。比如，在 65 岁时，男性老人的健康预期寿命是 13.49 年，而女性老人的健康预期寿命是 14.67 年，两者相差了 1.18 年。到了 75 岁，男性老人的健康预期寿命是 7.75 年，而女性老人的健康预期寿命是 8.48 年，两者相差了 0.73 年。到了 85 岁，男性老人的健康预期寿命是 3.79 年，而女性老人的健康预期寿命是 4.15 年，健康预期寿命的性别差距为 0.36 年。到了 95 岁，男性老人的健康预期寿命是 1.46 年，而女性老人的健康预期寿命是 1.60 年，健康预期寿命的性别差距只有 0.14 年。根据图 8-3，我们认为在控制年龄的条件下，健康预期寿命性别不平等在不同出生队列中并无明显差异。

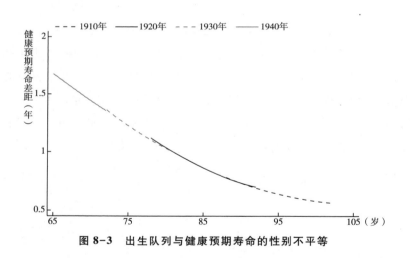

图 8-3　出生队列与健康预期寿命的性别不平等

（四） 残障预期寿命的性别不平等及其趋势

如表 8-4 所示，无论在哪个年龄上，女性老人的残障预期寿命都高于男性老人，不过随着年龄的在增加，两者之间的差距也逐渐缩小。比如，在 65 岁时，男性老人的残障预期寿命是 1.29 年，而女性老人的残障预期寿命是 1.84 年，女性比男性多了 0.55 年。到了 75 岁，男性老人的残障预期寿命是 1.31 年，而女性老人的残障预期寿命是 1.84 年，两者相差了 0.53 年。到了 85 岁，男性老人的残障预期寿命是 1.27 年，而女性老人的残障预期寿命是 1.76 年，残障预期寿命的性别差距小到 0.49 年。到了 95 岁，男性老人的残障预期寿命是 1.18 年，而女性老人的残障预期寿命是 1.59 年，残障预期寿命的性别差距进一步缩小，达到 0.41 年。到了 100 岁，男性老人的残障预期寿命是 1.07 年，而女性老人的残障预期寿命是 1.42 年，残障预期寿命的性别差距进一步缩小到 0.35 年。

表 8-4　不同性别、不同年龄和不同出生队列老人的残障寿命

单位：%，年

年龄	男性				女性			
	1940 年		1930 年		1940 年		1930 年	
	DLE/LE	DLE	DLE/LE	DLE	DLE/LE	LE	DLE/LE	LE
65	8.75	1.29			11.15	1.84		
66	9.08	1.29			11.54	1.83		
67	9.41	1.28			11.95	1.82		
68	9.77	1.27			12.38	1.81		
69	10.13	1.27			12.83	1.80		
70	10.51	1.26			13.29	1.78		
71	10.91	1.25			13.77	1.77		
72	11.32	1.24	12.74	1.33	14.28	1.76	15.88	1.89
73			13.28	1.33			16.52	1.87
74			13.84	1.32			17.18	1.86
75			14.43	1.31			17.87	1.84
76	1920 年		15.05	1.30	1920 年		18.58	1.83
77	DLE/LE	LE	15.68	1.28	DLE/LE	LE	19.33	1.81
78	18.18	1.36	16.37	1.27	22.04	1.90	20.11	1.79
79	19.04	1.35	17.07	1.26	23.02	1.89	20.93	1.77
80	19.94	1.34	17.83	1.25	24.02	1.87	21.79	1.75
81	20.88	1.33	18.62	1.23	25.08	1.85	22.68	1.73
82	21.88	1.31	19.45	1.22	26.19	1.83	23.61	1.70

续表

年龄	男性				女性			
	1940 年		1930 年		1940 年		1930 年	
	DLE/LE	DLE	DLE/LE	DLE	DLE/LE	LE	DLE/LE	LE
83	22.92	1.30			27.33	1.81		
84	24.01	1.29			28.54	1.78		
85	25.15	1.27			29.80	1.76		
86	26.37	1.26	1910 年		31.10	1.74	1910 年	
87	27.64	1.24	DLE/LE	LE	32.46	1.71	DLE/LE	LE
88	28.99	1.23	31.98	1.31	33.90	1.68	36.84	1.79
89	30.40	1.21	33.56	1.29	35.40	1.66	38.51	1.76
90	31.88	1.19	35.23	1.28	36.95	1.63	40.23	1.74
91	33.46	1.17	36.97	1.26	38.58	1.60	42.02	1.71
92	35.07	1.16	38.78	1.24	40.28	1.57	43.85	1.68
93			40.65	1.22			45.77	1.65
94			42.62	1.20			47.71	1.62
95			44.64	1.18			49.71	1.59
96			46.72	1.16			51.80	1.56
97			48.91	1.14			53.91	1.52
98			51.12	1.12			56.04	1.49
99			53.37	1.09			58.18	1.46
100			55.66	1.07			60.37	1.42
101			57.98	1.05			62.56	1.39
102			60.36	1.02			64.78	1.35

注释：DLE 表示残障预期寿命，LE 表示预期寿命，DLE/LE 表示残障预期寿命占预期寿命比例。

图 8-4 显示，男性和女性老年人在残障预期寿命上的差距在不同出生队列中也存在差异。到了相同年龄，较晚出生队列老人中的残障预期寿命性别差距会缩小。比如在 72 岁的老人中，1930 年出生队列老人的残障预期寿命性别差距是 0.56 年，而在 1940 年出生队列的残障预期寿命性别差距则是 0.52 年。在 80 岁的老人中，1920 年出生队列的残障预期寿命的

性别差距是 0.53 年，而在 1930 年出生队列的残障预期寿命的性别差距是 0.5 年。在 90 岁的老人中，1910 年出生队列的残障预期寿命的性别差距是 0.46 年，而在 1920 年出生队列的预期寿命的性别差距是 0.44 年。

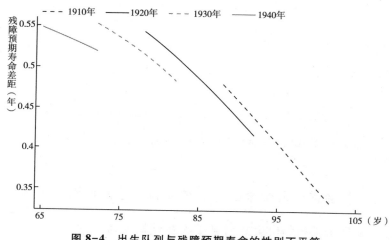

图 8-4　出生队列与残障预期寿命的性别不平等

在残障预期寿命占余寿比例上，女性老人也高于男性老人。比如，在 65 岁老人中，男性老人残障预期寿命占余寿的比例是 8.75%，而在女性老人中则是 11.15%，两者相差 2.4 个百分点。在 75 岁老人中，男性老人残障预期寿命占余寿的比例是 14.43%，在女性老人中的比例则是 17.87%，两者相差 3.44 个百分点。在 85 岁老人中，男性老人残障预期寿命占余寿的比例是 25.15%，在女性老人中残障预期寿命占余寿的比例则是 29.80%，两者相差 4.65 个百分点。到了 95 岁，男性老人残障预期寿命占余寿的比例是 44.64%，女性老人残障预期寿命占余寿的比例是 49.71%，两者相差 5.07 个百分点。我们看到，随着年龄的增加，残障预期寿命占余寿比例的性别差距逐渐扩大，不过到了 95 岁以后，这一差距有所缩小。此外，根据图 8-5，男性和女性老人在残障预期寿命占余寿比例的性别差距在不同出生队列中也存在差异。在 1920 年以后的出生队列中，在相同年龄上较晚出生队列老人中的残障预期寿命占余寿比例的性别差距会缩小。

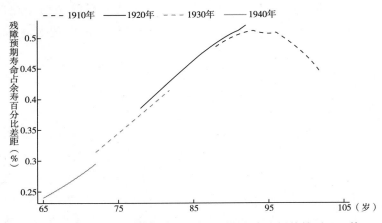

图 8-5　出生队列与残障预期寿命占预期寿命比例的性别不平等

（五）社会进步所带来的寿命增加和获益的性别不平等

图 8-6 给出了相邻出生队列老年人在预期寿命上的差距。我们看到，在相同的年龄，相邻出生队列的老年人在预期寿命上存在差异。比如，出生于 1930 年的老人 72 岁时的预期寿命分别是 10.47 年（男性）和 11.88 年（女性），而出生于 1940 年的老人 72 岁时的预期寿命则分别是 10.93 年（男性）和 12.31 年（女性），分别增加了 0.46 年和 0.43 年，在男性中增加的预期寿命要高于女性。同样，在本研究所能考察的 78~82 岁以及 88~92 岁，较晚出生队列老人的预期寿命都大于较早出生队列的老人，而且在男性中增加的预期寿命都要高于在女性中增加的预期寿命。由此可见，随着时间的推移，男性和女性老人的预期寿命都有所增加，但是增加的幅度存在差异，预期寿命在男性老人中的增幅要高于在女性老人中的增幅。

图 8-7 给出了相邻出生队列老年人在健康预期寿命上的差距。我们看到，在相同的年龄上，相邻出生队列的老年人在健康预期寿命上也存在差异，这说明随着时间的推移，无论男性老人还是女性老人，健康预期寿命都是不断增加的。不过，与男性在预期寿命增加中获益较多相比，男性在健康预期寿命增加中的获益与女性相差无几。图 8-8 给出了相邻出生队列

老年人在残障预期寿命上的差距。我们看到，无论男性老人还是女性老人，在相同的年龄上，较晚出生队列老人的残障预期寿命都少于相邻的较早出生的老人。不过，无论在哪个年龄上，与女性老人相比，男性老人在残障预期寿命的减少幅度上都相对较低。

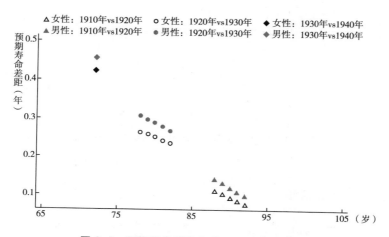

图 8-6　预期寿命增加和获益的性别不平等

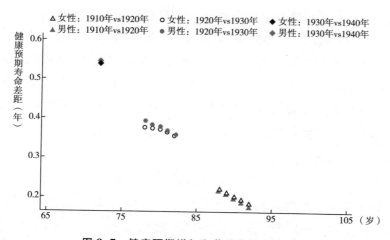

图 8-7　健康预期增加和获益的性别不平等

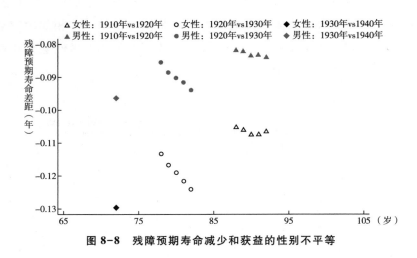

图 8-8 残障预期寿命减少和获益的性别不平等

五 讨论与结论

本研究利用了大规模的、历时 13 年之久的全国性追踪调查数据，借助多状态模型考察了中国老年人的健康状态之间的转变情况，并在此基础上利用计算机模拟技术计算了不同性别老人的预期寿命、健康预期寿命和残障预期寿命，从而完整地对男性和女性之间的健康状况和死亡率进行了比较。此外，本研究包含了大量的 80 岁及以上甚至 90 岁及以上的高龄老人样本，这可以使我们更加完整地研究整个老年时期健康状况的性别不平等。与此同时，本研究弥补了以往相关研究中对年龄效应和队列效应不做区分的限制，不仅考察了健康状况性别不平等在不同年龄阶段上的变化情况，而且考察了其在不同出生队列上的变化情况，由此可以考察健康状况性别不平等的发展趋势。

本研究结果显示，无论是从日常生活自理到死亡的转变率还是从残障到死亡的转变率，女性老人都低于男性老人，但是其在残障发生率上却高于男性老人，这个结论与以往的大部分研究基本一致（Case & Paxson，2005；Lindahljacobsen et al.，2013）。由于在死亡率上低于男性，女性老人不仅在预期寿命上相对更长，在健康预期寿命上也相对更长，这个结论与以往的一些研究结果基本一致（孙菲等，2014），但是也与另外的一些研究结果存在差异（Gao & Li，2016）。较高的残障率和较低的残障死亡率也使女性老人在残障预期寿命以及残障预期寿命占总余寿的比例上都高于男性老人，这个结论也与以往的一些研究基本一致（Pongiglione et al.，2015；Santosa et al.，2016）。这说明女性老人虽然长寿，但是其在寿命上的优势有一部分是发生残障后相对较长的存活时间导致的。以往有关中国老年人残障与死亡风险的研究也表明，男性老年人的残障与死亡风险的关系强于女性，在同样发生残障的情况下，女性的存活时间比男性长（焦开山，2009），这可能是因为一些发展性、不危及生命的慢性病理条件更经常地影响女性老人（Freedman & Spillman，2016；Freedman et al.，2016；Gold et al.，2002），而男性更有可能患急性心血管疾病，比如临床上表现为急性事件的中风、心肌梗死等死亡风险较高的慢性疾病（Hiram et al.，2015）。由此可见，女性老人面临着相对较高的长期护理压力，加上女性老人的经济社会资源往往较少，未来的健康政策应该加强这方面的设计，在促进积极老龄化和提升长期护理服务方面充分地引入性别视角，对女性老人的较高护理需求有相应的侧重。

与以往研究相比，本研究的优势之一就是考察了整个老年阶段上的健康状况性别不平等问题。本研究结果显示，无论是在预期寿命、健康预期寿命还是残障预期寿命上的性别不平等都随着年龄增加而不断缩小。关于此结果，我们有以下几个方面的解释。第一，随着年龄的增长生理功能的衰退，传统的社会性别角色开始弱化乃至消失，男性老人和女性老人的生活方式逐渐变得更加相似，如男性到了高龄阶段在很大程度上可能已经戒烟。第二，在低龄阶段，男性老人相比女性老人更容易发生死亡风险较高的灾难性残障（catastrophic disability），而女性更多的是发生发展性残障（progressive disability）（Ferrucci et al.，1996），而到了高龄阶段，随着生理脆弱性的增加，即使较小风险或者病理事件都可能引起日常生活自理能力上的变化，开始是轻度残障，然后一步一步地逐渐发展，这导致无论是在男性老人中还是在女性老人中的残障类型大都是发展性残障，与之相关的死亡风险性别不平等也会缩小。第三，随着年龄增长，寿命上的性别不平等缩小也可能是死亡选择性的结果。那些存活到更高年龄尤其是 80 岁以上的男性老人在生理机能和慢性病特质上具有优势，在死亡风险上也相对更低，从而与女性老人之间的差距也会缩小。

因为出生年份代表了个体在历史时间上所占的位置，因此以出生年份划分的队列就将个体年龄和历史时间联系了起来，通过对连续出生队列群体不同老化方式的考察可以了解个体的老化过程是如何被社会变革所改变以及新一代队列的不同老化方式又是如何推动社会变革的（Riley 1987）。基于此，本研究考察了在连续出生队列老人中健康状况的性别不平等问题，由此可以考察性别不平等的发展趋势。本研究结果显示，在连续出生队列的老人中，无论是预期寿命、健康预期寿命还是残障预期寿命都存在差异，一般而言，较晚出生队列老人的预期寿命和健康预期寿命都高于较早出生队列的老人，而在残障预期寿命上较晚出生队列的老人却相对较少。由此可见，随着时间的推移和社会的发展，人们的健康状况会有所改善，这一方面得益于中国几十年来快速的经济发展及其所带来的人民生活条件的提升，另一方面也得益于国家的医学进步以及流行病学转型所带来的死亡率的下降。不过，本研究结果也显示，在连续的出生队列上，男性预期寿命的增加幅度要大于女性，而且无论是预期寿命的性别不平等还是健康预期寿命的性别不平等都是不断缩小的，这个结论反映出当前性别健康不平等的一个普遍趋势（Sundberg et al.，2018；Thorslund et al.，2013）。由于生物学因素，女性在预期寿命上的一定优势被认为是正常的，如果女性的优势不断扩大就表明男性处于不利的地位，反之如果女性的优势缩小就被认为女性可能处于不利地位，比如在社会经济地位获得、医疗保健和生活环境等方面处于不利地位（Rieker et al.，2010）。预期寿命性别不平等的缩小，这说明中国的社会发展和进步所带来的健康受益中男性获得相对更多，比如男性在某些疾病上的死亡率下降得更快，此外，残障预期寿命性别不平等的减少也进一步表明，随着社会的发展，男性残障后的死亡风险可能会不断下降，这可能也体现出社会进步和医学进步带给男性保护程度的提高。

总之，本研究进一步分析了中国老年人中健康转变、预期寿命和健康预期寿命的性别不平等问题及其在不同年龄和连续出生队列上的变化趋势。本研究进一步证实了男性—女性健康生存悖论，但是随着年龄的增加和社会的发展进步，预期寿命和健康预期寿命的性别不平等不断缩小。随着我国人口老龄化的不断发展，预期寿命和健康预期寿命的性别不平等是否会进一步缩小，以及这种性别不平等的变化是否表现了女性在社会变革中处于相对更加不利的地位或者是否表现出女性从社会发展和医学进步中受益较少，仍需要我们进一步的研究。

参考文献

高向阳，康晓平，2010，《基于多状态生命表对中国高龄老人健康期望寿命分析》，《中国卫生统计》第 5 期，第 455~458 页。

焦开山，2009，《中国老人生活自理能力与死亡风险的关系研究》，《医学与哲学》第 13 期，第 33~35 页。

孙菲，汤哲，何士大，刁丽军，王建平，H. Jin，2014，《抑郁症状对老年人健康预期寿命的影响》，《北京医学》第 10 期，第 787~791 页。

吴燕，徐勇，2011，《不同社会经济地位老年人健康期望寿命研究》，《中国卫生事业管理》第 8 期，第 625~627 页。

Andrade, F. C. D., P. E. Guevara, M. L. Lebrao, Y. A. D. Duarte, & J. L. F. Santos. (2011). Gender Differences in Life Expectancy and Disability-Free Life Expectancy Among Older Adults in Sao Paulo, Brazil. *Womens Health Issues*, 21 (1), 64-70.

Barford, A., D. Dorling, G. D. Smith, & M. Shaw. (2006). Life Expectancy: Women Now on Top Everywhere. *British Medical Journal*, 332 (7545), 808.

Case, A., & C. Paxson. (2005). Sex Differences in Morbidity and Mortality. *Demography*, 42 (2), 189-214.

Ferrucci, L., J. M. Guralnik, E. Simonsick, M. E. Salive, C. Corti, & J. Langlois. (1996). Progressive versus Catastrophic Disability: A Longitudinal View of the Disablement Process. *The Journals of Gerontology Series A: Biological Sciences and Medical Sciences*, 51 (3), M123-M130.

Freedman, V. A., & B. C. Spillman. (2016). Active Life Expectancy in the Older US Population, 1982-2011: Differences Between Blacks and Whites Persisted. *Health Affairs*, 35 (8), 1351-1358. doi: 10. 1377/hlthaff. 2015. 1247

Freedman, V. A., D. A. Wolf, & B. C. Spillman. (2016). Disability-Free Life Expectancy Over 30 Years: A Growing Female Disadvantage in the US Population. *American Journal of Public Health*, 106 (6), 1079-1085.

Fries, J. F. (1983). The Compression of Morbidity. *The Milbank Memorial Fund Quarterly. Health and Society*, 397-419.

Gao, P., & H. D. Li. (2016). New Characteristics of Active Life Expectancy of the Elderly in China. *Advances in Aging Research*, 05 (1), 27-39.

Gold, C. H., B. Malmberg, G. E. McClearn, N. L. Pedersen, & S. Berg. (2002). Gender and Health: A Study of Older Unlike-sex Twins. *The Journals of Gerontology Series B: Psychological Sciences and Social Sciences*, 57 (3), S168-S176.

Hiram, B. S., C. E. Finch, & E. M. Crimmins. (2015). Twentieth Century Surge of

Excess Adult Male Mortality. *Proceedings of the National Academy of Sciences of the United States of America*, 112 (29), 8993-8998.

Hosseinpoor, A. R. , J. S. Williams, B. Jann, P. Kowal, A. Officer, A. Posarac, & S. Chatterji. (2012). Social Determinants of Sex Differences in Disability among Older Adults: A Multi-country Decomposition Analysis Using the World Health Survey. *International Journal for Equity in Health*, 11 (1), 52-52.

Kaneda, T. , Z. Zimmer, X. Fang, & Z. Tang. (2009). Gender Differences in Functional Health and Mortality among the Chinese Elderly: Testing an Exposure Versus Vulnerability Hypothesis. *Research on Aging*, 31 (3), 361-388.

Katz, S. , L. G. Branch, M. H. Branson, J. A. Papsidero, J. C. Beck, & D. S. Greer. (1983). Active Life Expectancy. *The New England Journal of Medicine*, 309 (20), 1218-1224.

Lawlor, D. A. , S. Ebrahim, & G. D. Smith. (2001). Sex Matters: Secular and Geographical Trends in Sex Differences in Coronary Heart Disease Mortality. *BMJ*, 323 (7312), 541-545.

Leon, D. A. (2011). Trends in European Life Expectancy: A Salutary View. *International Journal of Epidemiology*, 40 (2), 271-277.

Lindahljacobsen, R. , H. A. Hanson, A. Oksuzyan, G. P. Mineau, K. Christensen, & K. R. Smith. (2013). The Male-Female Health-Survival Paradox and Sex Differences in Cohort Life Expectancy in Utah, Denmark and Sweden 1850-1910. *Annals of Epidemiology*, 23 (4), 161-166.

Link, B. G. , & J. Phelan. (1995). Social Conditions as Fundamental Causes of Disease. *Journal of Health & Social Behavior*, 80-94.

McCartney, G. , L. Mahmood, A. H. Leyland, G. D. Batty, & K. Hunt. (2011). Contribution of Smoking-related and Alcohol-related Deaths to the Gender Gap in Mortality: Evidence from 30 European Countries. *Tobacco Control*, 20 (2), 166-168.

Meinow, B. , M. G. Parker, & M. Thorslund. (2010). Complex Health Problems and Mortality among the Oldest Old in Sweden: Decreased Risk for Men between 1992 and 2002. *European journal of ageing*, 7 (2), 81-90.

Molarius, A. , & S. Janson. (2002). Self-rated Health, Chronic Diseases, and Symptoms among Middle-aged and Elderly Men and Women. *Journal of Clinical Epidemiology*, 55 (4), 364-370.

Manton, K. G. (1982). Changing Concepts of Morbidity and Mortality in the Elderly Population. *The Milbank Memorial Fund Quarterly. Health and Society*, 60 (2), 183-244.

Oksuzyan, A. , H. Bronnumhansen, & B. Jeune. (2010). Gender Gap in Health Expectancy. *European Journal of Ageing*, 7 (4), 213-218.

Oksuzyan, A. , I. Petersen, H. Stovring, P. Bingley, J. W. Vaupel, & K. Christensen. (2009). The Male-female Health-survival Paradox: A Survey and Register Study of the Impact of Sex-specific Selection and Information Bias. *Annals of Epidemiology*, 19 (7), 504-511.

Olshansky, S. J., Rudberg, M. A., Carnes, B. A., Cassel, C. K., & Brody, J. A. (1991). Trading off Longer Life for Worsening Health the Expansion of Morbidity Hypothesis. *Journal of Aging and Health*, 3 (2), 194-216.

Pampel, F. C. (2006). Global Patterns and Determinants of Sex Differences in Smoking. *International Journal of Comparative Sociology*, 47 (6), 466-487.

Phelan, J. C., B. G. Link, & P. Tehranifar. (2010). Social Conditions as Fundamental Causes of Health Inequalities Theory, Evidence, and Policy Implications. *Journal of Health and Social Behavior*, 51 *Suppl* (1_ suppl), S28-S40.

Pongiglione, B., B. L. De Stavola, & G. B. Ploubidis. (2015). A Systematic Literature Review of Studies Analyzing Inequalities in Health Expectancy among the Older Population. *PloS one*, 10 (6), e0130747.

Read, J. n. G., & B. K. Gorman. (2010). Gender and Health Inequality. *Annual Review of Sociology*, 36, 371-386.

Rieker, P. P., C. E. Bird, & M. E. Lang. (2010). Understanding Gender and Health: Old Patterns, New Trends, and Future Directions. In Bird, C. E., et al. (Eds.), *Handbook of Medical Sociology*. Nashville: Vanderbilt University Press. 52-74.

Robine, J. M., & K. Ritchie. (1991). Healthy Life Expectancy-Evaluation of Global Indicator of Change in Population Health. *British Medical Journal*, 302 (6774), 457-460.

Rosen, M., & B. Haglund. (2005). From Healthy Survivors to Sick Survivors-implications for the Twenty-first Century. *Scandinavian Journal of Public Health*, 33 (2), 151-155.

Ross, C. E., & C. E. Bird. (1994). Sex Stratification and Health Lifestyle: Consequences for Men's and Women's Perceived Health. *Journal of Health and Social Behavior*, 35 (2), 161-178.

Ross, C. E., R. K. Masters, & R. A. Hummer. (2012). Education and the Gender Gaps in Health and Mortality. *Demography*, 49 (4), 1157-1183.

Santosa, A., J. Schroders, M. Vaezghasemi, & N. Ng. (2016). Inequality in Disability-free Life Expectancies among Older Men and Women in Six Countries with Developing Economies. *Journal of Epidemiology and Community Health*, 70 (9), 855-861.

Sen, G., & P. Östlin. (2008). Gender Inequity in Health: Why It Exists and How We Can Change It. *Global Public Health*, 3 *Suppl* 1 (Supp 1), 1-12.

Smith, K. E., S. Hill, & C. Bambra. (2016). Conclusion-where Next for Advocates, Researchers, and Policymakers Trying to Tackle Health Inequalities? In Smith, K. E., et al. (Eds.), *Health Inequalities: Critical perspectives*. Oxford: Oxford University Press.

Sullivan, D. F. (1971). A Single Index of Mortality and Morbidity. *HSMHA health reports*, 86 (4), 347.

Sundberg, L., N. Agahi, J. Fritzell, & S. Fors. (2018). Why is the Gender Gap in Life

Expectancy Decreasing? —The Impact of Age and Cause-specific Mortality in Sweden 1997 - 2014. *International Journal of Public Health*, 63 (6), 673-681.

Thorslund, M., J. W. Wastesson, N. Agahi, M. Lagergren, & M. G. Parker. (2013). The Rise and Fall of Women's Advantage: A Comparison of National Trends in Life Expectancy at Age 65years. *European Journal of Ageing*, 10 (4), 271-277.

Van Oyen, H., B. Cox, C. Jagger, E. Cambois, W. Nusselder, C. Gilles, & J. M. Robine. (2010). Gender Gaps in Life Expectancy and Expected Years with Activity Limitations at Age 50 in the European Union: Associations with Macro-level Structural Indicators. *European Journal of Ageing*, 7 (4), 229-237.

Vaupel, J. W. (2010). Biodemography of Human Ageing. *Nature*, 464 (7288), 536-542.

Verbrugge, L. M. (1984). Longer Life but Worsening Health? —Trends in Health and Mortality of Middle-aged and Older Persons. *The Milbank Memorial Fund Quarterly. Health and Society*, 62 (3), 475.

Verbrugge, L. M. (1989). The Twain Meet: Empirical Explanations of Sex Differences in Health and Mortality. *Journal of Health and Social Behavior*, 30 (3), 282-304.

Wastesson, J. W., V. Canudas-Romo, R. Lindahl-Jacobsen, & K. Johnell. (2016). Remaining Life Expectancy with and without Polypharmacy: A Register-Based Study of Swedes Aged 65 Years and Older. *Journal of the American Medical Directors Association*, 17 (1), 31-35.

第九章　社会经济地位、健康转变及其寿命[*]

本章利用全国性的长时期追踪调查数据，借助多状态模型考察不同社会经济地位老年人在健康预期寿命上的不平等情况及其在不同出生队列和不同年龄上的变化趋势。结果显示，在预期寿命上，农村老人低于城镇老人，受教育程度较低的老人低于受教育程度较高的老人，不过两者之间的差距随着年龄的增长而不断缩小；在健康预期寿命上，农村老人却高于城镇老人，受教育程度较低的老人仍然低于受教育程度较高的老人，并且两者之间的差距也随着年龄的增长而不断缩小；在健康预期寿命占预期寿命的比例上，农村老人和受教育程度较低的老人都相对较高，并且这种差距随着年龄的增长而不断增加。同时，本研究结果也显示，在年轻队列群体中，不同社会经济地位群体的健康不平等是增加的。最后，本研究提出具有较高社会经济地位的老人在预期寿命上的优势主要是发生残障后相对较低的死亡率导致，即残障预期寿命相对较长，这说明我国正处在一个残障不断扩张的阶段，这可能会给当前以及以后的医疗护理系统带来相当大的负担和压力。

一　引言

健康预期寿命不仅仅用于考察一个国家或地区的总体健康水平，而且还可以用来考察健康状况的分布问题，即不同社会经济地位群体在健康状况上的差异问题。以往有关社会经济地位与健康关系的研究，大都采用了单一的健康测量指标，比如研究不同社会经济地位群体在死亡率的不平等或者在某个或者几个疾病发生率上的不平等，而较少把疾病和死亡率综合

---

[*] 本章原文发表在《社会学研究》2018 年第 1 期，本章根据原文进行了相应修改。

起来考虑。考虑到不同社会经济地位群体在死亡率上的不平等程度可能不同于在健康状况上的不平等程度，把健康预期寿命用来考察一个国家或地区的健康不平等问题具有明显的优势，这可以使我们同时考察在死亡率和健康状况上的不平等问题并进行比较。虽然以往也有研究考察了不同社会经济地位群体在健康预期寿命上的不平等状况，但是大部分研究主要集中在成年人群样本，研究样本中较少包括老年人尤其是高龄老年人，而且以往的研究较多集中在欧美等发达国家或地区，关于发展中国家的相关研究相对较少。鉴于中国在未来 30 年中日益严峻的人口老龄化发展态势及其带来的健康负担问题，本研究将把焦点集中在中国老年人口的健康预期寿命，并深入分析不同社会经济地位群体在健康预期寿命上的不平等状况。

二　社会经济地位与健康预期寿命

国内外的大量研究表明，不同社会阶层地位的群体在健康预期寿命上具有显著的差异。一般而言，社会阶层地位较高的群体有更长的预期寿命和更长的健康预期寿命，并且不同社会阶层地位群体在健康预期寿命上的差异要显著大于在预期寿命上的差异（Crimmins et al.，1996；Crimmins & Saito，2001；Lievre et al.，2008；Sole-Auro & Alcaniz，2015，2016）。以往研究考察了不同受教育程度群体在健康预期寿命上的差距问题，受教育程度较低的群体比受教育程度更高的群体有更低的预期寿命以及更长的不健康寿命。比如，英国的一项研究发现，在 65 岁时，较低受教育水平（0~9年）和较高受教育水平（12 年及以上）群体在无残障预期寿命上的差距分别是 1.7 年（女性）和 1.1 年（男性），而到了 85 岁，差距分别增加到 2.8 年（女性）和 2.4 年（男性）（Jagger et al.，2007）。另外，比利时的一项研究也发现，受教育水平较低的群体要比受教育水平较高的群体有更短的预期寿命，并且处于健康状态上的年数也更少（Bossuyt et al.，2004）。美国的一些研究也发现，在健康预期寿命上存在显著的教育差距，并且这种差距要比在总预期寿命上的差距还要大，同时也发现这种教育差距随着时间的推移在不断扩大，在受教育水平较高的群体中已经开始出现疾病压缩，而受教育水平较低的群体仍然处于疾病扩张中（Crimmins & Saito，2001）。

在发展中国家的一些研究中，也发现了不同受教育水平的群体在健康预期寿命上的不平等。比如，对中国北京市老人的一项研究发现，65 岁时受教育水平较高的老人的无残障预期寿命分别是受教育水平较低的老人的1.44倍（男性）和1.33倍（女性），而到了80岁，则提高到1.63倍（男性）和1.56倍（女性）（Kaneda et al.，2005）。此外，对中国苏州市老人的一项研究也发现，在无残障预期寿命占总预期寿命的比例上，受教育水平较高的老人显著高于受教育水平较低的老人，并且两者之间的差距随着年龄不断扩大（吴燕，徐勇，2011）。一项针对巴西圣保罗市的研究表明，无论是男性还是女性，随着受教育水平的提高，残障预期寿命所占总预期寿命的比例均在下降，而且，随着年龄的增加，残障预期寿命所占比例也会增加，但是70~75岁和75~80岁的受教育水平较高的男性老人却没有显著增加（Camargos et al.，2007）。

除了不同受教育水平的群体在健康预期寿命上的不平等之外，以往研究也考察了不同职业地位和收入的群体在健康预期寿命上的差距问题。国内外的许多研究一致表明，较低职业地位群体有更短的预期寿命、更长的残障寿命以及更少的无残障寿命。比如，一项针对法国男性群体的研究发现，管理人员要比体力劳动者有更长的预期寿命和无残障预期寿命，并且有更短的有残障预期寿命，而且这种不平等在考察的时间范围内一直维持（Cambois et al.，2011；Cambois et al.，2001）。同样，对中国北京市老人的一项研究也发现，职业地位较高的老人在65岁时的无残障预期寿命分别是职业地位较低的老人的1.42倍（男性）和1.28倍（女性），而到了80岁则是1.61倍（男性）和1.35倍（女性）（Kaneda et al.，2005）。

除了职业之外，收入对寿命和健康也有显著的影响。一些研究发现，男性群体的收入对其健康预期寿命有显著影响，高收入群体的健康预期寿命是低收入群体的1.57倍（65岁），到了80岁，两者之间的差距增加到1.77倍，但是女性高收入群体与女性低收入群体在健康预期寿命上并无显著差异（Kaneda et al.，2005）。巴西的一项研究发现，生活在贫困地区的老年人要比生活在富裕地区的老年人有更少的健康预期寿命（Szwarcwald et al.，2016）。不过，一些研究也提出用收入和职业作为老年人社会经济地位的测量是有问题的（Kaneda et al.，2005），比如，只考虑老年时期的收入对健康的影响可能会掩盖终生经济地位的累积健康效应，并且大部分老年人已经从职业上退休或者一些老年人从未工作（比如女性），职业和收入并不能真实地反映老年人的社会经济地位。此外，职业和收入可能受到健康状况的影响，早期生命阶段的残障可能会带来较低的职业地位、失业或者较少的收入，因此对于不同职业地位和收入群体在健康状况上的差距问题所做的结论要谨慎（Matthews et al.，2006）。

关于如何解释不同社会阶层群体在健康转变和寿命上的不平等问题，以往的一些研究也提出了一些理论解释和实证检验。一些研究提出了健康不平等的基本原因理论（the theory of fundamental causes）（Link & Phelan，1995；Phelan et al.，2010），此理论认为社会经济地位通过多种风险因素（包括吸烟、久坐、超重、压力、社会孤立、预防性医疗服务、拥挤的不卫生的居住条件、不卫生的水、营养不良等）影响一个或者多个疾病及健康问题；同时，社会经济地位又与个体或者群体对于一些关键性资源（包括知识、金钱、权力和声望、有利的社会关系等）的获取有关，这些资源可以用来避免风险或者减少疾病的后果，正是不同个体和群体拥有这些资源和利用这些资源的能力不同导致了其在疾病和健康问题上的应付能力和机制不同。比如，在可预防的疾病（比如肺癌）死亡率上，社会经济地位导致的健康不平等更大，相反，在不可预防或者不明的疾病（比如脑癌）死亡率上，社会经济地位与健康的关系变弱，这体现了不同社会经济地位群体的资源利用能力。此外，一些研究也从生命历程视角来解释老年时期的健康不平等问题（Wadsworth，1997），认为成年人的健康状况部分取决于生命早期时的生物学和社会因素，健康不平等的根源可能在子宫内、儿童期和青春期期间经历的不平等。

此外，一些研究则侧重于社会选择机制，认为所谓的健康不平等是一个社会选择的结果，不是社会阶层地位影响了健康，而是健康影响了人们社会阶层地位的获得。健康问题导致向下的社会流动，而向上社会流动的往往是个体特征（比如认知能力、个体特质）能够产生良好健康状况的人（West，1991）。另外，也有研究从社会心理学的角度进行解释，认为不同社会经济地位群体面临的心理压力不同，较低社会经济地位群体面临着更大的心理压力、更强的社会剥夺感以及缺少控制感，而这些与一系列的健康问题有关（Wilkinson，2005）。也有研究从文化资本和生活方式的角度进行了解释（Abel，2008），认为不同社会经济地位群体在态度、知识和能力上的不同导致其在与疾病相关的消费行为上的不平等，较高社会经济地位群体为了显示他们的社会经济地位，可能表现出有利于健康状况的生活方式，随着基于健康相关行为的社会区分在不断增加，由生活方式不同导致的健康不平等也可能在增加。最后，有研究从技术扩散的角度进行了解释，认为新的医疗干预或技术先从较高社会经济地位群体中开始，然后扩展到较低社会经济地位群体，这导致医疗干预或改善的早期健康不平等的增加（Glied & Lleras-Muney，2008；Victora et al.，2000）。

通过以上文献回顾，我们发现当前关于健康预期寿命不平等的研究大都以欧洲和美国等发达国家为研究对象，有关中国老年人健康预期寿命的相关研究还相对较少，且主要集中在某一个城市或几个城市，比如对北京老年人和苏州老年人的研究（汤哲等，2004，2005；吴燕，徐勇，2011），有全国代表性的研究非常少。即使有少数研究采用了全国性的代表性样本（杜鹏，李强，2006），但采用的是单一时点的人口抽样调查数据，不能计算实际的健康状态转变概率，其计算的健康预期寿命可能存在偏误。虽然也有研究利用追踪调查数据考察了老年人不同健康状态之间的转变情况（李强，汤哲，2002），但是这些研究并没有计算带有控制变量的健康预期寿命。此外，以往研究的一个重要限制就是对健康预期寿命不平等发展趋势的研究较少，而且较少考察在不同出生队列和不同年龄阶段上的发展趋势的研究，即使有研究考察在不同年龄阶段的变化趋势，也没有区分队列效应（cohort effects）和年龄效应（age effects）。因此，随着我国人口老龄化的快速推进和中国社会的快速转型，我们迫切需要研究健康不平等问题在不同时期和不同年龄阶段的变化趋势。

基于以上考虑，本研究利用全国性的长时期追踪调查数据，借助多状态模型（Multi-State Models）考察不同社会经济地位老年人在健康预期寿命上的不平等情况，同时，本研究还将考察健康预期寿命的不平等在不同出生队列老年人中的变化情况和同一出生队列老年人在不同年龄阶段的变化情况，从中可以看出老年人在健康预期寿命上的不平等随时间变化的趋势。具体而言，本研究的问题主要有：（1）在控制其他变量的情况下，不同社会经济地位老年人在健康预期寿命上是否存在显著差异；不同社会经济地位老年人在预期寿命上的不平等是否与在健康预期寿命上的不平等一致呢？（2）在不同的出生队列老年人中，健康预期寿命的不平等是否存在显著差异？与较早出生的老年人相比，晚近出生队列的老年人群中健康预期寿命的不平等状况是否会进一步增加？（3）随着年龄的增加，不同社会经济地位老年人在健康预期寿命上的不平等状况会有怎样的变化？到了80岁以上的高龄阶段，不同社会经济地位老年人在健康预期寿命上的不平等是否会进一步减弱？

三　研究方法

（一）数据

本研究的数据来自由北京大学老龄健康与家庭研究中心主持的全国老年人口健康状况调查项目（CLHLS）。本项目从 1998 年开始调查，然后在 2000 年、2002 年、2005 年、2008 年和 2011 年进行了追踪调查。① CLHLS 是一个具有全国代表性的调查项目。CLHLS 是第一次在发展中国家全国范围内针对老年人特别是高龄老人进行大样本的跟踪调查项目，其不仅收集了老年个人人口、社会经济地位特征以及各种健康指标等在内的大量信息，而且还收集了死亡老人的信息，尤其是死亡老人的死亡日期，这为本研究同时研究老年人的健康和死亡问题提供了数据支持。本研究把出生在 1900 年到 1945 年的老年人样本作为研究对象，在删除无效样本后，最后的调查样本量为 36997 人，总共有 82037 个观测值，详情如表 9-1 所示。

表 9-1　基线调查年份样本及其追踪情况

单位：人

追踪年份	状态	基线年份				
		1998 （n = 5990）	2000 （n = 5429）	2002 （n = 9126）	2005 （n = 7322）	2008 （n = 9130）
2000	存活	3690				
	死亡	1690				
	失踪	610				
2002	存活	2198	3275			
	死亡	1040	1335			
	失踪	452	819			

① 为了保证跟踪调查的连续性与不同时点的可比性，在 2000 年、2002 年、2005 年、2008 年的跟踪调查中，对死亡老人，按同性别、同年龄的原则就近递补样本。在 2011 年第六次跟踪调查中，仅对少部分地区新增了替补受访者。

续表

追踪年份	状态	基线年份				
		1998 （n = 5990）	2000 （n = 5429）	2002 （n = 9126）	2005 （n = 7322）	2008 （n = 9130）
2005	存活	961	1478	5376		
	死亡	988	1420	2524		
	失踪	249	377	1226		
2008	存活	337	575	3205	3247	
	死亡	423	627	1241	2615	
	失踪	201	276	930	1460	
2011	存活	119	227	2080	1629	4045
	死亡	164	268	706	1049	3328
	失踪	54	80	419	569	1757

（二）变量测量

同第八章的研究一样，本研究也把日常生活自理能力作为健康测量的指标。把老人的 ADL 划分为两类：完全自理型和残障型。本研究选择了其中的五个项目，在所有五个测量项目上完全独立的老人被划分为 ADL 完好，只要在规定测量项目上有一项不能完全独立或者说依赖他人（或器具），则被认为 ADL 残障。这样，我们就把老年人的健康状态分为三种：健康（即 ADL 完全自理，编码为 1）、ADL 残障（编码为 2）和死亡（编码 3）。

关于社会经济地位的测量，常用的指标是教育、职业和收入。考虑到收入的测量并不是很准确并且因为中国老年人的收入来源是多个方面的，尤其是很大一部分的收入来自家庭成员，老年人的收入状况并不能很好地反映出本人的经济地位，所以本研究没有采用收入作为老年人社会经济地位的测量。由于受教育水平是在年轻时期获得，而且对于绝大多数人而言终生不变，加上此指标的信息容易获得，因此以往较多研究把受教育水平作为老年人社会经济地位测量的一个较佳指标（Crimmins et al.，1997；CJagger et al.，2007）。此外，不同于西方发达国家，中国的城市和农村具有一种社会身份的属性，在某种程度上代表了社会经济地位的另外一种维度。一个人获取教育、医疗、职业的机会与其所在居住地显著有关。因此，本研究借鉴其他研究中有关老年人社会经济地位的测量（Zhu & Xie，2007），选择受教育水平和居住地两个指标作为对中国老年人社会经济地位的一种测量。本研究把老人的受教育水平划分为三个层级：从未上过学（编码为1）、受教育年数为1~5年（编码为2）、受教育年数6年及以上（编码为3）。居住地划分为两个类别：农村（编码为1），城镇（编码为2）。

本研究的自变量还包括了年龄、出生队列、性别等变量。年龄是一个时变变量（time-varying variable），取值范围为61~108岁，在模型估计时根据85岁进行了对中。用受访者的出生年份表示出生队列，取值范围是1900年到1945年，在模型估计时根据1915年进行了对中。性别（男性被编码为0，女性被编码为1）。关于变量的测量及其样本分布情况，见表9-2。

表 9-2 变量测量及其分布情况（基线调查样本）

变量	测量	样本数	百分比（%）
性别	男	15974	43.18
	女	21023	56.82
出生队列	1900~1909年	12876	34.80
	1910~1919年	12457	33.67
	1920~1929年	6154	16.63
	1930~1939年	4378	11.83
	1940~1945年	1132	3.06
年龄组	61~69岁	3799	10.27
	70~79岁	4656	12.58
	80~89岁	11308	30.56
	90~99岁	11038	29.83
	100~108岁	6196	16.75
居住地	城镇	16096	43.51
	农村	20901	56.49
受教育水平	0年	23406	63.26
	1~5年	8243	22.28
	6年及以上	5348	14.46

续表

变量	测量	样本数	百分比（%）
ADL	完全自理	27785	75.10
	残障	9212	24.90

（三）分析方法

如图 8-1 所示，我们也拟合一个连续时间的多状态模型（multi-state model in continuous time），此模型有三个状态，分别是完全自理、残障和死亡。首先，本研究拟合一个只有截距的模型，即假定基线时间风险函数服从指数分布（Exponential），不存在时间依赖效应，也不存在协变量的影响效应：

$$q_{rs}(t) = q_{rs} = \exp(\beta_{rs}) \qquad （截距模型）$$

然后，我们通过假定基线风险函数服从 Gompertz 分布，以拟合一个具有时间依赖效应的模型，即模型 1：

$$q_{rs}(t) = \exp(\beta_{rs.0} + \xi_{rs}t) \qquad （模型 1）$$

由于本研究把年龄（年）作为时间测量单位，其中 t 表示的是年龄。接着，分别在模型 1 的基础上加入相应的协变量，以考察协变量的效应：

$$q_{rs}(t) = \exp(\beta_{rs.0} + \xi_{rs}年龄 + \beta_{rs.1}出生队列 + \beta_{rs.2}性别 + \beta_{rs.3}居住地) \qquad （模型 2）$$

$$q_{rs}(t) = \exp(\beta_{rs.0} + \xi_{rs}年龄 + \beta_{rs.1}出生队列 + \beta_{rs.2}性别 + \beta_{rs.3}教育) \qquad （模型 3）$$

对于以上模型，我们通过最大似然法对转变风险矩阵进行估计。然后，根据转变风险矩阵来计算转变概率矩阵，进而可以计算预期寿命和在某个健康状态上的寿命，具体的方法参见第八章第三节的介绍。

四　研究结果

（一）社会经济地位与健康状态转变

表 9-3 给出了三个模型的转变风险（Transition intensities）系数估计结

果。我们看到，无论哪个模型都显示，随着年龄增长老年人从健康转向
残障、从健康转向死亡以及从残障转向死亡的可能性都在显著提升，但
是从残障转向健康的可能性在显著下降。表9-3也显示，出生队列对健
康与残障之间的转变具有显著影响，较晚出生的老人在从健康到残障转
变以及从残障到健康转变的可能性上都相对较低，而且，较晚出生的老
人在从健康到死亡的转变上也相对较低，不过，表9-3也显示不同出生
队列老人在从残障到死亡的转变上不存在显著的差异。表9-3显示，虽
然农村的老人和城镇的老人在从健康到残障转变的可能性上不存在显著
差异，但是模型2显示农村老人在从健康到死亡的转变可能性上相对较
高，而且农村老人在从残障转向健康以及从残障转向死亡的可能性上也
都显著高于城镇老人。表9-3的模型3显示，虽然受教育水平不同的老
人在从健康转向残障的可能性上无显著差异，但是在从残障转向健康的
可能性上具有显著差异。随着受教育年数的增加，从残障到健康的可能
性反而在下降。我们也看到，不同受教育水平的老人在死亡可能性上具
有显著差异，随着受教育年数的增加，从健康到死亡的可能性不断下
降。从残障到死亡的可能性上，受教育年数1~5年的老人与从未受过
教育的老人并无显著差异，但是受教育年数6年及以上的老人却显著低
于从未受过教育的老人。

表9-3 多状态模型的参数（转变风险）估计结果

变量	转变	模型1		模型2		模型3	
		系数	标准误	系数	标准误	系数	标准误
基线	q12	−2.455***	0.026	−2.311***	0.052	−2.312***	0.059
	q13	−3.004***	0.026	−2.834***	0.061	−2.643***	0.064
	q21	−1.487***	0.044	−1.425***	0.089	−1.070***	0.097
	q23	−1.265***	0.027	−1.295***	0.04	−1.168***	0.045
年龄	q12	0.079***	0.002	0.058***	0.005	0.057***	0.005
	q13	0.069***	0.002	0.060***	0.006	0.060***	0.006
	q21	−0.031***	0.004	−0.074***	0.009	−0.073***	0.009
	q23	0.027***	0.002	0.035***	0.004	0.036***	0.004

続表

变量	转变	模型 1		模型 2		模型 3	
		系数	标准误	系数	标准误	系数	标准误
出生队列	q12			−0.021 ***	0.005	−0.022 ***	0.005
	q13			−0.010 *	0.006	−0.009	0.006
	q21			−0.041 ***	0.008	−0.038 ***	0.008
	q23			0.005	0.004	0.006	0.004
女性	q12			0.121 ***	0.037	0.106 * *	0.042
	q13			−0.347 ***	0.042	−0.430 ***	0.046
	q21			0.041	0.061	−0.044	0.069
	q23			−0.215 ***	0.026	−0.239 ***	0.029
农村	q12			−0.037	0.035		
	q13			0.107 **	0.042		
	q21			0.446 ***	0.059		
	q23			0.185 ***	0.024		
受教育 1~5 年	q12					−0.053	0.048
	q13					−0.118 **	0.051
	q21					−0.167 **	0.080
	q23					−0.023	0.035
受教育 6 年及以上	q12					−0.042	0.058
	q13					−0.310 ***	0.067
	q21					−0.343 ***	0.099
	q23					−0.173 ***	0.044

注：（1）*** $p<0.01$，** $p<0.05$，* $p<0.1$。（2）q12 表示从完全自理到残障，q13 表示从完全自理到死亡，q21 表示从残障到完全自理，q23 表示从残障到死亡。

（二）不同出生队列老年人的预期寿命及健康预期寿命

根据以上多状态模型的估计结果，我们计算了不同社会经济地位老年人的预期寿命和健康预期寿命（或者称为生活自理预期寿命）。如表 9-4 所示，与预期一致，随着年龄的增长，预期寿命不断下降。比如，65 岁老人的预期寿命分别是 14.74 年（男性-农村老人）、15.06 年（男性-城镇老人）、16.47 年（女性-农村老人）和 16.65 年（女性-城镇老人），75 岁老人的预期寿命分别下降到 9.03 年（男性-农村老人）、9.27 年（男性-城镇老人）、10.25 年（女性-农村老人）和 10.39 年（女性-城镇老人），85 岁老人的预期寿命进一步下降到 5.07 年（男性-农村老人）、5.23 年（男性-城镇老人）、5.82 年（女性-农村老人）和 5.96 年（女性-城镇老人），而到了 95 岁，预期寿命分别下降到 2.65 年（男性-农村老人）、2.80 年（男性-城镇老人）、3.11 年（女性-农村老人）和 3.28 年（女性-城镇老人）。与此同时，健康预期寿命随着年龄增长也在不断下降。比如，65 岁老人的健康预期寿命分别是 13.57 年（男性-农村老人）、13.47 年（男性-城镇老人）、14.77 年（女性-农村老人）和 14.42 年（女性-城镇老人），而到了 95 岁，老人的健康预期寿命分别下降到 1.62 年（男性-农村老人）、1.44 年（男性-城镇老人）、1.66 年（女性-农村老人）和 1.40 年（女性-城镇老人）。

表 9-4 也显示，即使在相同的年龄上，不同出生队列的老人在预期寿命和健康预期寿命上也存在差异。以女性农村老人为例，出生于 1930 年队列的老人 72 岁时的预期寿命和健康预期寿命分别是 11.80 年和 10.10 年，而出生于 1940 年队列的老人 72 岁时的预期寿命和健康预期寿命则分别是 12.27 年和 10.64 年，分别增加了 0.47 年和 0.54 年。同样，在本研究所能考察的 78~82 岁以及 88~92 岁，较晚出生队列老人的预期寿命和健康预期寿命都大于较早出生队列的老人。不同出生队列老人在相同年龄上的预期寿命差距和健康预期寿命差距在不同居住地和不同受教育水平老人中也有所不同。如图 9-1 所示，在城镇老人中，1940 年出生队列与 1930 年出生队列在 72 岁时预期寿命和健康预期寿命的差距要大于农村老人；同样，1930 年出生队列与 1920 年出生队列在 78 岁到 82 岁上的预期寿命及健康预期寿命差距也是城镇老人大于农村老人；不过，1920 年出生队列与 1910 年出生队列在 88 岁到 92 岁的预期寿命差距却是城镇老人小于农村老人，而在健康预期寿命上的差距仍然是城镇老人大于农村老人。图 9-2 也显示，在受教育水平较高的老人中，较晚出生队列与较早出生队列在 72 岁、78~82 岁以及 88~92 岁上预期寿命和健康预期寿命的差距都要大于受教育水平较低的老人。由此可见，随着时间的推移，每个社会经济地位群体的健康状况都有所改善，但是改善的幅度存在不平等问题，一般而言，城镇老人健康改

善的幅度要大于农村老人，受教育水平较高的老人健康改善的幅度要大于受教育水平较低的老人。

表 9-4　不同居住地、出生队列和年龄上的预期寿命和健康预算寿命

年龄	女				男			
	农村		城镇		农村		城镇	
	HLE	LE	HLE	LE	HLE	LE	HLE	LE
	1940 年出生队列							
65	14.77	16.47	14.42	16.65	13.57	14.74	13.47	15.06
66	14.13	15.82	13.78	16.01	12.98	14.16	12.89	14.47
67	13.51	15.19	13.15	15.37	12.42	13.59	12.33	13.89
68	12.90	14.57	12.55	14.75	11.86	13.03	11.77	13.33
69	12.31	13.97	11.96	14.16	11.33	12.48	11.23	12.77
70	11.73	13.39	11.38	13.58	10.81	11.95	10.71	12.24
71	11.18	12.82	10.83	13.01	10.30	11.44	10.20	11.72
72	10.64	12.27	10.30	12.46	9.82	10.94	9.71	11.22
年龄	1930 年出生队列							
72	10.10	11.80	9.68	11.95	9.24	10.41	9.07	10.66
73	9.57	11.26	9.15	11.42	8.76	9.93	8.60	10.18
74	9.06	10.75	8.65	10.90	8.31	9.47	8.14	9.72
75	8.56	10.25	8.16	10.39	7.87	9.03	7.70	9.27
76	8.09	9.76	7.70	9.91	7.45	8.59	7.28	8.83
77	7.63	9.29	7.25	9.44	7.04	8.18	6.87	8.41
78	7.19	8.84	6.83	8.98	6.65	7.78	6.48	8.01
79	6.77	8.41	6.41	8.55	6.28	7.40	6.11	7.62
80	6.37	7.99	6.01	8.12	5.93	7.03	5.75	7.24
81	5.99	7.58	5.64	7.72	5.58	6.68	5.40	6.88
82	5.63	7.19	5.28	7.33	5.25	6.34	5.08	6.53
年龄	1920 年出生队列							
78	6.82	8.52	6.37	8.64	6.22	7.40	5.99	7.60
79	6.39	8.08	5.95	8.21	5.85	7.03	5.62	7.22
80	5.98	7.66	5.56	7.79	5.49	6.66	5.27	6.86

续表

	女				男			
	农村		城镇		农村		城镇	
	HLE	LE	HLE	LE	HLE	LE	HLE	LE
81	5.60	7.27	5.18	7.40	5.16	6.32	4.93	6.50
82	5.23	6.88	4.83	7.01	4.83	5.98	4.61	6.16
83	4.88	6.51	4.49	6.65	4.52	5.66	4.31	5.84
84	4.54	6.16	4.16	6.30	4.23	5.36	4.02	5.53
85	4.22	5.82	3.86	5.96	3.95	5.07	3.74	5.23
86	3.92	5.51	3.57	5.64	3.69	4.79	3.48	4.95
87	3.64	5.20	3.30	5.34	3.43	4.52	3.23	4.68
88	3.37	4.91	3.04	5.05	3.20	4.27	3.00	4.42
89	3.12	4.63	2.80	4.77	2.97	4.03	2.77	4.18
90	2.88	4.37	2.57	4.51	2.75	3.80	2.56	3.95
91	2.65	4.12	2.35	4.26	2.55	3.58	2.36	3.72
92	2.44	3.89	2.15	4.02	2.36	3.38	2.18	3.51
年龄	1910 年出生队列							
88	3.11	4.72	2.75	4.87	2.90	4.04	2.68	4.21
89	2.85	4.45	2.51	4.61	2.68	3.81	2.46	3.97
90	2.62	4.19	2.29	4.35	2.47	3.58	2.26	3.75
91	2.40	3.95	2.09	4.11	2.28	3.38	2.08	3.54
92	2.19	3.72	1.90	3.89	2.10	3.18	1.90	3.34
93	2.00	3.51	1.72	3.68	1.93	2.99	1.73	3.15
94	1.82	3.30	1.56	3.47	1.77	2.82	1.58	2.97
95	1.66	3.11	1.40	3.28	1.62	2.65	1.44	2.80
96	1.50	2.93	1.27	3.10	1.48	2.49	1.31	2.64
97	1.36	2.76	1.14	2.94	1.35	2.34	1.18	2.49
98	1.23	2.60	1.02	2.78	1.23	2.20	1.07	2.35
99	1.11	2.44	0.91	2.63	1.11	2.07	0.97	2.22
100	1.00	2.30	0.82	2.49	1.01	1.94	0.87	2.10
101	0.89	2.17	0.73	2.36	0.91	1.83	0.78	1.98
102	0.80	2.04	0.65	2.24	0.82	1.72	0.70	1.87

注：LE 表示预期寿命，HLE 表示健康预期寿命。

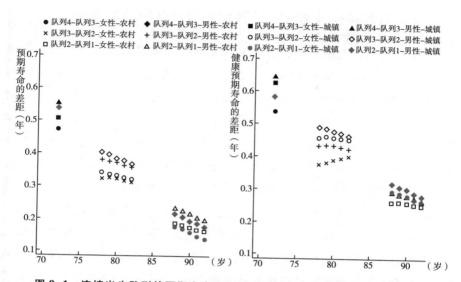

图 9-1　连续出生队列的预期寿命和健康预期寿命差距（分性别和居住地）

注：队列 1 是 1910 年出生；队列 2 是 1920 年出生；队列 3 是 1930 年出生；队列 4 是 1940 年出生。

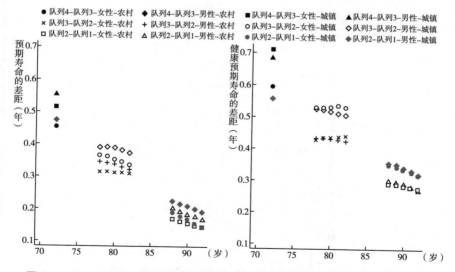

图 9-2　连续出生队列的预期寿命和健康预期寿命差距（分性别和教育背景）

注：队列 1 是 1910 年出生；队列 2 是 1920 年出生；队列 3 是 1930 年出生；队列 4 是 1940 年出生。

（三）不同居住地老年人的预期寿命及健康预期寿命

表 9-4 显示，无论是在男性还是在女性中，城镇老人的预期寿命都高于农村老人。比如，在 65 岁时，城镇老人的预期寿命分别是 15.06 年（男性）和 16.65 年（女性），而农村老人的预期寿命则分别是 14.74 年（男性）和 16.47 年（女性），两者分别相差 0.32 年（男性）和 0.18 年（女性）。到了 75 岁，城镇老人的预期寿命分别是 9.27 年（男性）和 10.39 年（女性），而农村老人的预期寿命则分别是 9.03 年（男性）和 10.25 年（女性），两者分别相差 0.24 年（男性）和 0.14 年（女性）。正如图 9-3 所示，随着年龄的增长，在男性老人中城镇老人与农村老人在预期寿命上的差距在不断缩小，但是如图 9-4 所示，在女性老人中两者之间的差距呈现出先缩小后扩大的趋势。同时，图 9-3 和图 9-4 也显示，城乡老年人在预期寿命上的差距在不同出生队列中也有所差异。在 72 岁上，1940 年出生队列的城乡差距要大于 1930 年出生队列，同样，在 78~82 岁上，1930 年出生队列

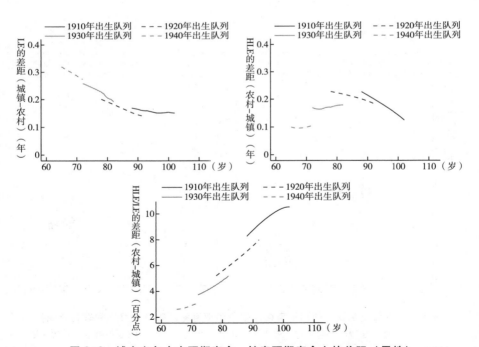

图 9-3 城乡老年人在预期寿命、健康预期寿命上的差距（男性）

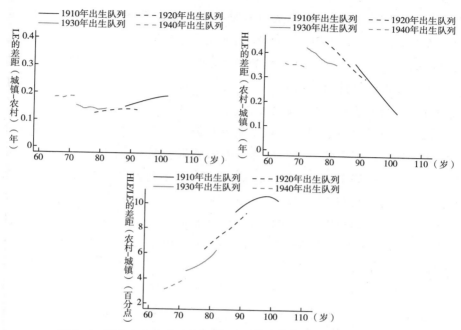

图 9-4　城乡老年人在预期寿命、健康预期寿命上的差距（女性）

的城乡差距也大于 1920 年出生队列，但是在 88~92 岁上，1920 年出生队列的城乡差距要小于 1910 年出生队列。由此可见，在控制年龄的情况下，从 1920 年以来，较晚出生队列老人与较早出生队列老人在预期寿命上的城乡差距是扩大的。

从表 9-4 我们也看到，虽然城镇老人的预期寿命都高于农村老人，但是在健康预期寿命上却出现了相反的结果，即农村老人的健康预期寿命要高于城镇老人。比如，在 65 岁时，城镇老人的健康预期寿命分别是 13.47 年（男性）和 14.42 年（女性），而农村老人的健康预期寿命则分别是 13.57 年（男性）和 14.77 年（女性），农村比城镇分别高出了 0.1 年（男性）和 0.35 年（女性）。到了 75 岁，城镇老人的健康预期寿命分别是 7.70 年（男性）和 8.16 年（女性），而农村老人的预期寿命则分别是 7.87 年（男性）和 8.56 年（女性），两者分别相差 0.17 年（男性）和 0.40 年（女性）。正如图 9-3 和图 9-4 所示，随着年龄的增长，城镇老人与农村老人在健康预期寿命上的差距呈现先扩大后缩小的趋势。同时，图 9-3 和图 9-4

也显示，城乡老年人在健康预期寿命上的差距在不同出生队列中也有所差异。在 72 岁上，1940 年出生队列的城乡差距要小于 1930 年出生队列，同样，在 78~82 岁上，1930 年出生队列的城乡差距也小于 1920 年出生队列，在 88~92 岁上，1920 年出生队列的城乡差距同样小于 1910 年出生队列。由此可见，在控制年龄的情况下，较晚出生队列老人与较早出生队列老人在健康预期寿命上的城乡差距是缩小的。

图 9-3 和图 9-4 也显示了城乡老人在健康预期寿命占总预期寿命百分比上的差距。我们看到，在农村老年人中健康预期寿命所占的百分比要高于城镇老年人，高出 2~12 个百分点。而且，随着年龄的增长，农村老年人在此方面的优势也在不断增加。同时，图 9-3 和图 9-4 也显示，城乡老年人在健康预期寿命所占百分比上的差距在不同出生队列中也有所差异。在 72 岁上，1940 年出生队列的城乡差距要小于 1930 年出生队列，同样，在 78~82 岁上，1930 年出生队列的城乡差距也小于 1920 年出生队列，在 88~92 岁上，1920 年出生队列的城乡差距同样小于 1910 年出生队列。由此可见，在控制年龄的情况下，较晚出生队列老人与较早出生队列老人在健康预期寿命所占百分比上的城乡差距是缩小的。

（四）不同教育背景老年人的预期寿命及健康预期寿命

表 9-5 和表 9-6 给出了不同教育背景、不同出生队列和年龄上老年人的预期寿命和健康预期寿命。首先，不同教育背景老人在预期寿命上存在差异，随着受教育水平的提高，老年人的预期寿命也在增加。比如，在男性老人中，没有受过任何教育、受教育年数 1~5 年、受教育年数 6 年及以上的老人在 65 岁时的预期寿命分别是 14.10 年、14.76 年和 15.75 年，在女性老人中则分别是 16.27 年、16.83 年和 17.74 年。图 9-5 和图 9-6 也计算了受教育年数 6 年及以上的老人（较高教育背景）和没有受过任何教育的老人（较低教育背景）在预期寿命上的差距。我们看到，随着年龄的增长，不同教育背景老人在预期寿命上的差异在不断下降。同时，图 9-5 和图 9-6 也都显示，在相同的年龄上，较高教育背景（受教育年数 6 年及以上）与较低教育背景（没有受过任何教育）老人在预期寿命上的差距在不同出生队列中存在差异，而且，较晚出生队列老人与较早出生队列老人在预期寿命上的差距是扩大的，不过扩大得并不是很明显。

表 9-5　不同教育背景、出生队列和年龄上的预期寿命和健康预算寿命（男性）

	没有受过教育		受教育 1~5 年		受教育 6 年及以上	
	HLE	LE	HLE	LE	HLE	LE
年龄	1940 年出生队列					
65	12.96	14.10	13.51	14.76	14.18	15.75
66	12.39	13.53	12.94	14.17	13.57	15.13
67	11.85	12.98	12.38	13.61	12.99	14.54
68	11.32	12.45	11.84	13.05	12.43	13.97
69	10.80	11.93	11.30	12.53	11.88	13.41
70	10.30	11.42	10.79	12.01	11.34	12.86
71	9.82	10.93	10.29	11.50	10.82	12.33
72	9.34	10.45	9.80	11.01	10.32	11.81
年龄	1930 年出生队列					
72	8.79	9.98	9.17	10.46	9.63	11.26
73	8.34	9.52	8.71	9.99	9.15	10.76
74	7.90	9.07	8.27	9.54	8.67	10.27
75	7.48	8.65	7.84	9.09	8.22	9.81
76	7.07	8.23	7.42	8.67	7.78	9.35
77	6.68	7.83	7.02	8.26	7.37	8.92
78	6.31	7.45	6.64	7.87	6.96	8.49
79	5.96	7.08	6.27	7.49	6.57	8.09
80	5.62	6.73	5.92	7.12	6.20	7.70
81	5.29	6.39	5.58	6.77	5.84	7.32
82	4.98	6.06	5.26	6.42	5.50	6.96
年龄	1920 年出生队列					
78	5.88	7.10	6.15	7.46	6.44	8.10
79	5.53	6.74	5.79	7.09	6.05	7.70
80	5.19	6.39	5.44	6.73	5.68	7.31
81	4.86	6.06	5.11	6.39	5.33	6.94

年龄	没有受过教育		受教育 1~5 年		受教育 6 年及以上	
	HLE	LE	HLE	LE	HLE	LE
82	4.55	5.74	4.79	6.06	4.99	6.59
83	4.26	5.43	4.48	5.74	4.67	6.25
84	3.98	5.14	4.20	5.43	4.36	5.92
85	3.72	4.87	3.92	5.15	4.07	5.61
86	3.47	4.60	3.66	4.87	3.79	5.31
87	3.23	4.35	3.42	4.60	3.53	5.02
88	3.01	4.10	3.18	4.35	3.28	4.75
89	2.79	3.87	2.96	4.11	3.05	4.49
90	2.59	3.66	2.75	3.88	2.83	4.25
91	2.40	3.45	2.55	3.66	2.61	4.01
92	2.22	3.25	2.36	3.45	2.42	3.79
年龄	1910 年出生队列					
88	2.71	3.90	2.84	4.12	2.92	4.53
89	2.50	3.68	2.63	3.88	2.70	4.28
90	2.30	3.47	2.43	3.66	2.48	4.04
91	2.12	3.27	2.24	3.45	2.28	3.81
92	1.95	3.08	2.06	3.25	2.10	3.60
93	1.79	2.90	1.89	3.07	1.92	3.39
94	1.64	2.73	1.73	2.89	1.76	3.20
95	1.50	2.57	1.59	2.72	1.60	3.02
96	1.37	2.42	1.45	2.56	1.46	2.85
97	1.24	2.28	1.32	2.41	1.33	2.69
98	1.13	2.15	1.21	2.28	1.21	2.54
99	1.03	2.02	1.10	2.14	1.09	2.39
100	0.93	1.91	0.99	2.02	0.99	2.26
101	0.84	1.79	0.90	1.90	0.89	2.13
102	0.76	1.69	0.81	1.79	0.80	2.01

表 9-6 不同教育背景、出生队列和年龄上的预期寿命和健康预算寿命（女性）

年龄	没有受过教育		受教育 1~5 年		受教育 6 年及以上	
	HLE	LE	HLE	LE	HLE	LE
年龄	1940 年出生队列					
65	14.47	16.27	14.94	16.83	15.37	17.74
66	13.85	15.64	14.29	16.19	14.71	17.07
67	13.24	15.02	13.67	15.56	14.07	16.41
68	12.64	14.41	13.06	14.95	13.46	15.77
69	12.06	13.83	12.47	14.35	12.85	15.14
70	11.50	13.25	11.90	13.77	12.26	14.53
71	10.95	12.69	11.34	13.21	11.68	13.94
72	10.42	12.14	10.81	12.65	11.12	13.37
年龄	1930 年出生队列					
72	9.83	11.68	10.15	12.11	10.41	12.85
73	9.31	11.16	9.62	11.57	9.87	12.29
74	8.82	10.64	9.12	11.05	9.35	11.75
75	8.34	10.15	8.63	10.55	8.84	11.22
76	7.87	9.67	8.16	10.06	8.36	10.71
77	7.43	9.21	7.70	9.58	7.88	10.22
78	7.01	8.77	7.27	9.13	7.44	9.74
79	6.60	8.34	6.85	8.69	7.00	9.27
80	6.21	7.93	6.45	8.27	6.58	8.82
81	5.83	7.53	6.07	7.86	6.19	8.39
82	5.47	7.15	5.70	7.47	5.81	7.98
年龄	1920 年出生队列					
78	6.58	8.45	6.77	8.77	6.91	9.37
79	6.16	8.02	6.35	8.33	6.47	8.91
80	5.77	7.61	5.95	7.91	6.05	8.47
81	5.39	7.22	5.57	7.50	5.65	8.05
82	5.03	6.84	5.20	7.12	5.28	7.64
83	4.69	6.48	4.86	6.75	4.92	7.25

	没有受过教育		受教育 1~5 年		受教育 6 年及以上	
	HLE	LE	HLE	LE	HLE	LE
84	4.37	6.14	4.53	6.39	4.58	6.87
85	4.06	5.81	4.21	6.05	4.26	6.51
86	3.77	5.49	3.92	5.73	3.95	6.17
87	3.49	5.19	3.64	5.42	3.65	5.84
88	3.23	4.90	3.37	5.12	3.38	5.53
89	2.99	4.63	3.12	4.84	3.12	5.23
90	2.76	4.37	2.88	4.57	2.87	4.94
91	2.54	4.13	2.66	4.32	2.64	4.67
92	2.34	3.89	2.45	4.07	2.43	4.41
年龄	1910 年出生队列					
88	2.94	4.73	3.03	4.92	3.02	5.34
89	2.70	4.47	2.79	4.65	2.77	5.05
90	2.47	4.21	2.56	4.39	2.53	4.77
91	2.26	3.97	2.34	4.14	2.31	4.51
92	2.07	3.75	2.14	3.91	2.11	4.26
93	1.88	3.53	1.95	3.68	1.92	4.03
94	1.71	3.33	1.78	3.47	1.74	3.81
95	1.56	3.14	1.62	3.28	1.58	3.60
96	1.41	2.97	1.47	3.09	1.43	3.40
97	1.27	2.80	1.33	2.92	1.29	3.22
98	1.15	2.64	1.20	2.75	1.16	3.04
99	1.04	2.49	1.09	2.60	1.04	2.88
100	0.93	2.35	0.98	2.45	0.94	2.72
101	0.84	2.22	0.88	2.31	0.84	2.58
102	0.75	2.10	0.79	2.18	0.75	2.44

受教育水平较高的老人除了在预期寿命上具有优势外，其在健康预期寿命上也具有明显优势。如表 9-5 和表 9-6 所示，随着受教育水平的提高，老年人的健康预期寿命也在增加。比如，在男性老人中，没有受过任何教育、受教育年数 1~5 年、受教育年数 6 年及以上的老人在 65 岁时的健康预期

寿命分别是 12.96 年、13.51 年和 14.18 年，在女性老人中则分别是 14.47 年、14.94 年和 15.37 年。而且，如图 9-5 和图 9-6 所示，随着年龄的增长，不同教育背景老人在健康预期寿命上的差距在不断缩小。此外，我们也看到，不同教育背景老人在健康预期寿命上的差距要小于在预期寿命上的差距。同时，图 9-5 和图 9-6 也计算了受教育 6 年及以上的老人（较高教育背景）和没有受过任何教育的老人（较低教育背景）在健康预期寿命上的差距。我们看到，在教育背景上的健康预期寿命差距受到出生队列的影响。

在 72 岁上，1940 年出生队列的不同教育背景在健康预期寿命上的差距要大于 1930 年出生队列，同样，在 78~82 岁上，1930 年出生队列的不同教育背景在健康预期寿命上的差距也大于 1920 年出生队列，在 88~92 岁上，1920 年出生队列的不同教育背景在健康预期寿命上的差距同样大于 1910 年出生队列。由此可见，在控制年龄的情况下，较晚出生队列老人与较早出生队列老人在健康预期寿命上的教育差距是扩大的。

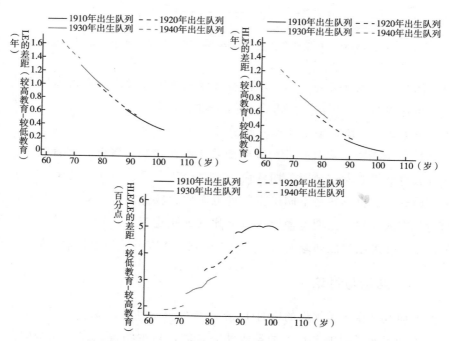

图 9-5 不同教育背景老年人在预期寿命、健康预期寿命上的差距（男性）

注：较高教育指较高教育背景，较低教育指较低教育背景。图 9-6 同。

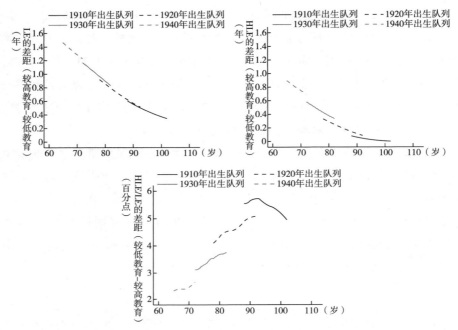

图 9-6　不同教育背景老年人在预期寿命、健康预期寿命上的差距（女性）

图 9-5 和图 9-6 也显示，不同教育背景老人在健康预期寿命所占百分比上也存在差异。与在预期寿命和健康预期寿命上的差距不同，受教育水平较低老人的健康预期寿命所占百分比要大于受教育水平较高的老人，高出 2~6 个百分点。此外，我们看到随着年龄的增长，较低教育背景老人与较高教育背景老人在健康预期寿命所占百分比上的差距也在不断扩大。与此同时，我们也看到在不同出生队列老人中，较低教育背景老人与较高教育背景老人在健康预期寿命所占百分比的差距也有所不同，在控制年龄的情况下，较晚出生队列老人与较早出生队列老人在此差距上是缩小的。

五　结论与讨论

本研究利用了大规模的历时 13 年之久的全国性追踪调查数据，借助多状态模型考察了中国老年人的健康状态之间的转变情况，并在此基础上计算了不同社会经济地位老人的预期寿命和健康预期寿命的不平等情况。与以往有关老年健康不平等的研究大都采用单一指标（比如死亡率或者发病率等）相比，本研究采用了健康预期寿命这个综合性的测量指标，从而可以从整体上考察老年人的健康状况及其不平等问题。此外，本研究包含了大量的 80 岁以上甚至 90 岁以上的高龄老人样本，这可以使我们更加完整地研究整个老年时期的健康不平等情况，从而使我们可以考察在不同年龄阶段社会经济地位因素对老年健康的影响。与此同时，本研究弥补了以往相关研究中对年龄效应和队列效应不做区分的限制，不仅考察了老年人健康不平等在不同年龄阶段的变化情况，而且考察了其在不同出生队列上的变化情况。此外，与以往一些研究采用沙利文方法相比（Sullivan，1971），本研究采用了连续时间的多状态模型，可以具体计算和比较不同亚群体（由性别、年龄、居住地和受教育程度所划分）的健康状态转变概率以及预期寿命，从而可以更具体地研究老年人群中的健康不平等状况。也能在某种程度上减少样本选择所带来的估计偏误问题①。

本研究结果显示，在残障发生率（从健康到残障转变率）上，农村老人与城镇老人并无显著差别，但是在康复率（从残障到健康转变率）上，农村老人却高于城镇老人。这个研究结论与以往在西方发达国家中的研究结论并不一致，基于西方发达国家的研究大多发现较低社会经济群体在残障发生率上要高于较高社会经济地位群体（Jagger et al.，2007），而在康复率上，较多研究却没有发现不同社会经济地位群体之间的差异（Yong & Saito，2012）。在我国，农村老人之所以在残障发生率上没有表现出劣势并且在康复率上表现出优势，可能与以下几个方面的因素有关：（1）基于健康的社会选择机制。正如本研究结果所示，在从残障到死亡的转变率上，农村老人要高于城镇老人，这导致存活下来的农村老人在残障程度上相对较轻或者健康禀赋相对较好，从而在残障康复方面具有优势。相反，城镇老人由于拥有较好的医疗条件和生活条件，即使在发生严重残障的情况下，其死亡率也会相对较低，这导致一些残障程度严重并且健康禀赋较差的人存活了下来，从而在残障康复方面具有劣势。（2）由于农村老人的生活设施（比如厕所、洗衣、做饭、洗澡、饮水等生活设备等）相对较差，这使

---

① 在研究老年人口尤其是高龄老人的健康状况时，应适当考虑死亡率的影响。如果只采用一个时点的数据，所谓的样本本身就是健康禀赋较好的人群，因此用一个时点数据估计的预期寿命和健康预期寿命可能存在高估的问题。如果采用追踪调查数据，在某种程度上可以减少样本选择所带来的偏误。

他们尽量在没有设施帮助的情况下自己料理自己，加上他们大多居住在平房里，平时的室外活动较多，这些都有利于他们保持较强的生活自理能力，即使在身体内部功能水平相同的情况下，农村老人所表现出来的日常生活自理能力也可能较高，在报告其日常生活自理能力时也可能更乐观，由此导致实际调查的残障发生率可能相对较低。

与此同时，本研究结果也显示不同受教育程度老人在残障发生率上并无显著差异，但是，受教育程度较低的老人在残障康复率上要高于受教育程度越高的老人。同样，这个研究结论也与基于西方发达国家的研究发现不一致，这可能也与以上所讨论的因素有关。总之，在西方发达国家中出现不同社会经济地位群体在残障发生率上的不平等还没有在中国出现（Fuller-Thomson et al.，2009；Knesebeck et al.，2003），这可能是由于当前的老人尤其是高龄老人的童年时期处于新中国成立之前长期的战乱阶段，而大部分的成年时期处于新中国成立后改革开放前的计划经济体制或者集体主义社会阶段，虽然在这些阶段上也存在一定的阶层分化，但是社会上的绝大部分群体处在一种相对平等的状态，个体的社会经济背景，如教育在个体获取社会资源和医疗服务上并没有发挥主要的作用，对健康的影响也相对较低，从而导致较高社会经济地位的群体在老年之前所累积的健康优势并不明显，到了老年阶段，其在一些导致残障的慢性病发生率上并不会低于较低社会经济地位的老人。

此外，本研究结果显示，在死亡率（包括了健康→死亡和残障→死亡）上存在非常显著的差异，农村老人比城镇老人、受教育程度较低的老人比受教育程度较高的老人都有更高的死亡风险，这个结论与以往的大部分研究基本一致（Mackenbach et al.，2008）。对于不同社会经济地位的老人在死亡率上的不平等，我们可以从以下几个方面进行解释：（1）随着我国的经济发展和基本卫生保健事业的发展，人们死亡的原因已经从急性的传染性疾病转向长期性的慢性疾病和精神疾病，而这些疾病的发生、治疗和康复与个体和群体所拥有的物质资源条件、卫生条件、生活方式、社会关系以及健康知识显著相关；（2）由于物质生活资源的劣势以及相对不健康的生活方式，农村、受教育程度较低的老人等社会经济地位较低群体在一些致死可能性较高的慢性病发生率上相对较高（Howard et al.，2000；Steenland et al.，2002），尤其在一些可预防的致死疾病上（Masters et al.，

2015）；（3）即使在同患某种致死慢性病或者处于功能残障的情况下，在医疗资源、技术和服务的利用数量和利用质量上，农村、受教育程度较低的老人也存在非常大的劣势（Kapral et al.，2002），相反，城镇老人或者受教育程度较高的老人可以利用此方面的优势延缓疾病的进程、减少某些致死疾病所带来的死亡风险。

　　由于健康预期寿命结合了疾病和死亡的信息，反映出一个群体整体的健康状况，本研究在研究不同健康状态转变率的基础上计算了不同居住地和不同教育背景老人的健康预期寿命及其不平等状况。本研究结果显示，农村老人的预期寿命低于城镇老人，但是农村老人的健康预期寿命却高于城镇老人，并且农村老人的健康预期寿命占总预期寿命的比例也高于城镇老人，即出现了所谓的"城乡悖论"，这个结论与国内的一些研究结果比较一致（曾毅等，2001；顾大男，2004）。之所以出现"城乡悖论"可能有以下几个方面的原因：（1）根据本研究的多状态模型，健康预期寿命的时间包括了两部分时间长度：一部分是初始状态是健康的条件下预期保持健康的时间×老人初始状态为健康的概率①，另一部分是初始状态为残障的条件下转向健康后预期的时间×老人初始状态为残障的概率。（2）农村老人预期从健康到健康的时间要长于城镇老人，并且农村老人是健康状态的概率也高于城镇老人，这导致在初始状态为健康的条件下仍然保持健康的预期时间上，农村老人高于城镇老人。（3）由于农村老人在从残障转向健康上具有优势，这导致在初始状态为残障的条件下，在转向健康后预期的时间长度也长于城镇老人。这两方面的因素导致农村老人在总的健康预期寿命上要长于城镇老人。（4）由于在残障康复率上具有优势以及在发生残障后有更高的死亡风险，农村老人在初始状态为健康的条件下，在转向残障后预期的时间长度低于城镇老人，而且在初始状态为残障的条件下，仍然保持残障的预期时间也低于城镇老人，最终导致农村老人在残障状态上的时间相对较短。相反，城镇老人相对较好的医疗条件、生活条件保护了那些本来死亡风险较高的残障老人，从而导致总体上在残障状态上所待的时间相对较长。（5）正是由于城镇老人与农村老人在预期残障寿命上的时间差距

---

① 通过拟合一个独立的 logistic 回归模型（1=健康，0=残障），可以计算每个群体老人在每个年龄上的健康概率和残障概率。

要大于在预期健康寿命上的时间差距，最终导致城镇老人的总预期寿命高于农村老人，而健康预期寿命却低于农村老人。

同时，本研究也发现不同教育背景的老人在预期寿命和健康预期寿命上的差距是一致的，即受教育程度较低的老人不仅在预期寿命上而且在健康预期寿命上都低于受教育程度较高的老人，不过，在健康预期寿命占总预期寿命的比例上，受教育程度较低的老人要高于受教育程度较高的老人。这主要是因为：（1）在初始状态为健康的条件下仍然保持健康的预期时间上，受教育程度较高的老人高于受教育程度较低的老人，即使在初始状态为残障的条件下，在转向健康后预期的时间长度上低于受教育程度较低的老人，但总计的健康预期寿命仍然是受教育程度较高的老人相对较长。（2）同城乡老人在预期残障寿命上的差距一样，受教育程度较高的老人由于残障康复率相对较低以及发生残障后有较低的死亡风险，受教育程度较高的老人在初始状态为健康的条件下，在转向残障后预期的时间长度要高于受教育程度较低的老人，并且在初始状态为残障的条件下，仍然保持残障的预期时间上也高于受教育程度较高的老人，最终导致受教育程度较高的老人在总的残障寿命上相对较长。这说明不同教育背景的老人在总预期寿命上的差距不仅包含在健康预期寿命上的差距，也包含在残障预期寿命上的差距。（3）正是由于在健康预期寿命上和残障预期寿命上，受教育程度较高的老人都相对较高，最终导致在总预期寿命上也相对较高。考虑到在健康预期寿命占总预期寿命的百分比上，城镇老人低于农村老人，受教育程度较高的老人也低于受教育程度较低的老人，这说明在社会经济地位较高的群体中还没有出现在西方发达国家中发现的残障压缩现象（Crimmins & Saito，2001；Fries，2002），反而正处在一种残障扩张的阶段。

此外，本研究还重点区分年龄效应和队列效应。一方面，我们发现，无论是城乡老人还是不同教育背景的老人在预期寿命上的差距，都随着年龄的增长而不断减少。但是，城乡老人在健康预期寿命上的差距随着年龄的增长呈现先增长后减少的趋势，而不同教育背景的老人在健康预期寿命上的差距随着年龄的增长呈现不断减少的趋势。总的来说，不同社会经济地位的老人在总预期寿命和健康预期寿命上的不平等随着年龄增长而不断减弱，这与以往的一些相关研究结论比较一致（Huisman et al.，2003）。需要指出的是，虽然到了高龄阶段，不同社会经济地位的老人在寿命上的差距会缩小，但是并不会消失，即使到了 95 岁以上的超高龄阶段。这说明随着年龄的增长，老人本身的残障发生率和死亡率都在显著提升，个体的生物学因素和健康禀赋对健康的影响远远超出了外在的社会经济因素，从而导致社会经济因素对健康的影响不断减弱。此外，随着年龄的增长和死亡率的显著提升，社会经济地位较低的老人能够在高死亡率下存活，说明其自身健康禀赋比较高，相反，社会经济地位较高的老人即使在自身健康禀赋相对不高的情况下，借助外在较佳的社会经济条件也能存活下来，这导致到了高龄阶段，社会经济地位较低的老人群体的健康禀赋可能还好于社会经济地位较高的老人群体，两者在最终的预期寿命和健康预期寿命上的差距也可能缩小。同时，本研究结果也显示，在健康预期寿命占总预期寿命的比例差距上，农村老人和受教育程度较低的老人所具有的优势都随着年龄的增长呈现不断增加的趋势，从另外一个方面也可以说在残障预期寿命占总预期寿命的比例上，城镇老人和受教育程度较高的老人都相对较高并且随着年龄增长而不断扩大，这说明到了高龄阶段，较好的社会经济条件可以延长老年人在残障状态的存活时间，由此我们也可以说，在社会经济地位较高的老人中出现的残障扩张现象到了高龄阶段相对更严重。

本研究也发现，较晚出生队列老人的预期寿命和健康预期寿命都高于较早出生队列老人，这说明随着时间的推移和社会的发展，人们的健康状况会有所改善。即使每个社会经济地位群体的健康状况都有所改善，但其改善幅度上并不均等，一般而言，城镇老人健康改善的幅度要大于农村老人，受教育水平较高的老人健康改善的幅度要大于受教育水平较低的老人。从另外一个角度，本研究结果显示，从 1920 年出生队列开始，城乡老人在预期寿命上的差距随着出生年份的不断前移而有所扩大，而在健康预期寿命上的差距有所缩小，不同教育背景老人无论在预期寿命上的差距还是在健康预期寿命上的差距都随着出生队列的前移而有所扩大。这说明在年轻世代群体中，不同社会经济地位群体的健康不平等在增加（Lynch，2003），其背后的一个主要原因可能就是不同社会经济地位群体在享受社会经济发展所带来的健康福利上存在不平等，社会经济地位较高的群体更容易也更早地享受到社会、医学、技术进步所带来的健康改善。随着中国社会、医学和技术的不断进步，未来中国社会中不同社会经济地位群体之间的健康不平等很有可能会进一步加大，这需要我们及时意识到这一点并采取相应的干预措施。

最后，本研究也可能面临以下几个方面的限制：（1）本研究在计算健康预期寿命时采用的健康指标是基本的日常生活自理能力，因此又被称为生活自理预期寿命。采用的健康指标不同，最终计算的健康预期寿命也可能存在差异。本研究的结论是否适用于采用其他健康测量指标计算的健康预期寿命——比如自评健康预期寿命、无疾病预期寿命或者无认知损坏预期寿命，以及不同社会经济地位老人这些健康期望寿命上的不平等是否存在差别，仍然需要进一步研究；（2）本研究采用城乡和教育背景作为老人社会经济地位的测量，虽然以往研究也认为在测量老人的社会经济地位时，教育是一个比职业和收入相对更好的指标，但是在用一些替代性的指标，如金融资产、住房等财产性指标对老年人的社会经济地位进行测量时，老年人的健康不平等情况会不会发生变化，仍然需要进一步研究；（3）虽然本研究区分了年龄效应和队列效应，考察了老年健康不平等在不同队列和不同年龄的变化情况，但是由于追踪的时间不是很长，本研究只是比较了四个出生队列在一些年龄点上的差异情况，而没有比较各个出生队列在各个年龄上的差异情况，这需要有足够长时间的追踪数据。

参考文献

曾毅，萧振禹，张纯元，柳玉芝，战捷，金沃泊，2001，《中国 1998 年健康长寿调查及高龄老人生活自理期望寿命》，《中国人口科学》第 3 期，第 9~16 页。

杜鹏，李强，2006，《1994~2004 年中国老年人的生活自理预期寿命及其变化》，《人口研究》第 5 期，第 9~16 页。

顾大男，2004，《中国高龄老人生活自理能力多变量多状态生命表分析》，《人口与经济》第 4 期，第 15~21 页。

李强，汤哲，2002，《多状态生命表法在老年人健康预期寿命研究中的应用》，《中国人口科学》第 6 期，第 40~48 页。

汤哲，项曼君，方向华，2004，《北京市不同社会经济状况老年人的预期寿命和健康预期寿命》，《中国临床康复》第 30 期，第 6569~6571 页。

汤哲，项曼君，方向华，2005，《北京市老年人健康预期寿命及其变化》，《中华流行病学杂志》第 12 期，第 939~942 页。

吴燕，徐勇，2011，《不同社会经济地位老年人健康期望寿命研究》，《中国卫生事业管理》第 8 期，第 625~627 页。

Abel, T. (2008). Cultural Capital and Social Inequality in Health. *Journal of Epidemiology and Community Health*, 62 (7), e13-e13.

Bossuyt, N. , S. Gadeyne, P. Deboosere, & H. Van Oyen. (2004). Socio-economic Inequalities in Health Expectancy in Belgium. *Public Health*, 118 (1), 3-10.

Camargos, M. C. S. , C. J. Machado, & R. D. Rodrigues. (2007). Disability Life Expectancy for the Elderly, City of Sao Paulo, Brazil, 2000: Gender and Educational Differences. *Journal of Biosocial Science*, 39 (3), 455-463.

Cambois, E. , C. Laborde, I. Romieu, & J. M. Robine. (2011). Occupational Inequalities in Health Expectancies in France in the Early 2000s: Unequal Chances of Reaching and Living Retirement in Good Health. *Demographic Research*, 25 (12), 407-436.

Cambois, E. , J. - M. Robine, & M. D. Hayward. (2001). Social Inequalities in Disability-free Life Expectancy in the French Male Population, 1980 – 1991. *Demography*, 38 (4), 513-524.

Crimmins, E. M. , M. D. Hayward, & Y. Saito. (1996). Differentials in Active Life Expectancy in the Older Population of the United States. *The Journals of Gerontology Series B: Psychological Sciences and Social Sciences*, 51 (3), S111-S120.

Crimmins, E. M. , & Y. Saito. (2001). Trends in Healthy Life Expectancy in the United States, 1970-1990: Gender, Racial, and Educational Differences. *Social Science & Medicine*, 52 (11), 1629-1641.

Fries, J. F. (1983). The Compression of Morbidity. *The Milbank Memorial Fund Quarterly. Health and Society*, 61 (3), 397-419.

Fries, J. F. (2002). Aging, Natural Death, and the Compression of Morbidity. *Bulletin of the World Health Organization*, 80 (3), 245-250.

Fries, J. F. (2003). Measuring and Monitoring Success in Compressing Morbidity. *Annals of Internal Medicine*, 139 (5_ Part_ 2), 455-459.

Fuller-Thomson, E. , A. Nuru-Jeter, M. Minkler, & J. M. Guralnik. (2009). Black-White Disparities in Disability Among Older Americans Further Untangling the Role of Race and Socioeconomic Status. *Journal of Aging and Health*, 21 (5), 677-698.

Glied, S. , & A. Lleras-Muney. (2008). Technological Innovation and Inequality in Health. *Demography*, 45 (3), 741-761.

Howard, G. , R. T. Anderson, G. Russell, V. J. Howard, & G. L. Burke. (2000). Race, Socioeconomic Status, and Cause-specific Mortality. *Annals of Epidemiology*, 10 (4), 214-223.

Huisman, M. , A. E. Kunst, & J. P. Mackenbach. (2003). Socioeconomic Inequalities in Morbidity among the Elderly: A European Overview. *Social Science & Medicine*, 57 (5), 861-873.

Jagger, C. , R. Matthews, D. Melzer, F. Matthews, C. Brayne, & M. CFAS. (2007). Educational Differences in the Dynamics of Disability Incidence, Recovery and Mortality: Findings from the MRC Cognitive Function and Ageing Study (MRC CFAS). *International Journal of Epidemiology*, 36 (2), 358-365.

Kaneda, T. , Z. Zimmer, & Z. Tang. (2005). Socioeconomic Status Differentials in Life and Active Life Expectancy among Older Adults in Beijing. *Disability and Rehabilitation*, 27 (5), 241-251.

Kapral, M. K. , H. Wang, M. Mamdani, & J. V. Tu. (2002). Effect of Socioeconomic Status on Treatment and Mortality After Stroke. *Stroke*, 33 (1), 268-275.

Lievre, A. , D. Alley, & E. M. Crimmins. (2008). Educational Differentials in Life Expectancy with Cognitive Impairment among the Elderly in the United States. *Journal of Aging and Health*, 20 (4), 456-477.

Link, B. G. , & J. Phelan. (1995). Social Conditions as Fundamental Causes of Disease. *Journal of Health and Social Behavior*, 35 (Extra Issue), 80-94.

Lynch, S. M. (2003). Cohort and Life-course Patterns in the Relationship between Education and Health: A Hierarchical Approach. *Demography*, 40 (2), 309-331.

Mackenbach, J. P. , I. Stirbu, A. J. Roskam, M. M. Schaap, G. Menvielle, M. Leinsalu, & A. E. Kunst. (2008). Socioeconomic Inequalities in Health in 22 European Countries. *New England Journal of Medicine*, 358 (23), 2468.

Manton, K. G. (1982). Changing Concepts of Morbidity and Mortality in the Elderly Population. *The Milbank Memorial Fund Quarterly. Health and Society*, 60 (2), 183-244.

Masters, R. K. , B. G. Link, & J. C. Phelan. (2015). Trends in Education Gradients of "Preventable" Mortality: A Test of Fundamental Cause Theory. *Social Science & Medicine*, 127, 19-28.

Matthews, R. J. , C. Jagger, & R. M. Hancock. (2006). Does Socio-economic Advantage Lead to A Longer, Healthier Old Age? *Social Science & Medicine*, 62 (10), 2489-2499.

Olshansky, S. J. , M. A. Rudberg, B. A. Carnes, C. K. Cassel, & J. A. Brody. (1991). Trading off Longer Life for Worsening Health The Expansion of Morbidity Hypothesis. *Journal of Aging and Health*, 3 (2), 194-216.

Phelan, J. C. , B. G. Link, & P. Tehranifar. (2010). Social Conditions as Fundamental Causes of Health Inequalities Theory, Evidence, and Policy Implications. *Journal of Health and Social Behavior*, 51 *Suppl* (1_ suppl), S28-S40.

Pongiglione, B. , B. L. De Stavola, & G. B. Ploubidis. (2015). A Systematic Literature Review of Studies Analyzing Inequalities in Health Expectancy among the Older Population. *PloS one*, 10 (6), e0130747.

Sole-Auro, A. , & M. Alcaniz. (2015). Are We Living Longer but Less Healthy? —Trends in Mortality and Morbidity in Catalonia (Spain), 1994-2011. *European Journal of Ageing*, 12 (1), 61-70.

Sole-Auro, A. , & M. Alcaniz. (2016). Educational Attainment, Gender and Health Inequalities among Older Adults in Catalonia (Spain). *International Journal for Equity in Health*, 15 (1), 126.

Steenland, K. , J. Henley, & M. J. Thun. (2002). All-Cause and Cause-specific Death

Rates by Educational Status for Two Million People in Two American Cancer Society Cohorts, 1959-1996. *American Journal of Epidemiology*, 156 (1), 11-21.

Sullivan, D. F. (1971). A Single Index of Mortality and Morbidity. *HSMHA Health Reports*, 86 (4), 347-354.

Szwarcwald, C. L., P. R. B. de Souza, A. P. Marques, W. D. de Almeida, & D. E. R. Montilla. (2016). Inequalities in Healthy Life Expectancy by Brazilian Geographic Regions: Findings from the National Health Survey, 2013. *International Journal for Equity in Health*, 15 (1), 141. doi: 10. 1186/s12939-016-0432-7.

Verbrugge, L. M. (1984). Longer Life but Worsening Health? —Trends in Health and Mortality of Middle-aged and Older Persons. *The Milbank Memorial Fund Quarterly. Health and Society*, 62 (3), 475-519.

Victora, C. G., J. P. Vaughan, F. C. Barros, A. C. Silva, & E. Tomasi. (2000). Explaining Trends in Inequities: Evidence from Brazilian Child Health Studies. *The Lancet*, 356 (9235), 1093-1098.

von dem Knesebeck, O., G. Luschen, W. C. Cockerham, & J. Siegrist. (2003). Socioeconomic Status and Health among the Aged in the United States and Germany: A Comparative Cross-sectional Study. *Social Science & Medicine*, 57 (9), 1643-1652.

West, P. (1991). Rethinking the Health Selection Explanation for Health Inequalities. *Social Science & Medicine*, 32 (4), 373-384.

Wilkinson, R. G. (2005). *The Impact of Inequality: How to Make Sick Societies Healthier*. New York: The New Press.

Yong, V., & Y. Saito. (2012). Are There Education Differentials in Disability and Mortality Transitions and Active Life Expectancy Among Japanese Older Adults? Findings From a 10-Year Prospective Cohort Study. *Journals of Gerontology Series B-Psychological Sciences and Social Sciences*, 67 (3), 343-353. doi: 10. 1093/geronb/gbs029.

第十章　环境污染的风险分配
与健康不平等

　　基于德国著名社会学家贝克的风险社会理论，本章首先讨论了财富分配的不平等与风险分配的不平等之间的关系，然后，依据大规模的社会调查数据，借助现代统计分析方法对我国的空气污染风险分配及其带来的健康不平等问题进行了实证研究。实证研究结果显示，我国城市社区的社会经济地位与其空气污染风险呈现出一种曲线相关，处于中等水平社会经济地位的社区其空气污染风险水平是最高的。此外，本研究也显示，空气污染带来的健康后果也是不平等的，空气污染对社会经济地位较低群体的健康损害是最大的，而对社会经济地位较高群体的健康损害相对较小。最后，本研究从风险分配、风险规避和风险治理等三个方面提出了一些政策建议。

一　社会不平等的转型与风险分配不平等

　　近年来，京津冀及其周边地区持续的、严重的空气污染引发社会公众的极大关注，霾、PM2.5等词每天都会出现在大众媒介、社交媒体和人们的日常话语体系中，严重的空气污染带来的健康风险俨然已经成为一种社会焦虑。不过，我们需要注意的是，有关空气污染及其风险的讨论主要由环境科学、医学等自然科学的话语所引导。在完全由生物学、医学、化学等术语引导的对空气污染的讨论存在一种危险，即不知不觉地把人仅仅归结为一个有机物，而忽略了风险背后的社会和文化意义。正如当代社会学家贝克所言："对于环境的工业污染和自然的破坏，以及它们只在高度发展的社会中才有的对健康和社会生活的多种多样的影响，居然缺少社会的思考。这种欠缺正变得具有讽刺意义——它似乎没有触动甚至包括社会学家自己在内的任何人。"（乌尔里希·贝克，2003）由此可见，当前社会科学界对环境风险问题背后所涉及的社会经济因素的思考和研究是欠缺的。实际上，空气污染带来的健康风险在不同的社会经济地位群体中可能存在明显的差异。不同社会经济地位群体和个体在空气污染暴露水平上是不一样的，在空气污染所带来的健康损害上也具有显著差异，这实际上涉及了一个新的社会不平等问题，即风险分配的不平等问题。

以往对社会不平等问题的讨论主要集中在物质财富分配的不平等及其带来的相关问题，正如马克思所言的"阶级社会"，在财富短缺的社会中，财富分配问题是社会运行的核心问题。但是，正如贝克所言，当前的社会正在从短缺社会的财富分配逻辑向晚期现代性的风险分配逻辑的转变（贝克，2003：15），正在从马克思或韦伯最宽泛的意义上的"工业社会"或"阶级社会"向风险社会转变，这是一种实质性的社会变迁，它将改变已有的认知、思考和行动模式。与传统社会中的风险主要是自然灾害相比，现代社会中的风险主要是人为的风险，包括自然灾害风险、经济风险、社会风险、政治风险等。以环境污染风险为例，它主要是人类工业化生产的副产品，对人类的影响既有短期的也有长期的，而且完全超出了人类的感知能力。现代社会的风险既是现实的，又是非现实的，既是客观的，又是主观的。我们会发现虽然在当代社会中所面临的实际风险可能并没有增加，甚至有所减少，但是我们所认知到或感受到的风险却大大增加了。还是以空气污染为例，尽管客观的污染程度可能已经有所改善，人们还是觉得空气污染严重程度在不断提高，这是因为人们对风险的认知水平和风险意识在不断提高。人们对于风险的感知、情绪和行动在相当程度上受制于他们对风险后果的想象。随着移动互联网的兴起，发端于少数人对空气污染风险后果的想象，可能会通过大众传媒或者社交媒体变成社会大众的普遍想象，先前没有被认定的风险很有可能被不断认定为风险，从而影响人们的情绪和行动。因此，人们不再仅仅关注财富分配的问题，而且还非常关注我们所面临的现实风险或者潜在风险，对风险的关注逐渐成为社会的核心议题。

如果说阶级社会里人们关心的是财富分配，在风险社会里人们主要关心的就是风险分配。事实上，我们还没有完全生活在一个风险社会中，但我们也不仅生活在阶级社会的分配冲突中（贝克，2003：17）。当前，阶级社会和风险社会存在很大范围的相互重叠，财富分配和风险分配可能是相互纠缠在一起的。在面对一些社会风险时，某些人比其他人受到更多的影响，于是社会风险地位应运而生了（贝克，2003：21）。虽然说风险社会的社会分层标准不是经济地位定义的社会阶级，但是在风险的暴露数量以及应对风险的能力或潜力上，不同的职业和教育阶层大相径庭，旧有的以财富分配为基础的社会不平等在新的层面上可能会受到强化。风险分配的模式与财富分配的模式正好相反，即财富在上层聚集，而风险在下层聚集。贫穷可能会招致不幸的大量风险，相反，收入、权力和教育上的财富可以购买安全和免除风险的特权，于是，依社会阶级而定的风险分配模式很有可能会产生新的社会对抗（贝克，2003：36）。以空气污染为例，社会经济地位较低的群体更有可能居住在污染水平更高的地区，对空气污染风险的规避能力更低以及所带来的健康损害更大，这反过来又影响到他们对财富地位的获得。因此，在现代社会中，财富分配的不平等和风险分配的不平等是相互强化的。不过，贝克也断言，随着现代化风险的不断扩张，风险分配的不平等会逐渐减弱，风险在其范围内以及它所影响的那些人中间会表现为平等的影响，比如，阶级界限在我们都呼吸的空气面前消失了，在这些状况下，只有不吃、不喝、不呼吸才能进行有效的保护（贝克，2003：38）。的确，从长远来看，风险在它的扩散中展示了一种社会性的"飞去来器效应"，即使是富裕和有权势的人也不会逃脱它们（贝克，2003：39）。不过，就目前的社会发展阶段而言，尤其是中国这样的发展中国家，仍处于物质财富短缺的时期，财富分配的逻辑仍然是社会的主导机制，风险分配模式仍然附着在财富分配模式上。如，就我国的空气污染风险而言，虽然从本质上具有一种平等化效应，但是在财富、知识和权力地位上具有优势的群体可以动用更多的资源和机会来防护这种风险以及尽可能地消减可能带来的后果。

二 空气污染的风险分配和风险后果的不平等

如贝克所言，环境污染风险是风险社会中的主要风险之一。随着中国工业化、城市化的快速推进，环境污染俨然已经成为"民生之患、民心之痛"[①]，与水、土壤、噪音等环境污染主要是一种局部性的风险相

---

① 2015 年 3 月 5 日，李克强在第十二届全国人民代表大会第三次会议做政府工作报告，报告指出，环境污染是民生之患、民心之痛，要铁腕治理。

比，空气污染问题是公众感受更为直接、影响范围更为广泛以及其健康后果更为严重的问题。① 在严重的空气污染面前，关于不同社会阶层群体在空气污染的风险分配和风险后果上不平等就成为一个非常核心的议题。虽然说空气污染的风险后果是多方面的，但人们还是主要关心空气污染所带来的健康后果。空气污染对人类健康的损害既有急性影响，也有慢性影响，包括轻微的上呼吸道刺激、慢性呼吸系统和心脏疾病、肺癌、儿童急性呼吸系统感染以及成人慢性支气管炎，此外，空气污染还会加重本就存在的心脏和肺部疾病或者哮喘发作以及增加人们的死亡风险（Brunekreef & Holgate，2002；Kampa & Castanas，2008）。鉴于此，本研究接下来主要从健康的角度讨论空气污染的风险分配及其所带来的健康后果的不平等。

从社会科学的角度考察空气污染和与之相关的健康议题，主要集中在欧美发达国家或地区，而我国相关研究更多地集中在自然科学中流行病学和环境科学领域②。在空气污染对健康的影响方面，以往的大部分研究——不论是国内的还是国外的——基本上已经获得了一致的结论，即认为空气污染对人类的健康会造成显著的损害（Brunekreef & Holgate，2002；Dockery et al.，1993；Pope Ⅲ et al.，2002；Pope Ⅲ & Dockery，2006；胡伟，魏复盛，2000；谢元博等，2014）。不过，以往的许多研究也发现空气污染在不同社会经济地位群体中的影响程度存在差异，空气污染对社会经济地位较低的人群的健康影响会更大（Deguen & Zmirou-Navier，2010）。

一方面，一些研究把焦点集中在地区社会经济地位因素③对空气污染和健康关系的调节作用。比如，一项有关巴西圣保罗市六个地区的研究发现，PM10对老年人呼吸系统死亡率具有显著的影响，并且这种影

---

① 据环保部公布的《2015 年中国环境状况公报》，2015 年，全国 338 个地级以上城市中，只有 73 个城市环境空气质量达标，占 21.6%；265 个城市环境空气质量超标，占 78.4%。

② 流行病学和环境科学研究的一个重要目标就是阐释环境健康病理学机理，即环境污染与人类健康或者疾病发生之间的关系机制。这种研究结论可以为其他研究提供基础。但是，这类研究往往对环境健康问题背后所涉及的经济社会因素及影响考虑不足。

③ 地区社会经济地位因素反映的是一个地区（城市或社区）的宏观特征，比如此地区中受过高等教育人口所占比例、家庭中拥有汽车的比例、蓝领工人所占比例等。

响受到地区社会经济地位因素的调节，在受过大学教育人口比例、高收入家庭比例较高的地区，空气污染对死亡率的影响是下降的，而住在贫民窟人口所占比例较高的地区，空气污染对死亡率的影响是上升的（Martins et al.，2004）。一项针对加拿大的某个城市研究表明，在较低社会经济地位的地区，空气污染对死亡率的影响是相对更大的。低教育获得和较高制造业就业的地区，显著地调节了空气污染对死亡率的影响效应（Jerrett et al.，2004）。一项针对中国香港的研究也发现，空气污染对死亡率的影响受到居住房屋类型和职业类型的调节，但是不受教育获得的调节，至于空气污染对死亡率的影响效应，居住在公租屋的人所受的影响要比居住在私屋的人更大，空气污染对死亡率的影响效应在蓝领工人中要比在从未工作的人和白领工人中更大一些（Wong et al.，2008）。另外一些针对发达地区的研究也获得了类似的结论，比如罗马（Forastiere et al.，2007）、挪威（Næss et al.，2007）等。

另一方面，空气污染与健康的关系除了受地区社会经济地位因素的调节之外，也受到个体层次上社会经济地位因素的调节。比如，一项针对美国 20 个城市的研究发现，PM10 与死亡率的关系具有性别差异和年龄组差异，而且受教育水平与此关系负相关，即个体受教育水平越高，PM10 与死亡率的关系越不显著（Zeka et al.，2006）。国内的一些相关研究也发现，处在较低社会经济地位的居民的健康需求更容易受到空气污染等外界因素的影响；而处在中上社会经济地位的居民的健康需求由于能采取更多的避免污染措施，其健康需求并没有受到空气污染等外界因素的影响（苗艳青，陈文晶，2010）。也有研究发现，随着空气污染严重性的提高，个体的收入、教育和职业等地位因素对健康的影响会进一步加大，即空气污染扩大了本已存在的健康不平等（祁毓，卢洪友，2015）。一项针对英国的研究也发现，在所有原因死亡率和循环系统疾病上的与收入剥夺有关的健康不平等在自然环境较好的地区会下降，这说明有助于健康的物理环境能够减少健康不平等（R. Mitchell & Popham，2008）。由此可以看出，空气质量对于较低社会经济地位群体来说显得更为重要，空气污染程度的上升对这些群体的影响更为强烈。

空气污染为什么对社会经济地位较低的群体有相对更大的影响？以往

的研究主要从两个方面进行解释（Forastiere et al.，2007；O'Neill et al.，2003）。（1）较低社会经济地位社区或群体暴露于空气污染中的水平更高，这其实是一个环境不平等或者环境公平问题。比如，在一些国家或地区，一些研究发现低收入或者少数族裔社区暴露于空气污染的水平会更高（Michael Jerrett et al.，2001；G. Mitchell & Dorling，2003；Pearce & Kingham，2008）；一项针对中国江苏省的研究也发现，即使控制了收入和产业结构因素，农民工比例越高的社区暴露于空气污染的水平就越高（Schoolman & Ma，2012）。（2）与社会经济地位较高的群体相比，社会经济地位较低的群体在面对空气污染时的健康脆弱性更高。这里的脆弱性指与健康相关的一些社会、行为和心理因素，包括先前就存在的糟糕的健康状况（比如糖尿病、肥胖）、糟糕的健康行为（吸烟、饮酒等）、更大的心理压力（经济贫困、缺乏控制感等）以及糟糕的医疗保险（可获取性以及质量）等在社会经济地位较低的群体中更为普遍（Laurent et al.，2007），这些因素使他们对空气污染显得更为敏感，同时也缺少有效的规避手段。

然而，有研究指出第二方面（即不同的脆弱性）的解释力要强于第一个方面（即不同的暴露水平）（Forastiere et al.，2007），因为有研究发现不同社会经济地位群体在空气污染暴露水平上并不存在显著差异，甚至出现了相反的结论。比如，一项针对伦敦地区的研究发现，虽然从整体上看社会经济地位较低的个体和较高剥夺的社区有更高的空气污染暴露水平，但是在伦敦的中心地区，这种相关关系发生逆转，富裕的城市中心反而有更高的空气污染暴露水平（Richardson et al.，2011）。类似的研究结论也发生在另外一些地区的研究中，比如意大利的罗马（Cesaroni et al.，2010）、加拿大的蒙特利尔（Crouse et al.，2009）等，居住在较高社会经济地位水平的地区的人群或者有大学学位的人群中，更有可能暴露于与交通相关的空气污染。不过，也有研究提出地区社会经济地位与空气污染暴露水平的关系可能是非线性的，即处于中等社会经济地位水平的地区空气污染暴露量是最高的（Havard et al.，2009）。因此，社会经济地位与空气污染暴露水平之间的关联性可能是比较复杂的，其仍然没有得到较好的解释，需要进一步研究和澄清（Briggs et al.，2008）。由此可以看出，不同社会经济地位群体在空气污染影响程度上的差异主要是由不同脆弱性和规避手段造成的。

　　虽然以往的许多研究显示社会经济地位较低的群体更容易受到空气污染的健康影响，但是也有一些研究并没有发现社会经济地位对空气污染效应的调节作用（Samet et al.，2000；Schwartz，2000），或者只是发现了部分效应，即教育因素对空气污染效应具有调节作用，而家庭收入则不具有调节作用（M. Jerrett et al.，2004）。甚至，有研究发现了相反的结论，即居住在富裕地区的人群中，空气污染对死亡率的影响是更高的（Gouveia & Fletcher，2000）。因此，有研究总结认为社会经济地位对空气污染效应的调节受到地理测量单位的影响，如果使用较为宏观的地理测量单位（比如城市），则没有发现社会经济地位对空气污染效应的调节，如果使用精确的地理单位（比如社区），则发现了混合的结果，使用个体层面的社会经济地位测量，则倾向于认为空气污染对弱势群体的影响更大（Laurent et al.，2007）。

　　综上所述，虽然以往的一些研究发现了不同社会经济地位群体在空气污染暴露水平和空气污染健康效应上存在显著的差异，但是并没有获得一个确切的结论，尤其是以往研究大都集中在欧美等发达国家或地区，因此需要把这方面的研究进一步扩展到像中国这样的发展中国家来。考虑到中国正处在工业化和城市化的新阶段，空气污染已经达到了一个相当高的水平，也成为一个重要的民生问题。在这种情况下，在空气污染暴露水平和空气污染健康效应上的社会分层逐渐成为社会科学研究的重要议题。近几年来，国内也出现了一些相关的研究，尤其是经济学领域的研究（祁毓，卢洪友，2015），但是其他学科的研究还非常少。此外，基于西方发达国家的经验所获得的相关结论能否适用于中国也需要我们进一步研究，相关的研究结果也可以为这方面的相关争论提供新的经验证据。

　　基于以上考虑，本研究将利用全国性的大规模社会调查数据，深入考察不同社会经济地位群体在空气污染的健康上是否存在显著的差异。具体而言，本研究的问题主要有以下两个方面。

　　第一，不同社会经济地位群体在空气污染暴露水平上是否存在显著差异？随着地区社会经济水平的不断提升，空气污染暴露水平会发生怎样的变化？

第二，空气污染对健康状况的影响是否受到个体社会经济地位因素的调节？随着个体社会经济地位的提升，空气污染对健康的影响是否会不断下降？或者说，随着空气污染严重性的提升，不同社会经济地位群体之间的健康不平等是否也在扩大？

三 数据与方法

（一）数据

本研究的来源是中山大学社会科学调查中心"中国劳动力动态调查"（China Labor-force Dynamics Survey，CLDS[①]）在 2014 年的全国性抽样调查数据。CLDS 调查数据集包括个体、家庭和社区三个层次，样本覆盖中国 29 个省份（除港澳台、西藏、海南外），调查对象为样本家庭户中的全部劳动力（年龄为 15~64 岁的家庭成员）。基于本研究目的，本研究选取了年龄在 45 岁以上的城市社区样本，在删除不符合本研究目的的案例后，本研究最终使用的样本量为 3838 人，他们来自 171 个社区的 2676 户家庭。

（二）变量测量

对健康状况进行测量的指标有很多，其中自评健康指标是对个体综合健康状况的一种测量，它测量了健康的主观方面和客观方面，是最经常使用的健康测量指标之一。因此，本研究对健康状况的测量采用了自评健康这个指标，它是根据受访者对"你认为你现在的健康状况如何"问题的回答结果进行测量，共有 5 个有等级顺序的回答：非常健康（编码为 1）、健康（编码为 2）、一般（编码为 3）、不健康（编码为 4）和非常不健康（编码为 5）。然后，本研究把每个社区样本中回答"非常健康"或者"健康"的比例作为社区整体健康程度的测量，这一比例数值越大，就表明本社区的整体健康水平越高。

---

① 有关此数据的详细情况，参见其官方网站：http://css.sysu.edu.cn/Data。

对空气污染程度的测量，本研究也采用了受访者主观评价的方式[1]，根据受访者对"您认为在您家居住的地方，空气污染的严重程度如何？"问题的回答结果进行测量。本研究把"非常严重"和"比较严重"归为一类，称为空气污染严重（编码为2），把"不太严重"和"一点也不严重"归为一类，称为空气污染不严重（编码为1）。接下来，本研究把每个社区样本中回答"非常严重"或者"比较严重"的比例作为社区空气污染严重程度的测量，这一比例数值越大，就表明本社区的空气污染越严重。

对社会经济地位的测量，本研究采用了教育和家庭人均年收入两个指标[2]。为了获得对教育的精确测量，本研究首先把原始数据集中的受教育程度变量转换成受教育年数，具体转换如表10-1所示，然后计算每位受访者受教育年数的标准值。家庭人均年收入的测量根据家庭过去一年的总收入除以家庭总人口数获得，然后计算每个家庭人均年收入的标准分。最后，本研究计算了每位受访者的受教育年数标准分和家庭人均年收入标准分的平均数，以此为个体综合社会经济地位测量标准。用相似的方法，本研究计算了每个社区的综合社会经济地位特征，具体地说，首先计算了每个社区受教育年数的平均数和家庭人均年收入的平均数，然后分别计算其在所有社区中的标准分，最后计算两个标准分的平均数。

---

[1] 在流行病学和环境科学中，对空气污染严重性的测量一般采用各项污染物（比如细颗粒物、可吸入颗粒物、二氧化硫、二氧化氮、臭氧、一氧化碳等）在单位立方米中的浓度数值，是一个相对客观的数值。客观的空气污染指数虽然在某种程度上反映了一个地区空气污染的水平，但整体的空气污染水平和个体的污染暴露水平并不是直接对应的，一个人居住在较高空气污染的地区，并不一定有较高水平的空气污染暴露。空气监测的数值可以作为个体空气污染暴露水平的代理，但两者之间并不等同。虽然个体对空气污染的主观评价具有较强的主观特征，但它是结合了客观的事实和主观感受做出的综合性评价，在某种程度上更能反映出空气污染对个人的影响程度。

[2] 教育、职业和收入是常用的社会经济地位测量指标，但是有研究认为这样的一种测量方式主要适用于发达国家，能否应用于发展中国家尤其是老年人群体中还需要进一步研究（Zhu & Xie, 2007）。本研究的对象是45岁以上的中老年人口，有相当比例的人已经退休或者从事家务，因此职业变量在这些样本中是缺失的。考虑到职业与教育、收入两个变量的高度相关性，为了尽可能地保留数据的完整性，本研究没有把职业纳入对社会经济地位的测量中。

表 10-1　受教育程度换算成受教育年数

单位：年

受教育程度	受教育年数换算	
	正式毕业	没有毕业
从未上过学	0	0
小学或私塾	6	3
初中	9	7.5
普通高中	12	10.5
职业高中	12	10.5
技校	12	10.5
中专	12	10.5
大专	15	13.5
本科	16	14.5
硕士	19	17.5
博士	22	20.5

除了以上变量之外，本研究还包括性别、年龄、婚姻状况、身体质量指数、健康生活方式（包括吸烟情况、喝酒情况、身体锻炼情况）等个体层次上的控制变量。

（三）分析方法

考虑到本数据集包含了多层次结构（个体<家庭<社区<城市），本研究采用了多层混合效应模型（Multilevel Mixed-Effects Model）。对于连续因变量（continuous responses），本研究采用了线性混合效应模型（Linear Mixedeffects Models），对于序次因变量（ordinal responses），采用了广义线性混合模型（Generalized Iinear Mixed-effects Models）。基本的策略是：从一个简单的模型开始，逐渐加入相关变量，先包括模型的固定效应，然后再包括随机效应。从最低层开始，然后到较高的层次。

本研究首先考察了社区层次上的社会经济地位、空气污染程度和健康状况之间的关系，为此拟合了线性混合效应模型，在此模型中，层一单位是社区，层二单位是城市。用矩阵的形式表示如下：

$$y = X\beta + Zu + \varepsilon$$

其中，y 是因变量向量，具体表示社区空气污染程度或者社区整体健康状况，X 是固定效应 β 的协变量矩阵，Z 是随机效应 u 的协变量矩阵，ε 是误差项矩阵。

然后，本研究考察了个体层次上的社会经济地位、空气污染程度和健康状况之间的关系，为此拟合了广义线性混合模型，在此模型中，层一单位是个体，层二单位是家庭，层三单位是社区。用矩阵的形式表示如下：

$$g\{E(y \mid X, u)\} = X\beta + Zu$$

其中，y 是因变量向量，服从 ordinal 分布，采用 logit 链接函数，于是有：

$$\text{logit}\{E(y)\} = X\beta + Zu$$

考虑到中国社会经济发展的城乡差距，本研究对城乡样本进行了分别建模和估计。本研究采用了 STATA 统计软件的 meglm 命令对模型进行最大似然估计。对于嵌套模型的比较，本研究采用 -2LL，即偏差统计量（Deviance Statistic）进行显著性检验。偏差值越小，模型就越好。两个模型的偏差值之差服从一个卡方分布，自由度等于两个模型的参数数量之差。

四 研究结果

本研究首先从社区层次上考察了社区社会经济地位、社区空气污染严重程度和社区整体健康状况之间的关系。如表 10-2 所示，社区社会经济地位与社区空气污染程度正相关，随着社区社会经济地位的提高，社区空气污染严重程度也在提高。不过，我们也看到，社区社会经济地位的平方项回归系数是负值且具有统计上的显著性（$p < 0.01$），这说明社区社会经济地位与社区空气污染严重程度的关系可能存在一种曲线关系，即在社区社会经济地位的不同水平上，社区社会经济地位与社区空气污染的关系可能是不同的。

表 10-2 社区的社会经济地位、空气污染严重程度及其整体健康状况

	社区空气污染 自评严重比例	社区自评健康 良好比例
截距	21.540* (2.508)	70.374* (3.309)
社区社会经济地位	16.305* (3.951)	2.302 (2.642)
社区社会经济地位×社区社会经济地位	-5.254* (1.896)	
社区空气污染自评严重比例		-0.243 (0.095)
社区社会经济地位×社区空气污染		0.141* 0.076
社区中老年人口比例		0.364* (0.128)
层二方差（城市）	151.437* (42.540)	30.371 (18.927)
层一方差（社区）	233.359* (30.198)	193.240* (24.776)

注：* $p < 0.1$。

图 10-1 是根据表 10-2 的 A 模型估计结果计算的社区社会经济地位不同取值情况下社区空气污染自评严重比例的预测值。我们看到当社区的社会经济地位发展到一定程度后，随着社区社会经济地位的提高，社区的空气污染水平会逐渐下降。

表 10-2 的估计结果显示，社区的空气污染与社区的健康状况从总体上看是负相关的，即随着社区空气污染严重程度的提高，社区自评健康良好的比例在下降。同时，表 10-2 也显示，社区社会经济地位与社区空气污染交互项系数估计是 0.141 且统计上是显著的（$p < 0.1$），这说明随着社区社会经济地位的提高，社区的空气污染对健康的影响在减弱。如图 10-2 所示，在社会经济地位较低的社区中，社区空气污染越严重，社区的整体健康状况就越差。但是，随着社区社会经济地位的提高，空气污染严重程度不同的社区在整体健康状况上的差距在逐渐缩小。

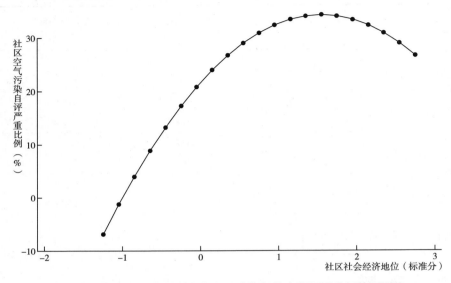

图 10-1　社区社会经济地位与社区空气污染自评严重比例的预测值

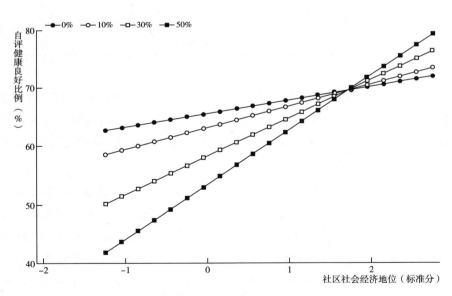

图10-2　社区社会经济地位和社区空气污染自评严重比例不同
取值下社区自评健康良好比例的预测值

　　除了在社区层次上考察了社会经济地位、空气污染与健康状况的关系，本研究还从微观的个体层次上进行了考察，表 10-3 是模型估计的结果。表 10-3 的模型 1 是只有控制变量的模型，模型 2 是在模型 1 的基础上加入了空气污染是否严重的变量，通过模型 2 和模型 1 的似然比率检验，模型 2 优于模型 1，这说明空气污染对个体的健康状况有显著影响，个体的家庭所在地空气污染越严重，个体的自评健康状况越差。模型 3 是在模型 2 的基础上加入个体社会经济地位变量，结果显示，个体社会经济地位越高，个体自评健康就越好。模型 4 是在模型 3 的基础上加入了个体社会经济地位与家庭所在地空气污染状况的交互项，回归系数估计为 -0.247，且统计上显著（$p<0.05$），这说明家庭所在地空气污染对健康状况的影响受到个体社会经济地位的显著调节。

表 10-3　个体层次上社会经济地位、空气污染与健康状况的关系

变量（参照类）	模型 1	模型 2	模型 3	模型 4
固定参数				
女（男）	0.262*	0.257*	0.154	0.158*
	(0.095)	(0.095)	(0.095)	(0.095)
年龄	0.057*	0.057*	0.047*	0.047*
	(0.007)	(0.007)	(0.007)	(0.007)
无配偶（有配偶）	0.305**	0.337**	0.302**	0.305**
	(0.151)	(0.151)	(0.150)	(0.150)
不经常锻炼（经常锻炼）	0.187**	0.198**	0.082	0.083
	(0.085)	(0.085)	(0.086)	(0.086)
戒烟（从不吸烟）	0.319*	0.314	0.311	0.315
	(0.192)	(0.192)	(0.192)	(0.192)
吸烟（从不吸烟）	0.003	-0.006	-0.044	-0.040
	(0.117)	(0.117)	(0.117)	(0.117)
戒酒（从不喝酒）	1.117***	1.093***	1.052***	1.039***
	(0.259)	(0.259)	(0.259)	(0.259)
喝酒（从不喝酒）	-0.385***	-0.381***	-0.370***	-0.369***
	(0.117)	(0.117)	(0.117)	(0.117)

续表

变量（参照类）	模型 1	模型 2	模型 3	模型 4
体重正常（过轻）	−0.739 ***	−0.739 ***	−0.694 ***	−0.691 ***
	(0.155)	(0.155)	(0.154)	(0.154)
超重（过轻）	−0.713 ***	−0.710 ***	−0.672 ***	−0.668 ***
	(0.169)	(0.169)	(0.168)	(0.168)
肥胖（过轻）	−0.507 ***	−0.506 ***	−0.474 **	−0.467 **
	(0.194)	(0.194)	(0.194)	(0.193)
家庭所在地污染严重（不严重）		0.483 ***	0.511 ***	0.614 ***
		(0.099)	(0.099)	(0.110)
个体社会经济地位			−0.558 ***	−0.482 ***
			(0.061)	(0.069)
家庭所在地污染严重× 个体社会经济地位				−0.247 **
				(0.113)
随机参数				
层三（社区层次）方差	0.850 ***	0.836 ***	0.766 ***	0.772 ***
	(0.134)	(0.133)	(0.124)	(0.125)
层二（家庭层次）方差	1.657 ***	1.651 ***	1.584 ***	1.570 ***
	(0.232)	(0.231)	(0.224)	(0.223)
案例数	3838	3838	3838	3838
对数似然值	−4753	−4741	−4696	−4694
自由度	11	12	13	14

注：* $p<0.1$，** $p<0.05$，*** $p<0.001$。

如图 10-3 所示，家庭所在地空气污染严重的个体在自评"非常健康"和"健康"上的概率要大于家庭所在地空气污染不严重的个体，但是随着个体社会经济地位的提高，家庭所在地空气污染而导致的健康差距在逐渐缩小，从图 10-3 的"非常健康"和"健康"的预测概率看到，两条曲线在不断靠近直至重合。从另外一个方面看，在自评健康"一般""不健康"和"非常不健康"的预测概率上，家庭所在地空气污染严重的个体要高于家庭所在地空气污染不严重的个体，而且两者之间的差距随着个体社会经济地位的提高而逐渐缩小。

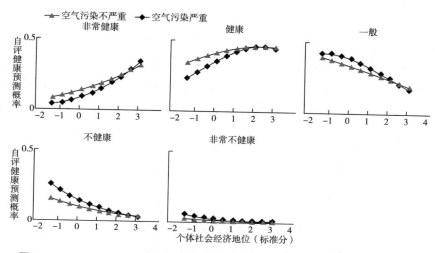

图 10-3　个体社会经济地位和家庭空气污染不同情况下自评健康的预测概率

五　讨论

　　虽然中国还没有完全进入贝克所言的风险社会，但环境污染所带来的风险正逐渐成为社会的核心议题。在新的环境风险面前，基于财富分配而形成的不同社会阶层群体在风险的分配和风险后果的承担上存在显著的不平等。在环境与健康的关系上，以往在中国的相关研究主要集中在流行病学和环境科学领域，在某种程度上忽视了环境健康问题背后所涉及的社会经济因素。而在传统的环境社会学中，把更多的焦点集中在不同社会经济地位之前的环境公平和环境抗争上，虽然看到了环境问题背后的社会经济因素，但是没有把健康作为一个重要的议题纳入研究框架。与以往研究相比，本研究利用大规模的社会调查数据①，不仅在相对宏观的层次（社区层次）上，而且在微观的个体层次上考察了环境健康问题背后的社会经济因素。

　　本研究结果显示，我国城市社区的社会经济地位与其空气污染严重程度呈现出一种曲线相关。一方面，随着社区社会经济地位的提升，社区的

---

①　以往关于环境健康问题的研究大都利用流行病学数据，它的优势是可以深入考察环境对健康的影响机制，缺陷是这样的数据往往缺少个体社会经济背景的资料，从而无法研究环境健康问题背后的社会经济因素。

空气污染程度在显著增加，这在某种程度上说明了空气污染是社会经济发展的"副产品"，这个结论在以往的研究中也得到了支持，比如在英国的伦敦地区（Goodman et al.，2011）、罗马地区（Cesaroni et al.，2010）都发现富裕的和社会经济地位较高人群集中的城市中心有更高的空气污染。另一方面，我们也看到，随着社区社会经济地位的进一步提升，其空气污染的暴露水平开始下降，不同社会经济地位群体在空气污染暴露上的关系开始逆转，也就是说，处于中等社会经济地位水平的社区，空气污染暴露水平是最高的，最贫困的社区和最富裕的社区其空气污染水平都相对较低。

如表 10-4 所示，关于社区社会经济地位水平与空气污染之间的关系可以总结为以下几种模式：M1（低等地位水平—低等空气污染）、M2（中等地位水平—中等空气污染）、M3（高等地位水平—高等空气污染）、M4（高等地位水平—中等空气污染）和 M5（高等地位水平—低等空气污染），而表 10-4 显示的 S1、S2、S3 和 S4 等 4 种模式则是 5 种主要模式之外的非典型形式。当前，中国大部分的城市地区属于 M2 模式，是从 M2 模式发展到 M3 还是直接过渡到 M4 模式，则与城市的工业化模式和空气污染治理投入有关。有些城市属于 M3 模式，比如北京和天津这样经济发达的城市正处于高等地位水平和高等空气污染的阶段，但以后的发展趋势是向高等社会经济发展水平和中等空气污染（即 M4 模式）迈进。[①] 属于 M4 模式和 M5 模式的城市大部分是南方一些经济比较发达的地区，比如深圳市、厦门市等。

表 10-4　社区发展水平与空气污染动态关系模式

		社区社会经济地位		
		低	中	高
空气污染水平	高	S2	S3	M3
	中	S1	M2	M4
	低	M1	S4	M5

---

① 根据北京市环保局的最新发布，从 2016 年的前 10 个月，北京市各区空气质量均呈现不同程度的改善趋势，资料来源：http://www.bjepb.gov.cn/bjepb/413526/331443/331937/333896/4397743/index.html。

　　需要说明的是，当前中国的不同社会经济地位社区在空气污染暴露上的模式主要是地区经济结构、工业化模式、城市化模式和自然地理环境共同左右的结果，个体主动选择的作用相对较小。当前，城市居民在选择居住地时，对工作机会、社区教育资源、医疗资源和交通条件的考虑要远大于对空气质量的考虑。由于空气污染物，比如 PM2.5 在一个城市内部的分布比较同质（Burton et al.，1996；DeGaetano & Doherty，2004；Martuzevicius et al.，2004），个体如果选择居住在空气质量较好的社区，就需要在不同的城市之间进行流动，考虑到一些空气污染较重的地区往往又是经济较为发达并且教育、医疗资源、交通条件便利的城市，社会经济地位较高的个体并没有表现对空气质量的较强选择性，从而没有出现所期待的较高社会经济地位的地区或者群体有更低的空气污染暴露的事实，反而出现了相反的事实，即社会经济地位较高的社区或者群体在空气污染暴露上更高。不过，这并不能使我们忽视空气污染所带来的健康损害在不同社会经济地位群体中不平等的事实。

　　本研究结果也显示，空气污染对健康的损害在不同的社会经济地位群体中具有显著的差异，在社会经济地位较低的群体中，空气污染对健康的损害是最大的，然而，随着社会经济地位的提升，空气污染对健康的效应不断减弱，从而使生活在空气污染严重地区的群体和生活在空气污染不严重地区的群体在自评健康上的差异逐渐缩小。究其原因，这可能与不同社会经济地位群体在空气污染面前的脆弱性和规避能力有关（Forastiere et al.，2007；O'Neill et al.，2003）。首先，与社会经济地位较高的群体相比，社会经济地位较低的群体的健康状况要更差（Mackenbach et al.，2008；Marmot，2005；焦开山，2014），他们在严重的空气污染面前显得更为敏感，也更易受到健康损害。其次，在医疗服务的获取和质量上，社会经济地位较低的群体要显著低于社会经济地位较高的群体（Adler & Newman，2002；Fiscella et al.，2000），当空气污染加重导致身体受到影响时，他们不能有效地和及时地借助医疗服务而得到缓解。再次，与社会经济地位较高的群体相比，社会经济地位较低的群体对空气污染的规避能力相对较低。即使在面临同等的空气污染条件下，社会经济地位较低的群体由于工作环境（比如室外）和室内环境（对污染空气的防护能力）的糟糕而导致有更多的空气污染暴露量。最后，社会经济地位较低的群体因为文化背景相对较低，他们在健康意识和环境健康方面的知识相对缺乏，主观上对环境带来的健康损害认识不足，这导致对空气污染的主观防护意识也较低。

由此可见，社会经济地位较低群体对空气污染的个人规避能力相对较弱，可能面临更多的空气污染暴露水平和健康损害。考虑到空气污染具有明显的外部性和公害性，以政府为责任主体的公共规避手段就显得尤为重要，以此可以弥补个人在规避能力上的不足。政府在制定环境政策时，应该把环境健康不平等问题考虑进来，以增强政策的有效性和针对性。

最后，本研究也面临以下三个方面的限制：（1）考虑到中国当前每个城市的空气监测站点较少，因此只能获得城市层次上的空气质量数据，而不能获得具体的社区层次上的相关数据。本研究为了从更微观的社区层次和个体层次研究空气污染和健康的关系，所以采用了对空气污染主观评价的测量方式。虽然主观评价的方式更能反映出个体对空气污染的感受度，在一定程度上也反映出空气污染的客观事实，但是这种方式可能存在较大的误差。（2）由于本研究使用的是截面数据，对社会经济地位、空气污染和健康状况之间的因果机制并没有深入考察，本研究的结论更多的是从描述的意义上讲的。未来的研究可以考虑利用追踪调查数据考察社会经济地位的变化是如何影响空气污染暴露水平的以及空气污染暴露水平的变化是如何影响健康状况的。（3）本研究对健康的测量采用了自评健康的方式，而没有把客观的健康指标，如发病率和死亡率考虑进来。空气污染与不同健康指标的关系以及这种关系是否受到社会经济地位因素的调节，需要进一步探究。

总之，本研究利用社区和个体层次的多层数据结构，进一步证实了不同社会经济地位的群体在空气污染暴露水平上和健康状况上的不平等。考虑到中国的社会经济发展以及空气污染暴露水平正处在一个动态演变的过程中，社会经济地位在环境与健康关系中的作用也可能在不断变化，我们需要不断地考察和分析中国在环境污染暴露水平上和健康状况上的不平等及其发展趋势。

六　政策议题

如果说在所谓的"阶级社会"或者"工业社会"，社会政策的核心议题是如何解决财富分配的不平等及其相关问题，那么在所谓的"风险社会"

里，社会政策的核心议题将是如何解决风险分配的不平等及其相关问题。同样以空气污染风险为例，我们认为有如下几个比较重要的政策议题。

首先，与空气污染风险分配相关的政策。治理空气污染的一个重要举措就是把本地污染严重的产业转移到外地，其主要的路径就是从社会经济地位较高的国家或地区转移到社会经济地位较低的国家或地区。在国际层面上，发达国家会把污染较为严重的产业转移到发展中国家，由此也把风险转嫁到经济相对落后的发展中国家。我国作为发展中国家，在接受发达国家的投资和产业转移时，需要充分考虑到其存在的风险，而不能被眼前的经济利益所蒙蔽。在国内层面上，一些社会经济比较发达的地区（比如北京）正处于高污染的阶段，为了减少空气污染，对于一些高污染产业的转移有较强的驱动力。但是，这些地区在考虑高污染产业的转移时，也应该充分考虑风险的转嫁问题。如果产业转移是在一个国家内部进行的，甚至是在临近的区域内进行的（比如北京的产业转移到河北），短期的风险转嫁会使本地人收益，但是从长期来看，转嫁出去的风险可能会以一种意想不到的方式重新回来。因此，在空气污染风险的分配上，我们应该坚持区域协同，不断努力消除地区之间风险分配的不平等。

其次，与空气污染风险规避相关的政策。考虑到社会经济地位较低的群体在规避空气污染风险上的能力不足，以政府为责任主体的公共规避手段就显得尤为重要了。当前，在面临空气重污染的时候，政府的主要任务就是消减污染物的排放，但是与空气污染风险规避相关的政策严重滞后，这导致社会经济地位较低并且个人规避能力较差的群体（比如贫困家庭的儿童、老人、病人等）并没有享受相关的公共服务。由于没有接受到规避风险的公共服务，这些所谓的弱势群体将会面临更大的健康损害。因此，空气污染较为严重的地区的当务之急是抓紧制定空气污染风险规避的公共政策，其核心内容应该是加大财政投入，为风险规避能力不足的个体或者群体提供口罩、空气净化设备等物质保障和信息咨询服务。此外，要不断完善现有的医疗保障政策，提升社会经济地位较低群体对高质量医疗服务的可及性，尽可能地减少空气污染所带来的健康损害。

最后，空气污染风险治理的主体。由于空气污染风险的高度复杂性和广泛影响性（可能会波及每一个社会成员），因此风险治理的主体不能再像过去那样仅由政府来承担，我们应该建立起双向沟通的"新合作风险治理"

模式，在政府、企业、社区、非营利组织之间构筑起共同治理风险的网络联系和信任关系，建立起资源、信息交流与互补的平台。这样才可能充分动员一切社会力量，共同应对未来可能发生的风险。此外，在全球化的背景下，现代风险所造成的影响已经不再限制在传统民族国家的疆界之内，而会迅速地波及其他国家甚至全世界。传统的以民族国家为单位的风险治理机制已日益不能适应"世界风险社会"对风险治理的要求，建立起风险治理的国际合作机制已是一个刻不容缓的紧迫任务。我国应该在公平、合理、有效的前提下积极开展风险治理的国际合作。

参考文献

胡伟，魏复盛，2000，《空气污染对儿童及其父母呼吸系统健康的影响》，《中国环境科学》第 5 期，第 425~428 页。

焦开山，2014，《健康不平等影响因素研究》，《社会学研究》第 5 期，第 2 页。

苗艳青，陈文晶，2010，《空气污染和健康需求：Grossan 模型的应用》，《世界经济》第 6 期。

祁毓，卢洪友，2015，《污染，健康与不平等——跨越"环境健康贫困"陷阱》，《管理世界》第 9 期，第 32~51 页。

乌尔里希·贝克，2003，《风险社会》，何博闻译，译林出版社。

谢元博，陈娟，李巍，2014，《雾霾重污染期间北京居民对高浓度 PM2.5 持续暴露的健康风险及其损害价值评估》，《环境科学》第 1 期，第 1~8 页。

Adler, N. E., & K. Newman. (2002). Socioeconomic Disparities in Health: Pathways and Policies. *Health Affairs*, 21 (2), 60-76.

Briggs, D., J. J. Abellan, & D. Fecht. (2008). Environmental Inequity in England: Small Area Associations between Socio-economic Status and Environmental Pollution. *Social Science & Medicine*, 67 (10), 1612-1629.

Brunekreef, B., & S. T. Holgate. (2002). Air Pollution and Health. *The Lancet*, 360 (9341), 1233-1242.

Burton, R. M., H. H. Suh, & P. Koutrakis. (1996). Spatial Variation in Particulate Concentrations within Metropolitan Philadelphia. *Environmental Science & Technology*, 30 (2), 400-407.

Cesaroni, G., C. Badaloni, V. Romano, E. Donato, C. A. Perucci, & F. Forastiere. (2010). Socioeconomic Position and Health Status of People Who Live near Busy Roads: The Rome Longitudinal Study (RoLS). *Environmental Health*, 9 (1), 1.

Crouse, D. L., N. A. Ross, & M. S. Goldberg. (2009). Double Burden of Deprivation and High Concentrations of Ambient Air Pollution at the Neighbourhood Scale in Montreal, Canada. *Social Science & Medicine*, 69 (6), 971–981.

DeGaetano, A. T., & O. M. Doherty. (2004). Temporal, Spatial and Meteorological Variations in Hourly PM 2.5 Concentration Extremes in New York City. *Atmospheric Environment*, 38 (11), 1547–1558.

Deguen, S., & D. Zmirou-Navier. (2010). Social Inequalities Resulting from Health Risks Related to Ambient Air Quality—European Review. *The European Journal of Public Health*, ckp220.

Dockery, D. W., C. A. Pope, X. Xu, J. D. Spengler, J. H. Ware, M. E. Fay, ... F. E. Speizer. (1993). An Association between Air Pollution and Mortality in Six US Cities. *New England Journal of Medicine*, 329 (24), 1753–1759.

Fiscella, K., P. Franks, M. R. Gold, & C. M. Clancy. (2000). Inequality in Quality: Addressing Socioeconomic, Racial, and Ethnic Disparities in Health Care. *Jama*, 283 (19), 2579–2584.

Forastiere, F., M. Stafoggia, C. Tasco, S. Picciotto, N. Agabiti, G. Cesaroni, & C. A. Perucci. (2007). Socioeconomic Status, Particulate Air Pollution, and Daily Mortality: Differential Exposure or Differential Susceptibility. *American Journal of Industrial Medicine*, 50 (3), 208–216.

Goodman, A., P. Wilkinson, M. Stafford, & C. Tonne. (2011). Characterising Socioeconomic Inequalities in Exposure to Air Pollution: A Comparison of Socio-economic Markers and Scales of Measurement. *Health & Place*, 17 (3), 767–774.

Gouveia, N., & T. Fletcher. (2000). Time Series Analysis of Air Pollution and Mortality: Effects by Cause, Age and Socioeconomic Status. *Journal of Epidemiology and Community Health*, 54 (10), 750–755.

Havard, S., S. Deguen, D. Zmirou-Navier, C. Schillinger, & D. Bard. (2009). Traffic-related Air Pollution and Socioeconomic Status: A Spatial Autocorrelation Study to Assess Environmental Equity on A Small-area Scale. *Epidemiology*, 20 (2), 223–230.

Jerrett, M., R. Burnett, J. Brook, P. Kanaroglou, C. Giovis, N. Finkelstein, & B. Hutchison. (2004). Do Socioeconomic Characteristics Modify the Short Term Association between Air Pollution and Mortality? —Evidence from A Zonal Time Series in Hamilton, Canada. *Journal of Epidemiology and Community Health*, 58 (1), 31–40.

Jerrett, M., R. T. Burnett, P. Kanaroglou, J. Eyles, N. Finkelstein, C. Giovis, & J. R. Brook. (2001). A GIS-environmental Justice Analysis of Particulate Air Pollution in Hamilton, Canada. *Environment and Planning A*, 33 (6), 955–973.

Kampa, M., & E. Castanas. (2008). Human Health Effects of Air Pollution. *Environmental Pollution*, 151 (2), 362–367.

Laurent, O., D. Bard, L. Filleul, & C. Segala. (2007). Effect of Socioeconomic Status on the Telationship between Atmospheric Pollution and Mortality. *Journal of Epidemiology and*

Community Health, 61 (8), 665-675.

Mackenbach, J. P. , I. Stirbu, A. -J. R. Roskam, M. M. Schaap, G. Menvielle, M. Leinsalu, & A. E. Kunst. (2008). Socioeconomic Inequalities in Health in 22 European Countries. *New England Journal of Medicine*, 358 (23), 2468-2481.

Marmot, M. (2005). Social Determinants of Health Inequalities. *The Lancet*, 365 (9464), 1099-1104.

Martins, M. , F. Fatigati, T. Vespoli, L. Martins, L. Pereira, M. Martins, ...A. Braga. (2004). Influence of Socioeconomic Conditions on Air Pollution Adverse Health Effects in Elderly People: An Analysis of Six Regions in Sao Paulo, Brazil. *Journal of Epidemiology and Community Health*, 58 (1), 41-46.

Martuzevicius, D. , S. A. Grinshpun, T. Reponen, R. L. Górny, R. Shukla, J. Lockey, ...L. Kliucininkas. (2004). Spatial and Temporal Variations of PM 2.5 Concentration and Composition throughout An Urban Area with High Freeway Density—The Greater Cincinnati Study. *Atmospheric Environment*, 38 (8), 1091-1105.

Mitchell, G. , & D. Dorling. (2003). An Environmental Justice Analysis of British Air Quality. *Environment and Planning A*, 35 (5), 909-929.

Mitchell, R. , & F. Popham. (2008). Effect of Exposure to Natural Environment on Health Inequalities: An Observational Population Study. *The Lancet*, 372 (9650), 1655-1660.

Næss, Ø. , F. N. Piro, P. Nafstad, G. D. Smith, & A. H. Leyland. (2007). Air Pollution, Social Deprivation, and Mortality: A Multilevel Cohort Study. *Epidemiology*, 18 (6), 686-694.

O'Neill, M. S. , M. Jerrett, I. Kawachi, J. I. Levy, A. J. Cohen, N. Gouveia, ...J. Schwartz. (2003). Health, Wealth, and Air Pollution: Advancing Theory And Methods. *Environmental Health Perspectives*, 111 (16), 1861.

Pearce, J. , & S. Kingham. (2008). Environmental Inequalities in New Zealand: A National Study of Air Pollution and Environmental Justice. *Geoforum*, 39 (2), 980-993.

Pope III, C. A. , R. T. Burnett, M. J. Thun, E. E. Calle, D. Krewski, K. Ito, & G. D. Thurston. (2002). Lung Cancer, Cardiopulmonary Mortality, and Long-term Exposure to Fine Particulate Air Pollution. *Jama*, 287 (9), 1132-1141.

Pope III, C. A. , & D. W. Dockery. (2006). Health Effects of Fine Particulate Air Pollution: Iines That Connect. *Journal of the Air & Waste Management Association*, 56 (6), 709-742.

Richardson, E. A. , J. Pearce, & S. Kingham. (2011). Is Particulate Air Pollution Associated with Health and Health Inequalities in New Zealand? *Health & Place*, 17 (5), 1137-1143.

Samet, J. M. , S. L. Zeger, F. Dominici, F. Curriero, I. Coursac, D. W. Dockery, ...A. Zanobetti. (2000). The National Morbidity, Mortality, and Air Pollution Stud-

y. Part II: *Morbidity and Mortality from Air Pollution in the United States Res Rep Health Eff Inst*, 94（pt 2）, 5-79.

Schoolman, E. D., & C. Ma.（2012）. Migration, Class And Environmental Inequality: Exposure to Pollution in China's Jiangsu Province. *Ecological Economics*, 75, 140-151.

Schwartz, J.（2000）. Assessing Confounding, Effect Modification, and Thresholds in The Association between Ambient Particles and Daily Deaths. *Environmental Health Perspectives*, 108（6）, 563.

Wong, C. -M., C. -Q. Ou, K. -P. Chan, Y. -K. Chau, T. -Q. Thach, L. Yang, ... T. -W. Wong.（2008）. The Effects of Air Pollution on Mortality in Socially Deprived Urban Areas in Hong Kong, China. *Environmental Health Perspectives*, 116（9）, 1189.

Zeka, A., A. Zanobetti, & J. Schwartz.（2006）. Individual-level Modifiers of The Effects of Particulate Matter on Daily Mortality. *American Journal of Epidemiology*, 163（9）, 849-859.

第十一章　医疗保健服务利用的不平等及其异质性

虽然以往研究表明，即使在控制医疗需求的情况下，不同社会经济地位的群体在医疗服务利用的平均水平上仍然存在显著的不平等，但这只是一个笼统的结论。本研究利用无条件分位数回归模型，对医疗服务利用不同水平上的社会不平等程度的变动情况进行了全面考察。结果表明，虽然平均而言，社会经济地位较低的群体在医疗费用支出上显著低于社会经济地位较高的群体，但是在医疗费用支出的不同水平上，不同社会经济地位群体之间的不平等程度存在明显差异。在医疗费用支出较低时，不同户籍群体之间的不平等程度相对较高，不同教育背景和不同家庭经济状况群体之间的不平等程度都相对较低。而在医疗费用支出较高时，不同户籍群体之间的不平等程度相对较低，不同教育背景和不同家庭经济状况群体之间的不平等程度都相对较高。最后，本研究从医疗保险的保障水平、健康素养和健康文化资本等方面对研究结果进行了解释，并提出未来医疗服务改革应该聚焦的人群和问题。

一　引言

随着中国特色社会主义进入新时代，突出的社会问题是发展的不平衡不充分，在健康领域的突出表现之一是医疗服务发展的不平衡不充分，其直接后果就是不同城乡、不同地区和不同社会经济地位群体在医疗服务利用上存在显著差异，即医疗服务的不平等或者不公平问题。医疗服务的不平等是社会不平等的重要组成部分，无论是在已经建立了全民医保还是医疗保险未能全民覆盖的国家或地区，都可能存在医疗服务利用上的不平等。

不同社会经济地位的群体在医疗服务利用上的不平等关乎社会的公平公正，也与全民健康的理念相违背。因此，这一问题成为过去二三十年间社会科学研究中的热点领域，也是世界上许多国家或地区在制定健康政策时重点考虑并解决的问题。2015年10月中共十八届五中全会上首次提出推进健康中国建设[①]，并于2016年10月中共中央、国务院发布《"健康中国2030"规划纲要》[②]，为健康中国建设提供了宏伟蓝图和行动纲领，之后的十九大报告再次强调"实施健康中国战略"[③]，由此健康中国建设上升为国家战略。建设健康中国的基本路径之一就是立足全人群和全生命周期两个着力点，为全体人民提供公平可及的、可负担的医疗服务。为此，就需要对不同社会经济地位群体在医疗服务利用上的不平等问题进行进一步的研究。

虽然以往研究大都表明，即使在控制医疗需求的情况下，不同社会经济地位群体在医疗服务利用上仍然存在显著的差异，但是这样的结论显得比较笼统和概括，只是回答了不同社会经济地位群体在医疗服务利用分布上的平均差异问题，而缺乏对医疗服务利用整个分布上的差异进行考察和分析。以城乡医疗费用支出的差异为例，虽然在医疗费用支出平均水平上农村居民要显著低于城镇居民，但并不是在医疗费用支出的所有情况下都是如此。比如，在医疗费用支出较低的群体中，医疗费用支出的城乡差距可能相对较大，因为这个群体的身体健康状况相对较好，其医疗费用的支出大都为预防性医疗费用或者是轻微疾病治疗的费用，这并不是一种刚性支出，农村居民的支出可能要明显低于城镇居民。另外，在医疗费用支出较高的群体中，医疗费用支出的城乡差距可能相对较小，因为这个群体的身体健康状况相对较为严重，其医疗费用的支出大都为刚性支出，在同样健康需求的情况下，城镇居民和农村居民之间的差距可能相对较小。因此，基于平均数比较的社会不平等很可能忽略了社会经济地位群体之间差距的多样性或者异质性问题。

如果我们的健康政策目标之一是缩小不同社会经济地位群体在医疗服务利用上的不平等，就需要知道在医疗费用分布的各种情况下不同社会经

---

① 中国共产党第十八届中央委员会：《中共十八届五中全会公报》，2015年10月29日，http：//www.xinhuanet.com/politics/2015-10/29/c_1116983078.htm。

② 中共中央、国务院：《"健康中国2030"规划纲要》，2016年10月25日，http：//www.xinhuanet.com/health/2016-10/25/c_1119786029.htm。

③ 习近平：《决胜全面建成小康社会夺取新时代中国特色社会主义伟大胜利——在中国共产党第十九次全国代表大会上的报告》，2017年10月18日，http：//www.gov.cn/zhuanti/2017-10/27/content_5234876.htm。

济地位群体之间的具体差距，从而增强政策的针对性。正如有研究指出的那样，在分析两个社会经济地位群体之间的不平等时，如果只是专注于中位数或者平均数的差异就不能获得对差异全貌的认识，从而对相关政策的制定产生误导（Bernhardt et al.，1995）。因此，我们不仅仅要考察不同社会经济地位群体在医疗费用支出平均数上的差异，而且要全面考察在医疗费用支出分布不同取值下的差异情况。基于这个考虑，本研究的目标就是基于最新的全国性社会调查数据，利用前沿的分位数回归模型（Quantile Regression Model）全面考察了中国医疗服务利用不平等的异质性问题，并以此为基础讨论了制定和完善国民健康政策时应该聚焦的人群和问题。

二　文献回顾

（一）医疗服务利用的不平等

不同社会经济地位群体在医疗服务利用上的差异是一个客观性的存在，但是在控制健康需求和个体偏好之后，如果社会经济地位较高的群体比社会经济地位较低的群体更有可能使用更多更好的医疗服务，不平等问题就发生了（Wagstaff & Doorslaer，2000）。即使在已经建立了全民覆盖医疗保险的高收入国家或地区，也存在与收入相关的医疗服务利用不平等问题。比如，一项针对 18 个 OECD 国家的研究发现，高收入群体比低收入群体更多地看医生、访问牙科和进行癌症筛查（Devaux，2015）。此外，另外一些针对欧洲发达国家的研究也发现，高收入群体更多地使用专家门诊服务（Specialist visits），而低收入群体则更多地使用普通门诊服务（GP visits）（d'Uva & Jones，2009；d'Uva et al.，2009；Van Doorslaer et al.，2008），不过，在控制健康需求的条件下，一些研究并没有发现不同收入群体在住院服务利用上的显著差异（Lostao et al.，2007；Masseria & Giannoni，2010）。在发展中国家或地区，同样存在医疗服务利用上的不平等。比如，一项针对 8 个发展中国家的研究发现，在患病的情况下，富人群体更有可能去看医生，也更可能获得药物（Marty Makinen et al.，2000）。至于在中国，以往研究同样发现存在显著的医疗服务利用不平等，社会经济地位是健康需要类变量以外最为重要的影响因素，其中又以收入的影响最大（解垩，2009；赵广川等，2016）。而且，有研究发现城乡居民也存在严重的医疗服务利用不平等，农村居民处于不利地位（封进等，2015；马超等，2016；魏众，古斯塔夫森，2005；熊跃根，黄静，2016）。

（二）医疗制度安排与医疗服务利用

根据以往研究，医疗系统的制度安排显著影响了不同社会经济地位群体在医疗服务上的经济负担和支付能力，一个国家在医疗系统上的制度安排在很大程度上影响了本国医疗服务利用上的不平等情况（Bago & Jones，2009；Devaux，2015）。首先，如果一个国家的医疗保险没有覆盖全部社会群体，财富就会成为医疗服务利用的关键因素，由此就会阻碍低收入群体或者贫困群体获得所需要的医疗服务（Gaffney & McCormick，2017）。如果扩大医疗保险的覆盖范围，就会显著缩小在医疗服务上的社会经济地位不平等（Benitez et al.，2017；Finkelstein et al.，2012；Griffith et al.，2017）。以中国在2003年开始推行的"新农合"和在2009年启动的新一轮医疗改革为例，由于农村居民和城市低收入群体被纳入了医疗保险覆盖范围，这些群体对公共医疗服务的利用明显增加（封进，刘芳，2012；李永友，郑春荣，2016；齐良书，李子奈，2011）。除了医疗保险的覆盖面，医疗成本的分担制度也是导致医疗服务利用不平等的重要因素（Lostao et al.，2007），这也是在建立全民医保的国家中仍然存在医疗服务利用不平等的重要原因。在医疗服务费用高涨的背景下，低收入群体即使被医疗保险所覆盖，其分担的医疗成本及其占可支配收入的比例仍然较高（Dickman et al.，2017；Yip & Hsiao，2014）。比如，在新农合以及新医改之后，低收入群体虽然使用了更多的公共医疗服务，但也相应承担了过重的医疗服务成本（程令国，张晔，2012；封进，刘芳，2012；李永友，郑春荣，2016），其获得的医疗补偿相对较少（周钦等，2016）。因此，低收入群体往往面临在医疗服务和其他生活必需品之间做出两难选择的困境，从而导致对医疗服务的利用不足或者质量较差（Griffith et al.，2017）。此外，医疗服务的市场化程度也是产生医疗服务利用不平等的重要因素。如果相当比例的医疗服务通过私立医院和商业医疗保险提供，就会不断加剧医疗服务利用的不平等（Masseria & Giannoni，2010；Van Doorslaer et al.，2008；Yip & Hsiao，2014）。中国2009年之前的医疗改革弱化了医疗服务的公共属性而过多地依赖市场经济来筹措资金和提供医疗服务，最终导致低收入群体或者弱势群体对公共医疗服务使用的减少（王绍光，2005）。最后，一个国家内部医疗保险的不统一就会导致不同社会群体在医疗服务待遇和财务保护程度上存在显著差异。经过几十年的努力，中国基本上实现了医疗保险的普遍覆盖，但是农村居民、城镇居民和城镇职工三大群体却分享不同的医疗保险计划，这种分散的医疗保险制度显著影响了这三大群体在医疗服务利用上的差异（Meng et al.，2015），而建立全国统一的医疗保险制度则有利于减少医疗服务利用的不平等。

（三）健康素养与医疗服务利用

虽然经济因素是除了健康需求之外影响医疗服务利用的主要因素，但是人们在医疗服务利用上的意愿性和可及性还与其掌握的与健康相关的文化资源、能力、观念等非经济因素有关。基于此，一些学者提出了健康素养（Health Literacy）概念，并且认为它也是导致医疗服务利用不平等的重要因素。所谓健康素养就是个体获取、理解、处理和应用与健康相关的信息的能力（Kindig et al.，2004；Sorensen et al.，2012）。健康素养对于个体在医疗服务系统中的基本人际沟通和功能状况至关重要（Nutbeam，2000，2008；Schillinger et al.，2004）。有研究表明，即使在医疗保险覆盖率相同的情况下，健康素养较低的群体也更有可能放弃或者推迟必要的医疗服务，在进入医疗服务系统以及寻找服务提供者时面临更多的障碍（Levy & Janke，2016）。而且，健康素养较低的群体对健康和相关的服务更多地持有消极观念，较少利用预防性医疗服务，一般在病情较重时才会进入医疗服务系统（Cho et al.，2008；Dolan et al.，2004；Morris et al.，2013；Christian Von Wagner et al.，2009），在与医生的交流互动中也处于不利地位（Baker et al.，1996；Paasche-Orlow & Wolf，2007）。由于在社会经济地位较低的群体中健康素养较低者所占比例相对较高（Adams et al.，2013；Protheroe et al.，2017；Rowlands et al.，2015；Sorensen et al.，2015），因此健康素养在导致不同社会经济地位群体的医疗服务利用差异上扮演着重要的角色（Sudore et al.，2006），通过提升社会经济地位较低群体的健康素养，可以有效减少医疗服务利用上的不平等（Bennett et al.，2009）。

（四）　文化健康资本与医疗服务利用

此外，一些学者基于布迪厄的文化资本理论提出了与健康相关的文化资本（health-relevant cultural capital）和文化健康资本（cultural health capital）等概念（Missinne et al.，2014），试图从社会结构和个体互动的双重视角，来解释医疗服务利用不平等产生的机制。文化健康资本可以看作文化资本的一种特殊形式，包括了在医疗环境中所使用的文化技能、口头和非语言能力、态度、行为以及互动方式（Thomas Abel，2008；Shim，2010）。虽然文化健康资本与健康素养都强调了文化因素在医疗服务利用中的重要作用，但是健康素养更多地侧重于微观层面上的文化技能，是一种患者个体能力的体现，而文化健康资本则把文化技能看作一种可以用于社会交换的资源——工具性资源或者象征性资源，以及医患关系的一种体现（Shim，2010）。一方面，患者和医生文化健康资本的拥有量和价值反映了其在社会结构中的地位安排和权力拥有情况；另一方面，患者和医生的互动状况被看作一个调用和交换文化健康资本的过程，通过这个过程生产或者再生产了宏观结构上的不平等（Chang et al.，2016；Dubbin et al.，2013；Shim，2010）。根据文化健康资本理论，在社会结构中处于较低地位的社会群体，其文化健康资本的积累和拥有量相对较少，在转化能力上相对较低，在医患沟通和互动中更有可能处于劣势地位（Stewart et al.，2007），从而导致他们在医疗服务利用的可及性、数量和质量上处于不平等地位，而这又进一步固化了他们在社会结构上的不利地位。与健康素养理论不同，文化健康资本理论并不预期通过对社会经济地位较低患者"培训"或者"技能培养"能够显著降低在医疗服务利用上的不平等，如果仅仅是关注患者的个体技能或者医生的行为特征，就会忽略个体的文化健康资本与宏观上社会结构不平等的联系（T Abel & Frohlich，2012；Dubbin et al.，2013）。

（五）　以往研究的局限性

综上所述，以往有关医疗服务利用不平等的研究基本上已经获得了一致的结论，并且从经济、文化和社会等角度对此进行了解释，但是以往的研究大都比较笼统，较少考虑医疗服务利用不平等的异质性问题。首先，一些研究在对医疗服务利用进行测量时采取了二分类变量，比如"在一定时期内（通常为四周或者一年）是否看过医生"或者"在一定时期内（通常为一年）是否住过院"（Devaux，2015；Zhu et al.，2017），这种测量方式只能笼统地表明社会经济地位群体的医疗服务可及性，而忽略了医疗服务利用的强度和质量。其次，为了表明社会经济地位群体在医疗服务利用上的强度，一些研究采用了计数测量的方式，比如"在一定时期内（通常为四周或者一年）看医生的次数"或者"在一定时期内（通常为一年）中住院的天数或者次数"（d'Uva & Jones，2009；Van Doorslaer et al.，2000；解垩，2009），这种测量方式与二分类测量相比，在某种程度上表明了医疗服务利用的强度问题，但忽略了医疗服务利用的质量问题。由于中国医疗卫生服务在不同城乡、不同地区之间发展的不均衡，在两个群体的医疗服务利用次数相似的条件下，也可能存在医疗服务利用质量上的不平等。最后，为了更好地反映医疗服务利用的强度和质量，一些研究采用了一段时期内的医疗费用支出作为医疗服务利用的指标（M Makinen et al.，2000；封进等，2015；熊跃根，黄静，2016；赵广川等，2016）。与二分类和计数的测量方式相比，医疗费用支出作为对医疗服务利用的一种连续型测量方式，能够更好地反映患者在医疗服务利用上的数量、质量和强度，也在某种程度上反映了患者的医疗负担。以往研究发现，在控制健康需求的条件下，社会经济地位较高的群体的平均医疗费用支出要显著高于社会经济地位较低的群体。

需要指出的是，以往研究的一个重要限制就是只考察了社会经济地位因素对医疗服务利用平均水平的影响，如不同社会经济地位群体在平均医疗支出上的差异，这只是一个大致的或者说概括性结论。事实上，社会经济地位因素在医疗服务利用不同水平上的影响可能是不同的。以医疗费用支出为例，在医疗费用支出较少、中等或者较多的群体中，上文所讨论的医疗保险、健康素养或者文化健康资本等因素所发挥的作用可能是不同的，从而导致不同社会经济地位群体在医疗费用支出上的差距也可能是不同的。为此，一些研究开始利用分位数回归模型考察医疗费用支出整个分布上而不仅仅是平均数上的差距问题。有研究发现，在医疗费用支出较少时，医疗保险和社会经济地位因素是影响医疗服务利用的主要因素，健康需求因素的影响相对较弱；而在医疗费用支出较多时，主要的影响因素则是健康需求（Zhao & Zhong，2015）。不同的医疗费用支出实际上反映了不同的健康需求（Cook & Manning，2009），较低的支出反映了患者对相对有弹性的预防性和初级医疗保健服务（比如常规体检、开处方药等）的需求，由于社会经济地位较低的群体往往对预防性和初级医疗服务持有更为消极的观念（Morris et al.，2013；C. Von Wagner et al.，2011），或者更容易受制于日常生活支出的约束，加上医疗保险对此类服务的保障水平相对较低，他们与社会经济地位较高的群体在此类服务利用上有相对较大的差距。相反，较高的医疗支出往往反映的是患者遇到了严重的健康问题，需要更高强度的治疗（比如癌症治疗）和昂贵的医疗服务，这些服务相对缺乏弹性，个体的可选择性更小以及相对更紧急（Santerre & Neun，2012），医疗保险对此类服务的保障水平也相对较高，在这种情况下，社会经济地位因素的影响就相对较小了，从而导致不同社会经济地位群体在此类服务利用上的差距缩小，但是仍然会显著存在。由此可见，在医疗费用支出的不同情况下，其健康需求可能非常不同，医疗保险、健康素养、文化健康资本等因素发挥的作用也是不同的，这导致不同社会经济地位群体在医疗服务利用上的不平等也可能是不同的。因此，有关这方面的研究可以为相关政策的制定和完善提供非常重要的信息，从而增强政策制定的针对性和有效性。

（六）进一步研究的问题

基于以上考虑，本研究利用全国性调查数据，一方面考察了不同社会经济地位群体在医疗服务利用机会上的不平等，另一方面利用前沿的分位数回归模型全面考察了医疗服务利用不平等的变化情况。具体而言，本研究探讨的主要问题有以下几个。（1）在控制健康需求的情况下，不同社会经济地位群体在门诊服务、住院服务等利用机会上是否都存在显著差异？在门诊服务利用机会上的不平等是否大于在住院服务利用上的不平等？（2）在控制健康需求的情况下，不同社会经济地位群体在门诊费用和住院费用上是否存在显著差异？随着门诊费用和医疗费用的增加，不同社会经济地位群体之间的不平等程度是否会不断降低？（3）在门诊费用上的不平等程度是否高于在住院费用上的不平等程度？（4）未来的医疗卫生服务政策应该聚焦的人群和问题是什么？

三　研究方法

（一）数据

本研究的数据来源是中国健康与养老追踪调查（China Health and Retirement Longitudinal Study，CHARLS）在 2011 年、2013 年和 2015 年的追踪调查数据[①]。调查对象是随机抽取的家庭中 45 岁及以上的人。CHARLS 基线调查覆盖了全国 150 个县、区的 450 个村、居委会，在总体上能够代表中国的中老年人群，这个群体也是患病率和医疗服务利用率相对较高的群体。本研究把 45 岁及以上的群体作为研究对象，基线调查样本量为 18829 人，其中 10939 人被观测了 3 次，5686 人被观测了 2 次，2204 人被观测了 1 次，共有 46393 个观测。

（二）变量测量

对医疗服务利用机会的测量，本研究包括两个变量：（1）过去一个月是否去医疗机构看过门诊或者接受上门医疗服务（1＝是；0＝否）；（2）过去一年内是否住院（1＝是；0＝否）。对医疗服务利用强度的测量，本研究包括两个变量：（1）过去一个月门诊总费用（取了自然对数）；（2）过去一年住院总费用（取了自然对数）。

对社会经济地位的测量，本研究采用户口、教育和家庭人均年收入三个指标。考虑到中国特有的户籍制度的作用，本研究把户籍也作为社会经济地位指标。虽然把户籍作为社会经济地位的指标测量具有争议性，但是也有研究认为，在中国社会里，户籍是社会资源和权利分配的最重要的决定因素（Wu & Treiman，2004），因此将其作为社会经济地位的一种测量（Zhu & Xie，2007），我们也认同这一做法。在本研究中，户籍被划分为两类：农业户口（被编码为 1）和非农业户口（被编码为 0）。为获得对教育的精确测量，本研究根据中国的学制把原始数据中的受教育程度变量转换成受教育年数（具体转换如表 11-1 所示）。考虑到中国的传统和家庭对个人的支持情况，本研究用家庭人均年收入作为个体社会经济地位的一种测量，它是

---

① http://charls.pku.edu.cn/zh-CN.

根据家庭过去一年的总收入除以家庭总人口数获得（取了自然对数）。

表 11-1 受教育程度换算成受教育年数

单位：年

受教育程度	受教育年数换算	
	正式毕业	没有毕业
从未上过学	0	0
小学或私塾	6	3
初中	9	7.5
普通高中	12	10.5
职业高中	12	10.5
技校	12	10.5
中专	12	10.5
大专	15	13.5
本科	16	14.5
硕士	19	17.5
博士	22	20.5

对健康状况的测量，本研究采用了两个指标：（1）自报慢性病症状。根据受访者在高血压、血脂异常、糖尿病、癌症、肺部疾患、肝脏疾病、心脏病、中风、肾脏疾病、消化系统疾病、精神疾病、记忆有关的疾病、关节炎、哮喘、前列腺疾病等 15 个慢性病项目上的回答（1＝是，0＝否），先拟合两参数 logistic 模型（Two-parameter logistic model），然后根据此模型计算每个受访者潜在的慢性病特质分数，得分越高，表示慢性病特质越严重。（2）身体功能状况。身体功能状况包括日常活动能力（activities of daily living，LADL）和工具性日常活动能力（instrumental activities of daily living，LADL）两个方面，共包括了 20 个日常活动项目。每个活动项目都有四个选择：没有困难；有困难但仍可以完成；有困难，需要帮助；无法完成。对这四个选项的赋值依次是 1、2、3、4。因为每个项目的测量是一种序次测量，本研究首先拟合等级项目反映模型（Graded response model），然后根据此模型计算每个受访者潜在的身体功能特质分数，得分越高，表示身体功能特质越差。

本研究的自变量还包括性别（女性编码为 1，男性编码为 0）、年龄、婚姻状况（没有配偶编码为 1，有配偶编码为 0）和医疗保险参保情况。年龄是一个时变变量，取值范围为 45～101 岁。医疗保险参保情况是一个多分类变量：没有参加任何医疗保险（编码为 1）、参加了城乡居民医疗保险（编码为 2）、参加了城镇职工医疗保险或者公费医疗或者商业保险（编码为 3）。

（三）分析方法

在本研究中，对于门诊服务利用和住院服务利用两个二分类因变量，我们拟合了随机效应 probit 模型（random-effects probit models），如下所示：

$$P(y_{it} = 1 \mid x_{it}) = \Phi(x_{it}'\beta + \mu_i) \tag{1}$$

其中，$i = 1, \cdots, n$，$t = 1, \cdots, t$，μ_i 是未观测的个体异质性，通常假定 $\mu_i \sim N(0, \sigma_\mu^2)$，$\Phi$ 为标准正态累积分布函数。与以往利用截面数据建立的常规统计模型相比，此模型明确地把未观测的个体异质性纳入模型，这可以减少忽略变量偏误问题。

对于门诊医疗费用和住院医疗费用这两个因变量，我们拟合分位数回归模型（quantile regressions），这可以使我们同时估计自变量在医疗费用分布不同点上的效应，比如在第 5 分位数、第 25 分位数、第 50 分位数和第 95 分位数上的效应，而不仅仅是在平均数上的效应（Koenker and Bassett Jr, 1978；Koenker and Hallock, 2001；Koenker, 2006）。此外，对于非正态分布的变量，比如医疗费用的分布几乎总是有偏的且存在一些极端值，标准的回归分析会存在一些问题，但是分位数回归模型并不需要假定变量服从正态分布。在本研究中，我们分别分析了门诊费用和住院费用分布的 9 个分位数。如下所示，最常用的分位数回归模型也被称为条件分位数回归模型（conditional quantile regressions）：

$$
\begin{aligned}
y_i &= x_i'\beta_\tau + \varepsilon_\tau \\
Q_\tau(y_i \mid x_i) &= x_i'\beta_\tau \\
Q_\tau(\varepsilon_i \mid x_i) &= 0
\end{aligned}
\tag{2}
$$

其中，y_i 是因变量，x_i 是自变量，$Q_\tau(y_i \mid x_i)$ 表示在自变量 x_i 条件下的 y_i 的分位数值，回归系数 β_τ 表示的是自变量每变化一个单位，因变量的第 τ 分位数变化多少个单位。

条件分位数回归模型的一个主要限制就是所估计的某个自变量在因变量某个分位数上效应与模型中是否加入其他自变量有关（Borah & Basu，2013）。为此，Firpo 等（2009）提出了无条件分位数回归（Unconditional quantile regression，UQR）。基于影响函数（Influence Function）的概念，UQR 首选计算某个分位数的影响函数，即再中心影响函数（recentered influence function，RIF）：

$$RIF(y;Q_\tau) = Q_\tau + \frac{\tau - I\{y \le Q_\tau\}}{f_y(Q_\tau)} \tag{3}$$

其中，Q_τ 是因变量样本分位数 τ 的数值，$I\{.\}$ 是标识函数，如果因变量的值是否小于等于对应的分位数，其取值为 1，否则取值为 0。$f_y(Q_\tau)$ 是样本分位数 τ 的密度函数，通常使用 kernel 方法进行估计。可以推算，RIF 的期望值等于无条件分布的总体分位数值。最简单的情况下，RIF 可以表达为自变量的线性函数：

$$RIF(y;Q_\tau) = x_i'\beta_\tau + \varepsilon_i \tag{4}$$

在假定误差项 ε_i 的条件期望值为 0 的条件下，有：

$$Q_\tau = E[RIF(y;Q_\tau)] = E[E[RIF(y;Q_\tau) \mid x_i]] = x_i'\beta_\tau \tag{5}$$

对方程（5）的 OLS 估计 $\hat{\beta}_\tau$ 就是自变量对某一分位数值的影响。在有面板数据的条件下，我们可以在方程（5）中加入未观测的个体异质性，于是有：

$$Q_\tau = E[RIF(y;Q_\tau)] = x_{it}'\beta_\tau + \mu_i \tag{6}$$

其中，我们假定 μ_i 是一个随机变量，服从正态分布。在本研究中，我们还假定 μ_i 与某些自变量相关（Mundlak，1978；Chamberlain，1984）。

对于每个因变量模型，我们分别估计了 45 岁及以上样本、45~59 岁样本和 60 岁及以上样本的模型，以此考察在不同的年龄阶段下，尤其是到了老年阶段，社会经济地位变量对医疗服务利用的影响是否会发生变化。

四　研究结果

（一）医疗服务利用机会的不平等

　　表 11-2 给出了在控制健康需求和医疗保险条件下的医疗服务利用机会的随机效应 probit 模型估计结果。无论在中年人群还是老年人群，非农业户口群体门诊服务利用的可能性都显著低于农业户口群体。在 45 岁至 59 岁的中年人群中，非农业户口群体利用门诊服务的概率要比农业户口群体大约低了 0.134 个百分点，而在 60 岁及以上的老年人中，两者之间的差距扩大到 0.187 个百分点。不过，表 11-2 也显示，不同户口群体在利用住院服务概率上并无显著差异。此外，表 11-2 显示教育对医疗服务利用机会的影响并不大，只有对 60 岁及以上老年人的住院服务利用机会有显著性影响，受教育年数每增加 1 年，老年人住院服务利用的概率大约会增加 0.01 个百分点。最后，表 11-2 显示家庭经济状况对中年人群门诊服务利用机会和老年人住院服务利用机会有显著影响，家庭人均年收入每增加 1%，中年人群门诊服务利用的概率大约增加 0.02 个百分点，老年人群住院服务利用的概率大约增加 0.03 个百分点，家庭经济状况对老年人群门诊服务利用机会和中年人群住院服务利用机会则没有显著影响。

表 11-2　社会经济地位与医疗服务利用机会

变量	过去一个月是否门诊		过去一年是否住院	
	45~59 岁	60 岁及以上	45~59 岁	60 岁及以上
女性（男性）	0.201 ***	0.064 **	0.007	−0.140 ***
	（0.027）	（0.027）	0.033）	（0.031）
年龄	−0.007 **	−0.007 ***	0.004	0.009 ***
	（0.003）	（0.002）	（0.004）	（0.002）
无配偶（有配偶）	0.034	0.041	0.050	−0.040
	（0.053）	（0.031）	（0.062）	（0.037）
慢性病	0.400 ***	0.345 ***	0.445 ***	0.459 ***
	（0.020）	（0.018）	（0.024）	（0.021）

续表

变量	过去一个月是否门诊		过去一年是否住院	
	45~59 岁	60 岁及以上	45~59 岁	60 岁及以上
功能状况	0.247***	0.149***	0.262***	0.271***
	(0.017)	(0.014)	0.021)	(0.016)
无任何医保（城职保）	-0.134**	-0.321***	-0.468***	-0.418***
	(0.063)	(0.064)	(0.087)	(0.077)
城乡居民医保（城职保）	-0.012	-0.124***	-0.078*	-0.153***
	(0.036)	(0.038)	(0.043)	(0.044)
非农业户口（农业户口）	-0.134***	-0.187***	0.012	-0.053
	(0.039)	(0.040)	(0.047)	(0.047)
受教育年数	0.003	0.003	0.002	0.009*
	(0.004)	(0.004)	(0.005)	(0.005)
家庭人均年收入（对数）	0.021**	0.012	-0.006	0.028**
	(0.010)	(0.010)	(0.012)	(0.012)
截距	-1.033***	-0.810***	-1.665***	-2.198***
	(0.203)	(0.172)	(0.248)	(0.202)

注：*** $p<0.01$，** $p<0.05$，* $p<0.1$。

（二）门诊费用支出分布上的不平等

表 11-3 和表 11-4 的线性回归模型估计结果显示，在控制健康需求和医疗保险等条件下，户籍身份对门诊费用均值有显著影响，非农业户口群体在平均门诊费用上要比农业户口群体分别高出 37.7%（45~59 岁）和 38.4%（60 及岁以上）；受教育年数也具有显著影响，其每增加 1 年，中年人群的每月平均门诊费用大约会增加 3.6%，老年人群的每月平均门诊费用大约会增加 1.8%；虽然家庭经济状况对中年人群每月平均门诊费用不具有显著的影响，但是对老年人群则有显著的影响，老年人家庭人均年收入每增加 1%，每月平均门诊费用大约会增加 0.05%。

表 11-3 和表 11-4 的分位数回归模型估计结果显示，户籍在门诊费用支出的不同分布上具有不同的效应。首先，户籍对门诊费用 20% 分位数和 30%

分位数的影响相对较大，也就是说，不同户籍群体在这两个分位数上的差距相对较大。比如，在中年人群门诊费用支出的20%分位数和30%分位数上，非农业户口要比农业户口群体分别高了52.3%和48.9%，都大于两者在平均数上的差距；而在老年人群门诊费用支出的20%分位数和30%分位数上，非农业户口群体要比农业户口群体分别高了52.7%和61.3%，也都大于两者在平均数上的差距。此外，表11-3和表11-4也显示户籍对门诊费用50%分位数和60%分位数的影响相对小，即不同户籍群体在这两个分位数上的差距相对较小。比如，在中年人群门诊费用支出的60%分位数上，非农业户口群体要比农业户口群体高了27.5%，已经小于两者在平均数上的差距；而在老年人群门诊费用支出的60%分位数上，非农业户口群体要比农业户口群体高了37.4%，也已经小于两者在平均数上的差距。另外，我们看到户籍对门诊费用支出分布左尾部（10%分位数）和右尾部（70%分位数和80%分位数）的影响处于中间。比如，在门诊费用支出的10%分位数上，非农业户口群体要比农业户口群体分别高了36.9%（45~59岁）和39.6%（60岁及以上）；在门诊费用支出的80%分位数上，非农业户口群体要比农业户口群体分别高了45.5%（45~59岁）和40.1%（60岁及以上）。

表11-3和表11-4，教育在门诊费用支出的分布上也有不同的效应。在45~59岁的中年人群中，在门诊费用支出较低分位数上，不同受教育水平群体之间的差距相对较小，而在较高分位数上，不同受教育水平群体之间的差距则不断增加。比如，在门诊费用支出的10%分位数上，教育背景并无统计上的显著影响；而在此后的百分位数上，教育背景开始具有统计上的显著影响，受教育年数每增加1年，门诊费用支出的20%分位数大约会增加2.8个百分点，50%分位数大约会增加3.4个百分点，90%分位数大约会增加4.7个百分点。与在中年人群中的影响不同，在老年人群中，教育对门诊费用支出的10%分位数有比较大的显著影响，而对其后的20%分位数、30%分位数和40%分位数无统计上的显著影响，从50%分位数开始，教育又发挥显著作用，在80%分位数上达到最高。由此可见，在老年人中，受教育年数在门诊费用支出分布的两端上有相对更大的效应，即在门诊费用支出的10%分位数和80%分位数上，不同教育背景的老人的差距相对较大，在20%分位数到40%分位数上，差距相对较小。

表 11-3　门诊费用的分位数回归模型估计（45~59 岁）

变量	基于均值的回归模型	分位数回归模型								
		0.1	0.2	0.3	0.4	0.5	0.6	0.7	0.8	0.9
女性（男性）	0.045	0.251***	0.161*	0.157**	0.113*	0.059	0.030	-0.023	-0.104	-0.205
	(0.058)	(0.085)	(0.084)	(0.075)	(0.068)	(0.065)	(0.067)	(0.079)	(0.086)	(0.128)
年龄	0.005	-0.009	-0.005	0.006	0.009	0.003	0.005	0.005	0.009	-0.003
	(0.007)	(0.010)	(0.010)	(0.009)	(0.008)	(0.008)	(0.008)	(0.009)	(0.010)	(0.014)
无配偶（有配偶）	-0.123	-0.046	0.036	-0.040	-0.087	-0.122	-0.081	-0.219	-0.242	-0.032
	(0.108)	(0.162)	(0.162)	(0.143)	(0.132)	(0.128)	(0.131)	(0.148)	(0.166)	(0.245)
慢性病	0.337***	0.350***	0.389***	0.388***	0.355***	0.343***	0.337***	0.355***	0.355***	0.357***
	(0.039)	(0.049)	(0.053)	(0.047)	(0.044)	(0.044)	(0.047)	(0.055)	(0.062)	(0.095)
功能状况	0.280***	0.124**	0.161***	0.218***	0.266***	0.254***	0.252***	0.331***	0.351***	0.520***
	(0.036)	(0.050)	(0.049)	(0.044)	(0.041)	(0.041)	(0.042)	(0.051)	(0.058)	(0.089)
无任何医保（城职保）	-0.173	0.112	-0.170	-0.301	-0.217	-0.083	-0.104	-0.223	-0.040	-0.481*
	(0.128)	(0.202)	(0.208)	(0.189)	(0.167)	(0.161)	(0.168)	(0.197)	(0.215)	(0.278)
城乡居民医保（城职保）	-0.124	-0.014	-0.133	-0.217**	-0.257***	-0.195**	-0.167*	-0.247**	-0.029	-0.142
	(0.077)	(0.111)	(0.104)	(0.095)	(0.088)	(0.086)	(0.092)	(0.113)	(0.122)	(0.184)
非农业户口（农业户口）	0.320***	0.314***	0.421***	0.398***	0.317***	0.342***	0.243**	0.306**	0.375***	0.259
	(0.082)	(0.105)	(0.108)	(0.100)	(0.097)	(0.095)	(0.099)	(0.121)	(0.136)	(0.197)
受教育年数	0.035***	0.015	0.028**	0.035***	0.033***	0.033***	0.041***	0.045***	0.043***	0.046***
	(0.008)	(0.011)	(0.011)	(0.010)	(0.009)	(0.009)	(0.009)	(0.011)	(0.011)	(0.016)
家庭人均年收入（对数）	0.029	0.035	0.003	0.016	0.010	0.002	0.007	0.048*	0.049	0.087*
	(0.020)	(0.031)	(0.030)	(0.026)	(0.024)	(0.023)	(0.024)	(0.028)	(0.030)	(0.045)
截距	4.896***	3.086***	3.945***	3.900***	4.194***	5.099***	5.284***	5.397***	5.562***	6.925***
	(0.425)	(0.649)	(0.633)	(0.547)	(0.503)	(0.486)	(0.501)	(0.594)	(0.640)	(0.920)

注：* $p<0.1$，** $p<0.05$，*** $p<0.001$。

表 11-4 门诊费用的分位数回归模型估计（60 岁及以上）

变量	基于均值的回归模型	分位数回归模型								
		0.1	0.2	0.3	0.4	0.5	0.6	0.7	0.8	0.9
女性（男性）	0.066	0.301***	0.197**	0.167**	0.086	0.025	0.001	0.023	-0.018	-0.073
	(0.056)	(0.087)	(0.077)	(0.068)	(0.065)	(0.067)	(0.066)	(0.068)	(0.095)	(0.121)
年龄	-0.002	-0.011*	-0.007	-0.005	-0.002	-0.000	-0.000	-0.001	-0.001	0.002
	(0.004)	(0.006)	(0.006)	(0.005)	(0.005)	(0.005)	(0.005)	(0.005)	(0.007)	(0.009)
无配偶（有配偶）	-0.144**	-0.031	-0.136	-0.174**	-0.207***	-0.154*	-0.187**	-0.155*	-0.163	-0.085
	(0.067)	(0.101)	(0.093)	(0.083)	(0.079)	(0.080)	(0.077)	(0.080)	(0.110)	(0.143)
慢性病	0.189***	0.206***	0.185***	0.203***	0.229***	0.259***	0.252***	0.196***	0.168***	0.074
	(0.035)	(0.056)	(0.048)	(0.043)	(0.041)	(0.043)	(0.043)	(0.044)	(0.062)	(0.079)
功能状况	0.301***	0.237***	0.239***	0.240***	0.247***	0.273***	0.288***	0.277***	0.439***	0.513***
	(0.032)	(0.050)	(0.042)	(0.036)	(0.035)	(0.037)	(0.038)	(0.040)	(0.055)	(0.074)
无任何医保（城职保）	-0.288**	-0.357	-0.275	-0.290*	-0.172	-0.346**	-0.193	-0.157	-0.324	-0.416
	(0.143)	(0.238)	(0.202)	(0.176)	(0.166)	(0.176)	(0.171)	(0.177)	(0.242)	(0.303)
城乡居民医保（城职保）	-0.221***	-0.130	-0.158	-0.139	-0.190*	-0.257***	-0.251**	-0.266**	-0.269*	-0.316*
	(0.083)	(0.113)	(0.102)	(0.091)	(0.093)	(0.099)	(0.101)	(0.105)	(0.147)	(0.188)
非农业户口（农业户口）	0.325***	0.333***	0.423***	0.478***	0.384***	0.285***	0.318***	0.340***	0.337**	0.315
	(0.084)	(0.112)	(0.105)	(0.096)	(0.100)	(0.106)	(0.109)	(0.114)	(0.157)	(0.202)
受教育年数	0.018**	0.033**	0.011	0.005	0.009	0.018*	0.022**	0.022**	0.037**	0.022
	(0.008)	(0.013)	(0.011)	(0.010)	(0.010)	(0.010)	(0.010)	(0.011)	(0.014)	(0.018)
家庭人均年收入（对数）	0.051**	0.027	0.065**	0.066**	0.061**	0.036	0.016	0.029	0.030	0.100**
	(0.021)	(0.035)	(0.031)	(0.027)	(0.026)	(0.026)	(0.026)	(0.026)	(0.035)	(0.043)
截距	5.382***	3.561***	3.786***	4.286***	4.576***	4.995***	5.649***	6.097***	6.548***	6.709***

注：* $p<0.1$，** $p<0.05$，*** $p<0.001$。

最后，表11-3显示，在45~59岁的中年人群中，家庭经济状况对门诊费用支出60%分位数及其之前的分位数则没有显著影响，只对70%分位数和90%分位数有显著影响。家庭人均年收入每增加1%，门诊费用支出的70%分位数会增加4.8个百分点，80%分位数会增加8.7个百分点。由此可见，在门诊费用支出中等或者较低的群体中，不同收入群体之间的差距相对较小，而在门诊费用支出较高的群体中，不同收入群体之间的差距相对较大。根据表11-4，我们发现，家庭经济状况对老年人门诊费用支出的20%分位数、30%分位数、40%分位数和90%分位数都有显著影响，而对其他分位数无显著影响。家庭人均年收入每增加1%，老年人门诊费用支出的20%分位数、30%分位数、40%分位数分别会增加大约6.5个百分点、6.6个百分点和6.1个百分点，90%分位数则会增加大约10个百分点。由此可见，门诊费用支出中低水平或者较高水平的老年人群体中，不同收入群体之间的差距相对较大，而在门诊费用支出中等水平的老年人群中，不同收入群体之间的差距相对较小。

（三）住院费用支出分布上的不平等

表11-5和表11-6显示，在控制健康需求和医疗保险等条件下，户籍身份对住院费用支出有显著影响，非农业户口群体在平均住院费用上要比农业户口群体分别高出37.9%（45~59岁）和31.4%（60岁及以上）；此外，表11-5显示在45~59岁的中年群体中教育对住院费用支出有显著影响，受教育年数每增加1年，住院费用平均数大约会增加1.4%。不过，表11-6显示在老年人群中教育对住院费用支出已经不具有显著影响了。另外，无论是在45~59岁的中年群体还是在老年群体中，家庭经济状况对住院费用支出都有显著影响，家庭人均年收入每增加1%，住院费用平均数大约会增加0.08个百分点（45~59岁）和0.14个百分点（60岁以上）。

根据表11-5和表11-6，我们可以看到在住院费用支出的不同分位数上，户籍变量的影响效应存在差异。在45~59岁中年人群中，户籍变量对住院费用支出较低分位数的影响较大，而对较高分位数的影响逐渐缩小。比如，在住院费用20%分位数上，非农业户口群体要比农业户口群体大约高了63.4%，而在50%分位数上，前者要比后者大约高了48.6%，到了90%

表 11-5　住院费用的分位数回归模型估计（45～59 岁）

变量	基于均值的回归模型	分位数回归模型								
		0.1	0.2	0.3	0.4	0.5	0.6	0.7	0.8	0.9
女性（男性）	-0.212***	-0.087	-0.098	-0.124*	-0.165**	-0.126*	-0.196***	-0.295***	-0.357***	-0.403***
	(0.061)	(0.106)	(0.083)	(0.073)	(0.065)	(0.068)	(0.068)	(0.076)	(0.091)	(0.134)
年龄	0.009	0.009	0.010	0.010	0.003	0.003	0.005	0.015*	0.010	0.003
	(0.007)	(0.014)	(0.010)	(0.009)	(0.008)	(0.008)	(0.008)	(0.009)	(0.011)	(0.014)
无配偶（有配偶）	-0.008	-0.046	-0.018	-0.031	-0.119	-0.043	0.004	0.078	0.030	0.102
	(0.106)	(0.206)	(0.161)	(0.140)	(0.124)	(0.131)	(0.135)	(0.149)	(0.160)	(0.234)
慢性病	0.008	0.042	0.007	0.075	0.066	0.075*	0.031	0.001	-0.111*	-0.129
	(0.038)	(0.067)	(0.053)	(0.047)	(0.041)	(0.043)	(0.045)	(0.051)	(0.062)	(0.088)
功能状况	0.220***	0.032	0.120***	0.102**	0.162***	0.136***	0.167***	0.250***	0.418***	0.530***
	(0.037)	(0.055)	(0.043)	(0.041)	(0.036)	(0.038)	(0.040)	(0.045)	(0.058)	(0.089)
无任何医保（城职保）	-0.170	0.003	-0.002	-0.129	-0.301	-0.382*	-0.335*	-0.074	0.049	-0.232
	(0.187)	(0.263)	(0.239)	(0.231)	(0.202)	(0.195)	(0.199)	(0.221)	(0.298)	(0.425)
城乡居民医保（城职保）	-0.096	-0.144	-0.047	-0.037	-0.058	-0.044	-0.193**	-0.019	-0.092	-0.227
	(0.078)	(0.126)	(0.108)	(0.099)	(0.088)	(0.091)	(0.092)	(0.101)	(0.125)	(0.170)
非农业户口（农业户口）	0.321***	0.431***	0.491***	0.437***	0.400***	0.396***	0.260***	0.171	0.186	0.042
	(0.081)	(0.131)	(0.113)	(0.106)	(0.093)	(0.099)	(0.101)	(0.111)	(0.136)	(0.171)
受教育年数	0.014*	-0.008	0.002	0.004	0.013	0.014	0.008	0.015	0.013	0.033**
	(0.008)	(0.015)	(0.012)	(0.011)	(0.009)	(0.009)	(0.009)	(0.010)	(0.013)	(0.017)
家庭人均年收入（对数）	0.082***	0.076*	0.086***	0.072**	0.068***	0.093***	0.071***	0.094***	0.095***	0.071
	(0.023)	(0.046)	(0.033)	(0.028)	(0.025)	(0.026)	(0.025)	(0.027)	(0.033)	(0.047)
截距	7.672***	6.024***	6.341***	6.866***	7.516***	7.579***	8.124***	7.572***	8.255***	9.498***

注：* p<0.1，** p<0.05，*** p<0.001。

表 11-6 住院费用的分位数回归模型估计（60 岁及以上）

变量	基于均值的回归模型	分位数回归模型								
		0.1	0.2	0.3	0.4	0.5	0.6	0.7	0.8	0.9
女性（男性）	-0.191*** (0.049)	-0.182** (0.074)	-0.298*** (0.072)	-0.191*** (0.060)	-0.208*** (0.057)	-0.187*** (0.056)	-0.142*** (0.055)	-0.101 (0.062)	-0.107 (0.083)	-0.160 (0.097)
年龄	-0.001 (0.003)	-0.000 (0.005)	-0.007 (0.005)	-0.004 (0.004)	-0.005 (0.004)	-0.001 (0.004)	-0.002 (0.004)	0.001 (0.004)	0.007 (0.006)	0.004 (0.007)
无配偶（有配偶）	-0.156*** (0.056)	-0.127 (0.095)	-0.108 (0.092)	-0.052 (0.074)	-0.083 (0.068)	-0.138** (0.069)	-0.216*** (0.066)	-0.162** (0.072)	-0.250*** (0.091)	-0.121 (0.105)
慢性病	0.035 (0.030)	0.043 (0.046)	0.068 (0.043)	0.088** (0.037)	0.070** (0.034)	0.069** (0.034)	0.035 (0.035)	0.013 (0.039)	0.005 (0.052)	-0.020 (0.061)
功能状况	0.211*** (0.025)	0.133*** (0.034)	0.205*** (0.033)	0.159*** (0.029)	0.158*** (0.027)	0.176*** (0.028)	0.176*** (0.028)	0.248*** (0.031)	0.305*** (0.044)	0.301*** (0.055)
无任何医保（城职保）	-0.309** (0.134)	-0.013 (0.212)	-0.162 (0.202)	-0.179 (0.165)	-0.293* (0.159)	-0.425*** (0.159)	-0.359** (0.159)	-0.444*** (0.161)	-0.475** (0.217)	-0.514** (0.238)
城乡居民医保（城职保）	-0.300*** (0.068)	-0.062 (0.096)	-0.213** (0.091)	-0.223*** (0.083)	-0.296*** (0.078)	-0.355*** (0.081)	-0.428*** (0.083)	-0.413*** (0.092)	-0.512*** (0.130)	-0.354*** (0.136)
非农业户口（农业户口）	0.273*** (0.072)	0.320*** (0.097)	0.399*** (0.096)	0.412*** (0.086)	0.343*** (0.080)	0.294*** (0.084)	0.240*** (0.085)	0.088 (0.093)	0.190 (0.132)	0.225 (0.145)
受教育年数	0.011 (0.007)	0.015 (0.009)	-0.001 (0.010)	0.001 (0.009)	0.004 (0.008)	0.007 (0.008)	0.011 (0.008)	0.019** (0.009)	0.023* (0.013)	0.020 (0.014)
家庭人均年收入（对数）	0.138*** (0.019)	0.109*** (0.033)	0.166*** (0.031)	0.108*** (0.025)	0.102*** (0.022)	0.110*** (0.023)	0.097*** (0.022)	0.137*** (0.024)	0.160*** (0.033)	0.138*** (0.038)
截距	7.794***	6.026***	6.769***	7.427***	7.911***	7.876***	8.424***	8.177***	7.892***	8.926***

注：* $p<0.1$，** $p<0.05$，*** $p<0.001$。

分位数，前者比后者大约只高了 4.3% 且在统计上已无显著性了。与对中年人群的影响相似，户籍变量对老年人群住院费用较低分位数的影响也比较大，而对较高分位数的影响也是逐渐缩小。在老年人群住院费用支出的30% 分位数上，非农业户口群体要比农业户口群体大约高了 51%，而在 60% 分位数上，两者之间的差距最小，非农业户口群体比农业户口群体大约只高了 27%。同样，在老年人群住院费用支出的 70%、80% 和 90% 分位数上，不同户籍群体之间的差异已经不具有统计上的显著性了。

表 11-5 显示，在 45~59 岁中年人群中，除了住院费用的 90% 分位数，教育变量对其他分位数都不具有显著影响，受教育年数每增加 1 年，住院费用支出的 90% 分位数大约会增加 3.4 个百分点。而且，表 11-6 也显示，在老年人群中，教育变量也只是对住院费用支出的 70% 分位数、80% 分位数有显著影响，受教育年数每增加 1 年，住院费用支出的 70% 分位数和 80% 分位数分别会增加 1.9 个百分点、2.3 个百分点。

根据表 11-5，在 45~59 岁的中年人群中，家庭经济状况对住院费用支出 50% 分位数、70% 分位数和 80% 分位数的影响相对较大，家庭人均年收入每增加 1%，这三个分位数大约均会增加 0.1 个百分点；另外，家庭经济状况对住院费用支出 30% 分位数、40% 分位数和 60% 分位数的影响相对较小，家庭人均年收入每增加 1%，这三个分位数大约均会增加 0.07 个百分点。虽然家庭经济状况对住院费用支出不同分位数的影响有异，但是差异并不大。根据表 11-6，在 60 岁及以上的老年人群中，家庭经济状况对住院费用支出 20% 分位数和 80% 分位数的影响相对较大，家庭人均年收入每增加 1 个百分点，这两个分位数大约会各增加 0.16 个百分点。另外，家庭经济状况对老人住院费用支出 10% 分位数、30% 分位数、40 分位数、50% 分位数和 60% 分位数的影响相对较小，家庭人均年收入每增加 1%，这些分位数大约均会增加 0.1 个百分点。

（四）在门诊费用支出和住院费用支出上的差异

图 11-1 显示了户籍分别在门诊费用支出和住院费用支出上的影响效应。我们看到，在 45~59 岁的中年人群中，在 10%~60% 分位数上，户籍对住院费用支出的影响要大于对门诊费用支出的影响，而在 70%~90% 分位数上，户籍对住院费用支出的影响已经小于对门诊费用

支出的影响。与之相反，在老年人群中，在除了10%分位数和90%分位数的其他分位数上，户籍对住院费用支出的影响都小于对门诊费用支出的影响，这说明在老年人群中，不同户籍老年人在住院费用支出上的不平等总体上要小于在门诊费用上支出的不平等。另外，除了门诊费用支出50%分位数和80%分位数，户籍对老年人群门诊费用支出其他分位数的影响要大于对中年人群的影响，这说明不同户籍老年人在门诊费用上的不平等程度要大于不同户籍中年人的不平等程度。此外，在住院费用支出的10%～70%分位数上，户籍对老年人群的影响要小于对中年人群的影响，这说明不同户籍老年人在住院费用上的不平等程度要小于不同户籍中年人的不平等程度。

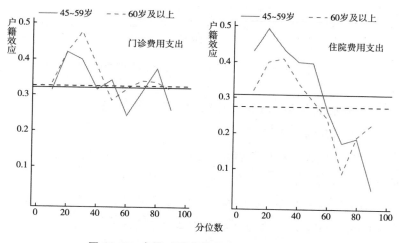

图 11-1　户籍对医疗费用支出分布的影响

图11-2显示了教育分别在门诊费用支出和住院费用支出上的影响效应。我们看到，无论在中年人群中还是在老年人群中，无论在哪个分位数上，教育对门诊费用支出的影响都大于对住院费用支出的影响，这说明不同教育背景群体在门诊费用上的不平等要大于在住院费用上的不平等。另外，除了门诊费用支出的10%分位数，教育对老年人群门诊支出其他分位数的影响都要小于对中年人群的影响，不同教育背景老年人群在门诊费用支出上的不平等要小于不同教育背景中年人在此上的不平等。不过，在住院费用支出的70%分位数和80%分位数上，教育对老年人群的影响要大于对中

年人群的影响，这说明在住院费用支出较多的人群中，不同教育背景老年人之间的不平等程度要大于不同教育背景中年人之间的不平等。

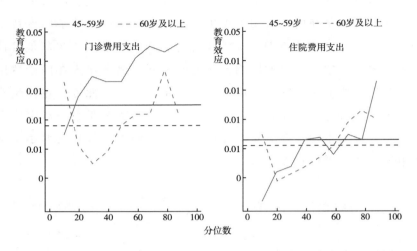

图 11-2　教育对医疗费用支出分布的影响

图11-3 显示了家庭经济状况分别在门诊费用支出和住院费用支出上的影响效应。我们看到，无论在中年人群还是在老年人群中，无论在哪个分位数上，家庭经济状况对住院费用支出的影响都大于对门诊费用支出的影响，这说明不同收入水平群体在住院费用支出上的不平等要大于在门诊费用支出上的不平等。另外，我们看到在门诊费用支出的20%分位数、30%分位数和40%分位数上，家庭经济状况对老年人的影响要大于对中年人的影响，这说明在门诊费用支出不高的人群中，不同家庭经济状况老年人之间的不平等程度要大于不同家庭经济状况中年人之间的不平等；而在门诊费用支出的70%分位数和80%分位数上，家庭经济状况对老年人的影响要小于对中年人的影响，这说明在门诊费用支出比较高的人群中，不同家庭经济状况老年人之间的不平等程度要小于不同家庭经济状况中年人之间的不平等。此外，无论在住院费用支出的哪个分位数上，家庭经济状况对老年人的影响都要大于对中年人的影响，这说明在住院费用支出上，不同家庭经济状况老年人之间的不平等程度都要大于不同家庭经济状况中年人之间的不平等。

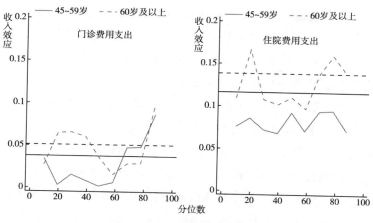

图 11-3　收入对医疗费用支出分布的影响

五　讨论

本研究基于全国性的追踪调查数据,利用前沿的无条件分位数回归模型全面考察了不同社会经济地位群体在医疗费用整个分布上而不仅仅是平均数上的不平等情况,从而可以使我们可以对社会不平等的异质性有一个全面的认识。

本研究结果显示,在医疗费用支出(包括门诊费用支出和住院费用支出)较少的情况下,不同户籍群体之间的差距相对较大,而在医疗费用支出较多的情况下,不同户籍群体之间的差距相对较小。对此结果,我们可以从以下几个方面进行解释:(1)较少的医疗支出反映了患者相对不严重的健康问题,也反映了患者所利用的医疗服务以初级医疗服务(比如常规门诊或者小病住院)为主;而较多的医疗支出反映了患者遇到了严重的健康问题。(2)与非农业户口群体相比,农业户口群体对于初级医疗服务的态度相对比较消极;而在遇到严重的健康问题时,个体的选择性较小且相对更为紧急,户籍影响下降,健康需求占了首位。(3)在健康问题不严重的情况下,农业户口群体一般就近利用医疗服务,比如在本村的诊所或者乡镇卫生院,其医疗花费相对较低;而在遇到严重的健康问题时,农业户口群体也往往会选择县级以上的大医院和相对更为昂贵的医疗服务。

（4）与城镇职工医疗保险相比，新农合一般不报销门诊费用，当健康问题不严重的时候，农业户口群体更有可能会减少在门诊费用上的支出；不过，新农合对住院费用的保障水平比较高，报销比例相对较高。总之，在较少医疗支出的情况下，城乡居民在医疗服务利用上的差距较大主要是由于农村居民减少了必要的医疗支出，而在医疗支出较多的情况下，城乡居民在医疗服务利用上的差距较小主要是城乡居民都不得不承担必需的医疗费用以应对严重的健康问题所导致的结果。

本研究结果也显示，在医疗费用支出（包括门诊费用支出和住院费用支出）较少的情况下，不同教育背景群体之间的差距相对较小，而在医疗费用支出较多的情况下，不同教育背景群体之间的差距相对较大。对此结果，我们可以从以下几个方面进行解释：（1）随着现代医疗服务系统的日益复杂，对医疗服务使用者文化能力的要求也越来越高，受教育程度越高的人，在获取、理解、评价和应用与健康相关的信息上以及和医疗服务系统人员沟通和交流上具有显著的优势。（2）在医疗支出较少的情况下或者说使用初级医疗服务时，患者一般前往本地或者本社区的医疗机构，这些医疗机构规模相对较小，患者对其也比较熟悉，因此对患者文化能力或者健康素养的要求相对较低，由此不同教育背景者在此种情况下的卫生服务利用之间的差距会相对较小。（3）在医疗支出较多的情况下或者说健康出现严重问题时，患者一般前往远离本社区或者异地的大型综合性医疗机构，患者对这些机构往往比较陌生，这就需要较高的文化能力或者健康素养去了解医疗机构的运行情况、理解相应的医疗信息和有效地恰当地应用医疗服务。在这方面，较低教育背景者在此方面具有明显的劣势，一方面他们所拥有的健康知识较少，对健康信息的理解能力较差，另一方面他们也害怕或者没有信心与医生进行沟通和交流，医生对其咨询的反应也往往较为被动，从而使他们不能够更及时、更有效、更充分地利用医疗服务，由此导致与较高教育背景者在医疗服务利用上的差距。（4）在医疗费用的报销上，较高教育背景者对其可报销的服务内容、药物类型、流程和一些关键细节上有更多的了解，从而可以更有效地利用医疗保险对其医疗服务支出的支持作用，导致在同等健康需求的情况下，较高教育背景者可能有更多的医疗花费。

此外，本研究结果显示，在门诊费用支出较少的情况下，不同经济状况群体在门诊支出上的差距相对较小，而在门诊费用支出较多的情况下，不同经济状况群体在门诊支出上的差距相对较大。此外，不同经济状况群体在住院费用上的差距呈现"两头高，中间低"的特征，即在住院费用支出较少或者较多的情况下，不同经济状况群体之间的差距相对较大，而在住院费用支出处于中等水平的情况下，不同经济状况群体之间的差距相对较小。而且，我们也发现家庭收入对住院费用支出的影响要大于对门诊费用支出的影响。由于一般情况下住院费用都会远高于门诊费用，门诊费用的 90% 分位数与住院费用的 20% 分位数接近，所以我们就不难理解家庭收入对门诊费用 90% 分位数和对住院费用 20% 分位数的影响都相对较高。因此，我们可以说，在医疗支出非常少时，家庭的医疗负担很轻，在这种情况下，家庭经济状况的影响会非常小。随着医疗支出的增加，比如在门诊费用的 90% 分位数或者住院费用的 20% 分位数上，低收入家庭开始感受到医疗支出带来的经济压力，加上这时的健康问题虽然严重但没有到最严重最紧急的时候，家庭经济状况在决定家庭医疗费用支出上发挥着重要的制约作用，因此低收入家庭与较高收入家庭在医疗支出上的差距开始加大。随着医疗支出的提高，即在住院费用支出的中间百分位数上，这意味着健康问题进一步加重和进一步紧急，在这种情况下健康需求占据了主导地位，个人的选择性下降，低收入家庭即使面临沉重的经济压力也不得不加大医疗费用的支出，家庭经济状况在决定家庭医疗费用支出上的影响大大下降，由此导致低收入家庭和较高收入家庭在医疗支出上的差距有所缩小。不过，随着医疗支出达到最高水平，虽然健康状况非常严重也非常紧急，低收入家庭即使有再高的健康需求也可能面临医疗费用无力承担的困境，这时的医疗费用支出已经达到了低收入家庭可承担的上限，相反较高收入家庭可以为了健康需求继续支付高昂的医疗费用，由此导致两者之间的差距再次加大。

六　结论与政策建议

总之，本研究不仅进一步证实了不同社会经济地位群体在医疗服务利用上存在显著的不平等，更重要的是发现了这种不平等的差异性。在医疗服务利用的不同水平上，户籍身份、教育背景和家庭收入等社会经济因素所发挥的作用并不相同，由此导致不同社会经济地位群体之间的不平等程度是不断变化的。要想缩小不同社会经济地位群体在医疗服务利用上的差距以实现基本公共卫生服务的均等化，未来的医疗卫生服务改革应该充分考虑在利用不同的医疗卫生服务时，户籍、教育和收入等社会经济地位因素所发挥的不同作用，以增强改革措施的针对性和有效性。

首先，本研究结果显示，城乡群体在医疗卫生服务利用上的不平等、不公平问题主要集中在预防性和初级的医疗卫生服务。因此，医疗卫生服务改革的重要目标之一就是加快促进预防性和初级医疗卫生服务在城乡上的公平分布，以使农村居民有均等的机会享受初级医疗卫生服务。

其次，考虑到初级医疗卫生服务对于农村居民和社会经济地位较低的群体而言是一个"可有可无"的并非紧急的需求，因此，未来医疗卫生改革的另外一个目标就是不断提升这些社会群体的健康素养，提升他们对初级卫生服务重要性的认识，同时政府也应该完善城乡居民医疗保险改革，尤其是推进城乡居民医疗保险对预防性和初级医疗卫生服务的报销制度改革，以提升农村居民和社会经济地位较低群体对这些服务利用的积极性。

最后，进一步加大对农村居民和社会经济地位较低群体在大病尤其是特大病医疗卫生服务上的经济支持。虽然2009年新医改之后，对居民医疗服务利用的支持力度不断加大，但是居民自付的医疗负担仍然很重。在大病尤其是特大病面前，农村和社会经济地位较低群体虽然经济条件有限，但是仍然"苦苦支撑"，其家庭面临着非常大的负担，在这种情况下，就不是一个"可看可不看"的问题，而是一个"必须看"的问题，不同社会经济地位群体在此上的差距已经不是所谓的"健康观念"上的差距。因此，医疗卫生服务改革的另外一个重要目标就是加快顶层制度设计，进一步加大城乡居民医疗保险对大病的覆盖面、经济支持力度和实际可利用性，同时加快建立医疗救助制度，对因重大疾病而面临经济困境的家庭提供救助。

参考文献

程令国，张晔，2012，《"新农合"：经济绩效还是健康绩效》，《经济研究》第1期，第120～133页。

封进，刘芳，2012，《新农合对改善医疗服务利用不平等的影响——基于2004年和2006年的调查数据》，《中国卫生政策研究》第3期，第45～51页。

封进，余央央，楼易平，2015，《医疗需求与中国医疗费用增长——基于城乡老年医疗支出差异的视角》，《中国社会科学》第 3 期，第 85~103 页。

解垩，2009，《与收入相关的健康及医疗服务利用不平等研究》，《经济研究》第 2 期，第 93~105 页。

李永友，郑春荣，2016，《我国公共医疗服务受益归宿及其收入分配效应——基于人户调查数据的微观分析》，《经济研究》第 7 期，第 132~146 页。

马超，宋泽，顾海，2016，《医保统筹对医疗服务公平利用的政策效果研究》，《中国人口科学》第 1 期，第 108~117 页。

齐良书，李子奈，2011，《与收入相关的健康和医疗服务利用流动性》，《经济研究》第 9 期，第 83~95 页。

王绍光，2005，《政策导向，汲取能力与卫生》，《公平中国社会科学》第 6 期，第 101~120 页。

魏众，古斯塔夫森，2005，《中国居民医疗支出不公平性分析》，《经济研究》第 12 期，第 126~134 页。

熊跃根，黄静，2016，《我国城乡医疗服务利用的不平等研究——一项基于 CHARLS 数据的实证分析》，《人口学刊》第 6 期，第 62~76 页。

赵广川，顾海，郭俊峰，2016，《社会经济地位变迁与医疗服务利用不平等：2000—2011》，《公共管理学报》第 2 期，第 010 页。

周钦，田森，潘杰，2016，《均等下的不公——城镇居民基本医疗保险受益公平性的理论与实证研究》，《经济研究》第 6 期，第 172~185 页。

Abel, T. (2008). Cultural Capital and Social Inequality in Health. *Journal of Epidemiology and Community Health*, 62 (7), e13-e13.

Abel, T. , & K. L. Frohlich. (2012). Capitals and Capabilities: Iinking Structure and Agency to Reduce Health Lnequalities. *Social Science & Medicine*, 74 (2), 236-244.

Adams, R. J. , C. Piantadosi, K. Ettridge, C. Miller, C. Wilson, G. Tucker, & C. Hill. (2013). Functional Health Literacy Mediates the Relationship between Socio-economic Status, Perceptions and Lifestyle Behaviors Related to Cancer Risk in An Australian Population. *Patient Education and Counseling*, 91 (2), 206-212.

Bago, d. U. T. , & A. M. Jones. (2009). Health Care Utilisation in Europe: New Evidence from the ECHP. *Journal of Health Economics*, 28 (2), 265-279.

Baker, D. W. , R. M. Parker, M. V. Williams, K. Pitkin, N. S. Parikh, W. Coates, & M. Imara. (1996). The Health Care Experience of Patients with Low Literacy. *Archives of Family Medicine*, 5 (6), 329.

Benitez, J. A. , E. K. Adams, & E. E. Seiber. (2017). Did Health Care Reform Help Kentucky Address Disparities in Coverage and Access to Care among the Poor? *Health Services Research*, 53 (3), 1387-1406.

Bennett, I. M. , J. Chen, J. S. Soroui, & S. White. (2009). The Contribution of Health Literacy to Disparities in Self-Rated Health Status and Preventive Health Behaviors in Older Adults. *Annals of Family Medicine*, 7 (3), 204-211.

Bernhardt, A., M. Morris, & M. S. Handcock. (1995). Women's Gains or Men's Losses? A Closer Look at the Shrinking Gender Gap in Earnings. *American Journal of Sociology*, 101 (2), 302-328.

Chang, J., L. Dubbin, & J. Shim. (2016). Negotiating Substance Use Stigma: The Role of Cultural Health Capital in Provider-patient Interactions. *Sociology of Health & Illness*, 38 (1), 90-108.

Cho, Y. I., S. D. Lee, A. M. Arozullah, & K. S. Crittenden. (2008). Effects of Health Literacy on Health Status and Health Service Utilization amongst the Elderly. *Social Science & Medicine*, 66 (8), 1809-1816.

Cook, B. L., & W. G. Manning. (2009). Measuring Racial/Ethnic Disparities across the Distribution of Health Care Expenditures. *Health Services Research*, 44 (5p1), 1603-1621.

d'Uva, T. B., & A. M. Jones. (2009). Health Care Utilisation in Europe: New Evidence from the ECHP. *Journal of Health Economics*, 28 (2), 265-279.

d'Uva, T. B., A. M. Jones, & E. Van Doorslaer. (2009). Measurement of Horizontal Inequity in Health Care Utilisation Using European Panel Data. *Journal of Health Economics*, 28 (2), 280-289.

Devaux, M. (2015). Income-related Inequalities and Inequities in Health Care Services Utilisation in 18 selected OECD Countries. *The European Journal of Health Economics*, 16 (1), 21-33.

Dickman, S. L., D. U. Himmelstein, & S. Woolhandler. (2017). Inequality and the Health-Care system in the USA. *The Lancet*, 389 (10077), 1431-1441.

Dolan, N. C., M. R. Ferreira, T. C. Davis, M. L. Fitzgibbon, A. Rademaker, D. Liu, ... C. L. Bennett. (2004). Colorectal Cancer Screening Knowledge, Attitudes, and Beliefs among Veterans: Does Literacy Make A Difference? *Journal of Clinical Oncology Official Journal of the American Society of Clinical Oncology*, 22 (13), 2617.

Dubbin, L. A., J. S. Chang, & J. K. Shim. (2013). Cultural Health Capital and the Interactional Dynamics of Patient-centered Care. *Social Science & Medicine*, 93 (5), 113.

Finkelstein, A., S. Taubman, B. Wright, M. Bernstein, J. Gruber, J. P. Newhouse,... O. H. S. Group. (2012). The Oregon Health Insurance Experiment: Evidence from the First Year. *Social Science Electronic Publishing*, 127 (3), 1057-1106.

Gaffney, A., & D. McCormick. (2017). The Affordable Care Act: Implications for health-care equity. *The Lancet*, 389 (10077), 1442-1452.

Griffith, K., L. Evans, & J. Bor. (2017). The Affordable Care Act Reduced Socioeconomic Disparities In Health Care Access. *Health Affairs*, 36 (8), 1503-1510.

Kindig, D. A., A. M. Panzer, & L. Nielsen-Bohlman. (2004). *Health Literacy: A Prescription to end confusion*. Washington: National Academies Press.

Levy, H., & A. Janke. (2016). Health Literacy and Access to Care. *Journal of Health*

Communication, 21 *Suppl* (Supp 1), 43-50.

Lostao, L., E. Regidor, S. Geyer, & P. Aïach. (2007). Patient Cost Sharing and Social Inequalities in Access to Health Care in Three Western European Countries. *Social Science & Medicine*, 65 (2), 367-376.

Makinen, M., H. Waters, M. Rauch, N. Almagambetova, R. Bitrán, L. Gilson, ... G. Ubilla. (2000). Inequalities in Health Care Use and Expenditures: Empirical Data from Eight Developing Countries and Countries in Transition. *Bulletin of the World Health Organization*, 78 (1), 55-65.

Masseria, C., & M. Giannoni. (2010). Equity in Access to Health Care in Italy: A Disease-based Approach. *European Journal of Public Health*, 20 (5), 504-510.

Meng, Q., H. Fang, X. Liu, B. Yuan, & J. Xu. (2015). Consolidating the Social Health Insurance Schemes in China: Towards An Equitable and Efficient Health System. *Lancet*, 386 (10002), 1484-1492.

Missinne, S., K. Neels, & P. Bracke. (2014). Reconsidering Inequalities in Preventive Health Care: An Application of Cultural Health Capital Theory and The Life-course Perspective to the Take-up of Mammography Screening. *Sociology of Health & Illness*, 36 (8), 1259-1275.

Morris, N. S., T. S. Field, J. L. Wagner, S. L. Cutrona, D. W. Roblin, B. Gaglio, ... K. M. Mazor. (2013). The Association Between Health Literacy and Cancer-Related Attitudes, Behaviors, and Knowledge. *Journal of Health Communication*, 18, 223-241.

Nutbeam, D. (2000). Health Literacy as A Public Health Goal: A Challenge for Contemporary Health Education and Communication Strategies into the 21st Century. *Health Promotion International*, 15 (3), 259-267.

Nutbeam, D. (2008). The Evolving Concept of Health Literacy. *Social Science & Medicine*, 67 (12), 2072-2078.

Paasche-Orlow, M. K., & M. S. Wolf. (2007). The Causal Pathways Linking Health Literacy to Health Outcomes. *American Journal of Health Behavior*, 31 *suppl* 1 (31 Suppl 1), S19-S26.

Protheroe, J., R. Whittle, B. Bartlam, E. V. Estacio, L. Clark, & J. Kurth. (2017). Health Literacy, Associated Lifestyle and Demographic Factors in Adult Population of An English City: A Cross-sectional Survey. *Health Expectations*, 20 (1), 112-119.

Rowlands, G., J. Protheroe, J. Winkley, M. Richardson, P. Seed, & R. E. Rudd. (2015). A Mismatch between Population Health Literacy and the Complexity of Health Information: An Observational Study. *British Journal of General Practice*, 65 (635), 379-386.

Santerre, R. E., & S. P. Neun. (2012). *Health Economics: Theory, Insights, and Industry Studies*: Cengage Learning.

Schillinger, D., A. Bindman, F. Wang, A. Stewart, & J. Piette. (2004). Functional Health Literacy and the Quality of Physician-patient Communication among Diabetes Pa-

tients. *Patient Education & Counseling*, 52 (3), 315-323.

Shim, J. K. (2010). Cultural Health Capital: A Theoretical Approach to Understanding Health Care Interactions and the Dynamics of Unequal Treatment. *Journal of Health and Social Behavior*, 51 (1), 1-15.

Sorensen, K., S. V. Den Broucke, J. Fullam, G. Doyle, J. M. Pelikan, Z. Slonska, & H. Brand. (2012). Health Literacy and Public Health: A Systematic Review and Integration of Definitions and Models. *Bmc Public Health*, 12 (1), 80-82.

Sorensen, K., J. M. Pelikan, F. Rothlin, K. Ganahl, Z. Slonska, G. Doyle, … E. Uiters. (2015). Health Literacy in Europe: Comparative Results of the European Health Literacy Survey (HLS-EU). *European Journal of Public Health*, 25 (6), 1053-1058.

Stewart, A. L., A. M. Nápolesspringer, S. E. Gregorich, & J. Santoyoolsson. (2007). Interpersonal Processes of Care Survey: Patient-reported Measures for Diverse Groups. *Health Services Research*, 42 (3p1), 1235-1256.

Sudore, R. L., K. M. Mehta, E. M. Simonsick, T. B. Harris, A. B. Newman, S. Satterfield, … H. N. Ayonayon. (2006). Limited Literacy in Older People and Disparities in Health and Healthcare Access. *Journal of the American Geriatrics Society*, 54 (5), 770-776.

Van Doorslaer, E., P. Clarke, E. Savage, & J. Hall. (2008). Horizontal Inequities in Australia's Mixed Public/Private Health Care System. *Health Policy*, 86 (1), 97-108.

Van Doorslaer, E., A. Wagstaff, H. Van der Burg, T. Christiansen, D. De Graeve, I. Duchesne, … L. Gross. (2000). Equity in the Delivery of Health Care in Europe and the US. *Journal of Health Economics*, 19 (5), 553-583.

Von Wagner, C., A. Good, K. L. Whitaker, & J. Wardle. (2011). Psychosocial Determinants of Socioeconomic Inequalities in Cancer Screening Participation: A Conceptual Framework. *Epidemiologic reviews*, 33 (1), 135-147.

Von Wagner, C., A. Steptoe, M. S. Wolf, & J. Wardle. (2009). Health Literacy and Health Actions: A Review and a Framework From Health Psychology. *Health Education & Behavior*, 36 (5), 860-877.

Yip, W., & W. Hsiao. (2014). Harnessing the Privatisation of China's Fragmented Health-care Delivery. *Lancet*, 384 (9945), 805-818.

Zhao, J., & H. Zhong. (2015). Medical Expenditure in Urban China: A Quantile Regression Analysis. *International Journal of Health Economics & Management*, 15 (4), 1-20.

Zhu, D., N. Guo, J. Wang, S. Nicholas, & L. Chen. (2017). Socioeconomic Inequalities of Outpatient and Inpatient Service Utilization in China: Personal and Regional Perspectives. *International Journal for Equity in Health*, 16 (1), 210.

第十二章　消减健康不平等：政策与行动

随着人类的疾病谱从死亡率较高的急性的传染性疾病向死亡率较低的长期性的慢性疾病转型（Fries，1983），社会经济因素逐渐成为健康的社会决定因素（Marmot，2005），成为健康风险因素背后的"根本原因"（Phelan et al.，2010）。这种由社会经济因素导致的健康差异被认为是健康不平等，因为它是更广泛的社会不平等所导致的重要后果。同时，因为健康不平等的背后往往是社会资源和机会的不公平分配，所以也被视为健康不公平。既然健康不平等主要是社会经济因素导致的，其本质上就是可以避免的，也可以通过调整相关的社会政策进行干预。正因为如此，消减健康不平等已经成为世界卫生组织和各国政府的行动目标，为此也提出和实施了一些相应的对策。本章首先回顾了世界卫生组织和一些国家在消减健康不平等上的努力和政策选择，然后结合我国国情尝试性地提出一些消减老年健康不平等的对策。

一　"人人享有健康"的目标及努力

早在 70 年前，世界卫生组织制定的《世界卫生组织章程》就提出"享受可达到的最高健康标准是每个人的基本权利之一，不分种族、宗教、政治信仰、经济或社会条件"，还明确提出"政府对其人民的健康负有责任，只有通过提供适当的卫生和社会措施才能实现"，为此在本章程中还规定了世界卫生组织成员国的 22 项职能，其中一项为"在必要时与其他专门机构合作，促进改善营养、住房、环境卫生、娱乐、经济或工作条件以及环境卫生的其他方面"①。由此可见，"可达到的最高健康标准"是每个人的基本

---

① 《世界卫生组织章程》由 1946 年 6 月 19 日至 7 月 22 日在纽约召开的国际卫生大会通过，61 个国家的代表于 1946 年 7 月 22 日签署，于 1948 年 4 月 7 日生效。此后的各项修正案已编列在本文本中。具体参见 https://www.who.int/about/mission/zh/。

权利，但是外在的经济或社会条件阻碍了个人本可以达到的最高健康标准，因此政府有责任通过适当的卫生和社会措施对影响健康的经济或社会条件进行干预以实现人人可获得其最高健康标准的目标。

1978 年的《阿拉木图宣言》再次强调了"获取最高水平的健康是一项基本人权"，并且指出"发达国家和发展中国家之间以及国家内部的健康状况不平等在政治、社会和经济上都是不可接受的，所有国家都应该关注此问题"，同时提出了"未来几十年，政府、国际组织和整个国际社会的主要社会目标就是到 2000 年世界上所有人都达到一定水平的健康"，为此"人人应该享受卫生保健"，尤其是初级卫生保健。① 虽然到了 2000 年，世界各国之间以及一个国家内部的健康不平等非但没有削弱反而不断加大，但这并不妨碍《阿拉木图宣言》在世界公共卫生发展史上的重要贡献，它提出的"人人应该享受卫生保健"的目标成为世界各国和国际组织卫生保健政策的主要目标。

基于《阿拉木图宣言》及其"人人应该享受卫生保健"的目标，1986 年发表的《渥太华宪章》进一步认为"政治、经济、社会、文化、环境、行为和生物因素都有利于健康或者对其有害"，并且认为健康促进行动的重点就是对健康背后的社会经济因素进行干预，确保所有人都有平等的机会和资源，从而都能充分发挥其健康潜力，最终实现健康平等和公平。同时，《渥太华宪章》也指出要对广泛的社会经济条件进行干预，仅仅依靠卫生部门是不够的，要求所有有关方面对健康和健康平等做出明确的承诺并采取协调一致的行动。此外，《渥太华宪章》也提出了一些具体的健康促进策略，包括健康的公共政策、创建支持性环境、加强社区行动培养个人技能、重新定位健康服务等。②

尽管《阿拉木图宣言》提出了 2000 年实现"人人应该享受卫生保健"和健康的目标，《渥太华宪章》为此也提出了具体的健康促进策略，但是到了

---

① 《阿拉木图宣言》于 1978 年 9 月 6 日至 12 日在哈萨克斯坦的阿拉木图国际初级保健会议上通过。成为 20 世纪公共卫生领域的一个重要里程碑，它将初级卫生保健确定为实现人人享有卫生保健这一目标的关键。http://www.who.int/social_determinants/tools/multimedia/alma_ata/en/。

② 第一届国际健康促进会议于 1986 年 11 月 21 日在渥太华举行，以便在 2000 年及以后实现人人享有健康的目标，会后发表了《渥太华宪章》。http://www.who.int/healthpromotion/conferences/previous/ottawa/en/。

2000 年及以后，世界各国之间尤其是发达国家和发展中国家之间、一个国家内部不同社会经济地位群体之间，在某些健康指标上的差距不仅没有削弱还在不断加大。为此，世界卫生组织于 2005 年 3 月成立了健康问题社会决定因素委员会（Commission on Social Determinants of Health，CSDH）①，它是由世界卫生组织召集的由决策者、研究人员和民间社会组织等组成的一个全球网络，目的是提请各国政府和社会注意导致健康不良和健康不平等的社会条件，并为各国和全球卫生合作伙伴解决健康不平等的社会因素提供建议。

CSDH 于 2008 年 7 月向世界卫生组织提交了报告，即《用一代人时间弥合差距：针对健康问题社会决定因素采取行动以实现卫生公平》（WHO，2008）。本报告认为，健康不平等是在全球、国家和地方各级运作的复杂系统的结果，为了减少国家之间和国家内部的健康不平等，有必要超越疾病的直接原因，重点关注"原因的起因"，即决定人们如何成长、生活、工作和年老的社会因素，并且认为健康不平等的根本决定因素是相互关联的，必须通过全面综合的政策来解决这些问题。本报告提出的有关改善日常生活环境，处理权力、金钱和资源分配不公平问题，衡量和解决问题以及评估行动的作用这三项主要建议在 2009 年召开的世界卫生大会上审议并通过。② 之后的 2011 年，世界卫生组织在巴西里约热内卢召开了一次全球会议，通过了《关于健康问题社会决定因素的里约政治宣言》③，再次强调了健康不平等的社会决定因素，并提出了解决健康不平等问题的五个主要行动领域④。

二 针对健康问题社会决定因素采取行动

在过去 20 年间，联合国各机构、各国政府以及民间组织不断认识到健康问题的社会决定因素，制定和实施了改善公共卫生的目标和战略，采取了积极行动来消减和弥合健康不平等问题。

---

① http：//www.who.int/social_determinants/thecommission/en/。

② http：//apps.who.int/gb/or/c/c_wha62r1.html。

③ http：//www.who.int/social_determinants/sdhconference/en/。

④ 五个主要行动领域分别是：（1）采纳更好的健康和发展治理方式；（2）促进参与政策制定和实施进程；（3）进一步调整健康部门的方向，使之注重减少健康不平等现象；（4）加强全球治理与合作；（5）监测进展和加强问责制。

（一）世界卫生组织

世界卫生组织的健康问题社会决定因素委员会于 2008 年发布了《用一代人时间弥合差距：针对健康问题社会决定因素采取行动以实现卫生公平》的研究报告，提出在一代人的时间内实现健康平等和公平（WHO，2008）。为此，本报告提出了三项行动原则。

如图 12-1 所示，本报告提出的首要行动原则就是改善日常生活环境，即改善人们出生、成长、生活、工作以及年老时的环境，这里的环境既包括自然环境，也包括社会环境。不同社会阶层群体所处的日常生活环境的性质和质量决定了不同的物质条件和生活方式，进而决定了不同社会阶层群体所面临的健康风险程度。因此，采取行动改善较低社会阶层群体的日常生活环境，这既为改善健康提供了机会，也为弥补与社会不平等有关的健康差距提供了机会。改善日常生活环境首先要改善的就是卫生环境，比如住房条件、环境卫生条件、生活设施条件以及气候条件等。其次是改善就业和工作环境，使较低社会阶层群体能够在良好的并且无害的工作环境下进行充分和公正地就业以及体面的工作，从而能够获得经济保障、降低生理和心理/社会危害，增加健康和福利。再次是要改善人们的生活处境，需要各国政府建立适当的终身社会保障制度，以使人们能够享受良好的生活水平，尤其是要保障那些从事非正式工作、家务活或者照料工作的人到了老年之后的生活。最后要改善人们的医疗保健环境，建立人人可享用的、以初级卫生保健为重点的高质量卫生保健服务，确保人人不管社会经济地位、身份以及支付能力如何，都能根据其需求和偏好获得同样范围的（高质量的）服务，并且促进人们享用这些服务。

虽然不平等的日常生活环境是健康不平等产生的直接原因，但是其源于更深刻的社会结构和进程。如果只是把行动重点放在如何干预这些"可改善"的日常生活环境上或者直接因素上，并不能从根本上消除健康不平等，因此，我们必须超越对个体生活环境或者生活方式的关注，以考虑不平等背后的结构性驱动因素，即对"原因的原因"进行干预（Marmot et al.，2012；Phelan et al.，2010；Smith et al.，2016）。如图 12-1 所示，本报告提出的第二项行动原则是处理权力、金钱和资源分配不均问题。第一，在政府的所有政策系统和规划中体现健康平等和公平。减少健康不平等不仅

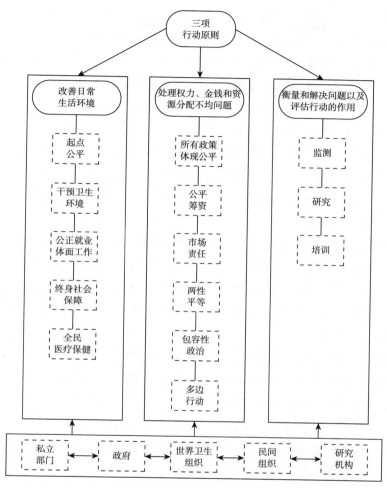

图 12-1　世界卫生组织健康问题社会决定因素委员会报告的总体建议

仅是卫生部门的责任，而且是整个政府和所有部门必须承担的任务，政府各部门的政策都应该在促进健康和健康平等上相辅相成而不相互矛盾。第一，公平筹资，即加大公共资金和公共服务的投入力度，以便对健康问题的社会决定因素采取行动，建立为政府各部门针对健康问题社会决定因素采取行动提供资金的机制，在各地区和社会阶层群体中平等地分配资金和服务。第三，加强市场责任，政府相关部门要发挥领导作用，对有损健康或者导致健康不平等的产品、活动和环境进行管制并且系统地定期评估所有决策和市场监管对健康公平造成的影响。第四，处理社会结构上的性别歧视，促进两性平等，以提高妇女的社会经济地位和健康水平，这是用一代人弥合健康差距的关键所在。第五，建立和维持包容性政治，增强个人和社区在健康决策中的公正代表权和参与权，一方面通过自下而上的方法应对健康不平等，另一方面也通过自上而下的方法保障人们行使一整套权利和确保在各群体中公正分配社会资源。第六，消除健康不平等必须加强多边行动，加强联合国和世界卫生组织在全球行动中的领导作用。

如图 12-1 所示，本研究报告也认为需要不断加强对国家内或全球范围内健康不平等状况的监测和研究，以评估社会、经济和政治变化对人群健康的影响，为此提出了针对健康问题社会决定因素采取行动的第三项行动原则。首先，各国应该建立定期监测健康问题社会决定因素和健康公平的制度，例行收集相关的数据，为有效消减健康不平等提供证据基础。其次，进一步增强关于健康不平等程度、健康问题的社会决定因素的相关研究，研究人员需要超越传统的生物医学研究领域，从更广泛的学科视角中汲取知识，包括地理学、社会学和政治学等学科，这些学科知识有助于引起人们对健康不平等问题的政治关注，此外计量经济学和定性方法也可以为未来的健康不平等研究提供重要的方法学工具。最后，向决策者、利益攸关者、卫生从业人员和社会大众提供健康问题社会决定因素培训。

为了有效地实施上述的三项基本行动，本报告最后提出建立多边行动机制，要求各级政府（跨国、国家、地区和地方政府）以及所有部门和利益攸关者（公共部门、私人部门和民间组织）更加一致地采取行动。第一，世界卫生组织负责在全球和国家范围加强政策协调，制定监测健康问题社会决定因素的目标指标，协助成员国解决健康不公平问题。第二，各国中央政府和地方政府应该增强公立部门的作用，加强整个政府内部的政策协调，保障各部委决策连贯一致，同时进一步开展活动以促进健康平等，加大公共资金和服务的投入，建立国家健康平等的监测和监督制度。第三，全球和地方各级民间组织可以发挥关键的桥梁作用，参与健康问题社会决定因素的决策、计划和规划落实工作，评估需求，提供服务和支持。第四，私立部门应该加强责任制，确保其产品和服务是增加而不是损害健康平等。同时，应该致力于相关疾病治疗方法的研究和开发工作，并分享在有挽救生命潜力的领域（比如药品专利）的知识。第五，研究机构需要在如何了解国家和地区健康状况、可以开展何种活动以改善健康状况以及需要采取何种措施以改变健康不平等状况等方面加强研究工作，以获得和传播在健康问题社会决定因素领域的知识。

（二）英国

英国是第一个采取系统性政府行动以减少健康不平等的欧洲国家。事实上，早在1980年，英国卫生和社会保障部（现为卫生部）就发布了道格拉斯·布莱克爵士主持的卫生不平等问题专家委员会所撰写的报告，即《布莱克报告》（Black，1982）。该报告认为，尽管自福利国家实施以来英国的整体健康状况有所改善，但仍存在广泛的健康不平等现象，造成这些不平等的主要原因是经济不平等。虽然该报告提出的消减健康不平等的政策建议并没有被当时保守党政府所采纳，但是其表达的政治思想在英国和世界产生了巨大影响。

1998年，在近20年后重新掌权的工党政府再次委托专家撰写了《对健康不平等的独立调查》（Acheson，1998），并以此为基础，1999年卫生部发布了《减少健康不平等：行动报告》（Department of Health，1999）。该行动报告被认为是有史以来所采取的解决健康不平等问题的最全面的工作方案，它列出了一系列新的政府政策，包括引入全国最低工资、更高的福利和养老金以及大幅增加教育、住房、城市复兴和医疗保健支出。同时，它还宣布了一系列具体举措，包括"Sure Start"计划（比如低收入家庭的父母支持），"健康行动区"（改善贫困地区健康的本地战略）以及一系列反烟政策（包括针对低收入吸烟者的免费尼古丁替代疗法）（Mackenbach，2011）。2002年，英国卫生部系统评估了其在解决健康不平等问题方面取得的进展，发布了《解决健康不平等问题：交叉审查》报告（Department of Health，2002）。根据这一报告，英国卫生部1999年的行动报告做了修订，即《解决健康不平等问题：行动纲领》（Department of Health，2003），它阐述了政府计划到2010年实现两个消减健康不平等的目标，围绕这两个总体目标，又制定了12个中间阶段目标和82个"部门承诺"（各政府部门的具体行动），具体包括进一步减贫努力，改善教育成果，扩大"Sure Start"计划，扩大戒烟服务，改善内城的初级保健设施，以及改善癌症和心血管疾病治疗的可及性。之后的2007年、2009年和2010年先后发布了一些评估报告，用于评估实现战略目标的进展情况（Department of Health，2007，2009，2010），具体如表 12-1 所示。

表 12-1 英国减少健康不平等的行动策略

年份	事件	主要内容
1998	"对健康不平等的独立调查"	由唐纳德·艾奇逊爵士担任主席的委员会负责审查科学证据并提出广泛的政策措施
1999	"减少健康不平等：行动报告"	政府对独立调查的回应，制定全面的工作计划
2002	"解决健康不平等问题：交叉审查"	跨部门审查处理健康不平等的进展情况，做出更有针对性的努力
2003	"解决健康不平等问题：行动纲领"	政府修订的策略，围绕 2 个结果目标，制定 12 个"阶段指标"，82 个"部门承诺"
2007	"应对健康不平等：2007 年状况报告"	卫生部的一系列报告中的第一份报告，用以评估实现战略目标的进展情况
2009	"解决健康不平等问题：10 年后"	由卫生部委托进行独立评估，以评估实现战略目标的进展情况
2010	"公平社会，健康生活（Marmot 评论）"	由卫生部委托进行独立评估，以吸取世界卫生组织健康问题社会决定因素委员会的经验教训
2010	"解决预期寿命不平等问题"	国家审计署进行独立评估，以评估为什么没有实现战略目标
2010	工党在议会选举中失利	工党政府执政 13 年后，保守党/自由民主党联合政府接任

资料来源：作者根据（Mackenbach，2011）整理。

英国政府在 1999 年至 2010 年实施的这项旨在减少英国健康不平等现象的综合计划，是同期同类战略中最雄心勃勃的计划之一（Barr et al.，2017）。不过，英国的这项计划最终并没有实现其预期不平等消减 10% 的战略目标（National Audit Office，2010），只取得了部分成功。有研究认为，这主要是因为该综合性计划没有涉及最相关的切入点，也没有制定和实施有效的政策，并且没有达到足够大的规模来实现对整个人口的影响（Mackenbach，2011）。除此之外，这也可能与英国的政治变动有关。当 2010 年工党在议会选举中失利之后，本计划也随之结束。一些综合性的消极健康不平等的计划可能需要实施更长的时间才能显现出其效益，这就需要一个国家的政府及其相关决策能够保持长时间的相对稳定。

（三）美国

与其他的高收入国家相比，美国是唯一一个没有全民医疗保障覆盖的国家，同时也是健康不平等相对较高的国家。在美国医疗保障史上具有里程碑意义的事件就是 2010 年由奥巴马签署的《平价医疗法案》（*The Affordable Care Act*，ACA），此法案于 2014 年全面实施。

首先，ACA 以两种方式扩大了医疗保险的覆盖范围。首先，它扩大了医疗补助计划的覆盖范围。在 ACA 之前，许多州限制了医疗补助资格，仅涵盖特定类别的非常贫困人群（例如儿童及其父母、残疾人和孕妇）。相比之下，根据 ACA，所有收入高于联邦贫困线 138% 的公民都有资格获得从 2014 年开始的医疗补助。其次，ACA 要求未投保的公民购买私人保险（或支付罚款），并向收入在贫困线 100% 至 400% 的人提供一些补贴，以抵消购买保险费的成本。该法律还建立了在线保险交易所或市场，个人可通过该交易所或市场购买受监管、补贴和标准化的保险计划。此外，ACA 还强制要求雇主向其雇员提供健康保险或者支付罚款。

ACA 通过强制医疗保险的方式，使没有医疗保险的美国人大幅减少。美国未投保的人从 2010 年的 4860 万（占美国人口的 16%）下降到 2015 年的约 2860 万。除此之外，一些医疗服务利用指标和健康状况指标在 ACA 之后也有所改善，医疗费用或者医疗债务困难的比例也有所下降（Collins et al.，2015；Gaffney & McCormick，2017）。尽管取得了一些进展，但是与法律实施前相比，保险覆盖的增长幅度并不大，仍有大量的美国人没有被覆盖。根据美国国会预算办公室的说法，即使 ACA 没有被修改或者废除，2024 年及以后仍有 2800 万人没有保险（C. B. Office，2016）。此外，若干指标也表明，在医疗服务利用上仍然存在不平等现象。与非贫困人口相比，贫困人口有更高的比例仍然没有被医疗保险所覆盖、一些医疗需求没有被满足以及医疗负担更重（Collins et al.，2015；Shartzer et al.，2016）。此外，即使在实施了医疗补助扩展的州，较低的医疗费用也会让医生把这些患者放在二等公民的位置上。许多医生不会接受医疗补助，即使他们这样做，也可能不会为医疗补助患者提供平等待遇（Decker，2012）。尽管如此，ACA 的医疗补助扩展对于改善贫困和接近贫困人群的健康和医疗服务利用仍有显著作用，具有改善健康平等的潜力。有研究通过对比医疗补助扩展州和没有扩展州的结果发现，低收入家庭和高收入家庭在医疗保险覆盖率的绝对差距在实施医疗补助扩展的州下降得更为明显，这说明 ACA 显著缩小了医疗保健服务上的社会经济差异（Griffith et al.，2017）。

除了扩大医疗保险覆盖范围，ACA 还包括了一些旨在减少歧视性定价的条款。在 ACA 以前，许多保险公司向老年人多收费（即价格随年龄增长），拒绝接收有医疗问题的人（所谓的既往病症）并设定年度或保险金的终身上限。ACA 禁止基于性别或健康状况的承保（即增加保费或拒绝承保），规定在非集体计划（即个人购买的计划，非雇主提供的计划）中，年龄较大的登记者（≥64 岁）的保险费不能超过年轻人（≥21 岁）的保险费的 3 倍，而且禁止对保险金进行年度和终身上限，改善对灾难性疾病的财务保护。尽管有这些规定，对病人的歧视仍然存在，只是变得越来越隐蔽。保险公司会通过一些方法使高成本患者（比如老年人，健康状况不佳的患者）选择或者保留他们的保险计划，或者提高患者自付的费用（Jacobs & Sommers，2015）。尽管扩大 ACA 的覆盖范围和进行了保险市场改革，高额自付费用仍然是健康公平的有力障碍。研究表明，成本分担阻碍了临床服务的使用，特别是对于低收入群体，而且成本分担也加剧了经济不平等（Dickman et al.，2017）。

总之，虽然 ACA 扩大了美国人特别是非洲裔美国人、拉美裔美国人和穷人的医疗保险覆盖面，在某种程度也改善了美国的健康不平等，但是仍然面临一些严重缺陷。当前，许多美国人仍然没有医疗保险或者保险不足，财富仍然是决定健康和获得医疗保健的关键因素。随着 2017 年共和党人特朗普当选为美国总统[①]，其强调的基于市场化的改革是否会消减医疗保险覆盖面并加剧已经存在的健康不平等现象值得关注（Gaffney & McCormick，2017）。

（四）中国

2009 年 4 月，《中共中央、国务院关于深化医药卫生体制改革的意见》

[①] 2017 年就任美国总统的唐纳德·特朗普主张废除《平价医疗法案》。2017 年 5 月 4 日，美国众议院以 217 票对 213 票，通过替代 ACA 的新法案——《2017 年美国保健法案》（AHCA）。20 名共和党议员及全部 193 名民主党议员投下反对票。但在美国参议院，因约翰·麦肯连同 2 位共和党参议员和全部 48 名民主党参议员投下反对票的情况下，ACA 无法被替代。2017 年 12 月，总统唐纳德·特朗普签署《2017 年减税与就业法案》，容许民众自 2019 年起不用强制购买医疗保险。

（简称"新医改"）公布，正式拉开了中国新一轮医药卫生体制改革的序幕。新医改加大了政府在医疗方面的支出，大大扩展了新型农村合作医疗和城镇居民基本医疗保险的覆盖面，目前中国近96％的人口被三大医疗保险所覆盖，基本实现了医疗保险的全民覆盖。由于农村居民和城市低收入群体被纳入了医疗保险覆盖范围，这些群体对公共医疗服务的利用明显增加（封进，刘芳，2012；李永友，郑春荣，2016；齐良书，李子奈，2011）。但是农村居民、城镇居民和城镇职工三大群体却分享不同的医疗保险计划，这种分散的医疗保险制度显著影响了这三大群体在医疗服务利用上的差异（Meng et al.，2015），而建立全国统一的医疗保险制度则有利于减少医疗服务利用的不平等。此外，在新农合以及新医改之后，低收入群体虽然使用了更多的公共医疗服务，但也相应承担了过重的医疗服务成本（程令国，张晔，2012；封进，刘芳，2012；李永友，郑春荣，2016），其获得的医疗补偿也相对较少（周钦等，2016）。因此，低收入群体往往面临在医疗服务和其他生活必需品之间做出两难选择的困难，从而导致对医疗服务的利用不足或者质量较差（Griffith et al.，2017）。总之，2009年中国的新医改已经在扩大保险覆盖面方面取得了实质性的成果，但是中国也面临着从以医院为中心、碎片化的不完善的医疗体系向高质量和高效率的医疗服务转变的挑战，以满足快速的人口老龄化所带来的医疗卫生需求（Yip & Hsiao，2014）。

为此，2015年10月中共十八届五中全会首次提出推进健康中国建设[①]，并于2016年10月中共中央、国务院发布《"健康中国2030"规划纲要》[②]，为健康中国建设提供了宏伟蓝图和行动纲领，之后的十九大报告再次强调"实施健康中国战略"[③]，由此健康中国建设上升为国家战略。健康中国建设的主要原则之一就是公共公正，即推动健康领域基本公共服务均等化，逐步缩小城乡、地区、人群间基本健康服务和健康水平的差异，实现全面健

[①]　中国共产党第十八届中央委员会：《中共十八届五中全会公报》，2015年10月29日，http：//www. xinhuanet. com/politics/2015－10/29/c_1116983078. htm。

[②]　中共中央、国务院：《"健康中国2030"规划纲要》，2016年10月25日，http：//www. xinhuanet. com/health/2016－10/25/c_1119786029. htm。

[③]　习近平：《决胜全面建成小康社会夺取新时代中国特色社会主义伟大胜利——在中国共产党第十九次全国代表大会上的报告》，http：//www. gov. cn/zhuanti/2017－10/27/content_5234876. htm。

康覆盖，促进社会公平。"共建共享，全民健康"是建设健康中国的战略主
题，要求把健康融入所有政策，针对生活行为方式、生产生活环境以及医
疗卫生服务等健康问题的社会决定因素进行干预，坚持政府主导与社会、
个人的积极性相结合，促进全社会广泛参与，强化跨部门合作。立足全人
群和全生命周期两个着力点，提供公平可及、系统连续的健康服务，最终
实现更高水平上的全民健康。由此可见，健康中国建设的重要目标就是消
减不同社会群体在健康上的不平等以最终实现更高水平上的全民健康，这
在某种程度上反映出中共中央及国务院已经把消减健康不平等作为一项重
要的政治承诺并贯彻实施于所有的政策中。

健康中国建设的主要内容包括以下几个方面：（1）普及健康生活，包
括加强健康教育、塑造自主自律的健康行为和提高全民身体素质；（2）优
化健康服务，包括强化覆盖全民的公共卫生服务、提供优质高效的医疗服
务、加强重点人群健康服务；（3）完善健康保障，包括健全医疗保障体系、
完善药品供应保障体系；（4）建设健康环境，包括加强城乡环境卫生综合
整治、建设健康城市和健康村镇、加强影响健康的环境问题治理、保障食
品药品安全和完善公共安全体系；（5）发展健康产业；（6）深化体制机
制改革，包括把健康融入所有政策、深化医疗卫生体制改革、完善健康筹
资机制、加快转变政府职能；（7）加强健康人力资源建设，包括加强健
康人才培养培训、创新人才使用评价激励机制；（8）推动健康科技创新
和建设健康信息化服务体系；（9）加强国际交流合作；（10）做好实施
监测。

三 进一步的行动建议

（一）新的理论视角

尽管早在70年前健康平等就已经写入了世界卫生组织的章程中，尽管减
少健康不平等自1997年起被正式列入了英国等欧洲福利国家的政策议程，尽
管从2005年起世界卫生组织成立专门的委员会领导和协助全球应对健康不平
等，但是时至今日健康不平等问题仍然持续存在且不断扩大。如同解决其他
社会不平等问题一样，消除健康不平等无论是在社会经济发展水平高的国家
还是在社会经济发展水平低的国家都仍然是一项严重的挑战。为什么在普遍

建立福利国家制度的西欧和北欧国家也仍然存在健康不平等问题呢？为什么在社会保障已经全民覆盖的国家还存在健康不平等问题呢？这些所谓的悖论可能需要我们开发新的话语框架来研究和思考健康不平等，可能需要我们把注意力从"健康不平等"转到更广泛的"社会不平等"（Smith et al.，2016），也可能需要我们把注意力从个体行为或者生活方式与健康的关系转向社会经济地位因素、生活方式与健康关系的三维互动机制上。

有研究者指出，虽然有充分的证据表明福利政策有助于减少收入不平等、住房质量、获得医疗保健以及其他社会经济方面的不平等，但它们显然不足以消除健康不平等。社会保障之所以对消除健康不平等没有显著效果，部分原因是未能实施更为激进的社会再分配措施，部分原因是健康不平等更依赖于非物质因素。因此，只有采取更为激进的社会再分配措施，和/或直接干预健康不平等的心理和文化决定因素才能大幅度减少健康不平等（Mackenbach，2012）。与此同时，有研究者借用了韦伯的生活方式观点、布迪厄的资本互动理论以及 Amartya Sen 的能力方法，认为提升个体为了健康而有效地利用其资本的能力被视为公共卫生实践中减少健康不平等的关键一环（Abel & Frohlich，2012）。除此之外，一些研究也认为健康素养对于个体的健康生活方式以及在医疗服务系统中的基本人际沟通和功能状况至关重要（Nutbeam，2000，2008），通过提升社会经济地位较低的群体的健康素养可以有效减少健康不平等（Bennett et al.，2009）。

不过，也有研究者认为要想减少健康不平等就得重新分配社会资源的占有情况。社会群体利用他们占有的知识、金钱、权力、声望和社会关系来获得健康优势，如果我们重新分配社会群体的资源占有情况以降低资源不平等程度，健康不平等程度就会下降。除此之外，我们还应该优先制定不涉及资源使用或尽量减少资源相关性的健康政策和行动措施①，最大限度

---

① 一些干预措施不需要使用知识、金钱、权力、声望和有益的社会关系等关键灵活资源来获得其利益。无论人们拥有的资源或他们所表现出的健康行为如何，每个人都受益，这不会对健康差距的产生做出贡献，并且会改善整体人群的健康状况。比如，在下面的干预/政策选项列表中，每种情况下的第一种选择比第二种选择更可能造成健康不平等：（a）制定关于反式脂肪危害的教育措施，（b）禁止在食品生产中使用反式脂肪；（a）建议消费者彻底清洗砧板并煮熟肉，而（b）在消费者购买之前彻底检查肉类；（a）劝诫人们经常用含氟牙膏刷牙，而（b）加氟供水。如果我们制定更多类似于第二种选择的干预措施/政策，我们可以改善人口健康状况，同时避免造成健康差异出现的条件。

地降低社会资源购买健康优势的程度。这些健康干预措施会自动让个人受益，而不管他们自己的资源或行为如何。当我们制定昂贵、复杂和耗时的干预措施并且难以在社会群体中均等分布时，我们反而可能会加剧健康不平等（Chang & Lauderdale，2009）。相反，如果我们制定相对可负担且易于传播和使用的干预措施，我们就能够降低新干预措施为较高社会阶层群体提供优势的程度（Jo C. Phelan et al.，2010）。

（二）进一步的行动建议

《"健康中国 2030"规划纲要》提出到 2030 年中国要基本实现健康平等和公平，主要健康指标要进入高收入国家行列。考虑到届时中国的 60 岁及以上老年人口总数量将达到近 4 亿人，占总人口的比例达到 25.3%（国家应对人口老龄化战略研究人口老龄化态势与发展战略研究课题组，2014），要想实现《"健康中国 2030"规划纲要》中制定的战略目标，首先就要实现老年人口群体中的健康平等，为此就需要不断弥补不同社会阶层老年人在健康水平上的差距。为此，本研究依据相关研究的结果和《"健康中国 2030"规划纲要》的战略部署，提出如下建议。

1. 加大农村老年人、经济困难老年人的经济保障

根据地区、城乡经济社会发展实际情况，不断提高养老金的发送标准，加大对农村老年人和城市经济困难老年人的社会救助力度，根据老年人身体状况和需求状况，发放服务补贴。完善高龄津贴、高龄特困老年人补贴、居家养老服务补贴、老年人意外伤害保险等制度，建立健全各项津贴、补贴标准的科学调整机制。制定居家养老子女护理补贴政策，为提供护理照顾的家庭成员提供服务补贴。扩大老年人社会优待范围和优待标准，优先满足高龄、失能、贫困、空巢等困难老年人的特殊需要，逐步发展面向所有老年人的普惠性优待项目。

2. 加大农村地区、贫困地区养老服务体系建设

建立健全居家养老服务网络，尤其是农村地区和贫困地区。每个街道或者乡镇至少有一家养老照料中心，每个社区至少有一家养老服务驿站，为老年人提供就餐、就医、助浴、精神慰藉等基本服务。统筹家庭康复护理、居家专业护理、社区短期护理、养老机构护理、医疗机构护理等各类护理资源，建成比较完善的养老护理服务链条。建立空巢老人定期探访制

度，为高龄、失智、失能、空巢等老人提供紧急救援服务，关爱农村留守老人，健全老年人紧急救援服务网络。强化公办养老机构托底保障作用，优先保障特殊困难老年人的基本养老服务。推进医疗卫生与养老服务相结合，构建养老、医疗相互衔接的服务模式，实现医养融合发展。加快长期护理保险制度的建立。

3. 改善老年人的日常生活环境

实行良好的城乡规划，改善农村老年人和城市经济困难老年人的住房条件，优先为贫困、病残、高龄、独居、空巢、失能等特殊困难老年人家庭开展家庭无障碍设施改造。为有需求的困难独居老年人安装紧急医疗救援呼叫器和烟感报警器。加大对老年人居住社区尤其是贫困社区的卫生设施、道路交通和取暖设施的建设和改造力度。实施健康扶贫工程，加大对农村地区和中西部贫困地区医疗卫生机构和人才队伍建设力度，提升服务能力。在空气污染较为严重的地区抓紧制定空气污染风险规避的公共政策，加大财政投入为风险规避能力不足的老年人提供口罩、空气净化设备等物质保障和信息咨询服务。

4. 不断缩小地区、城乡、不同社会经济地位老年人在健康服务利用上的差距

加快促进预防性和初级医疗卫生服务在地区间、城乡间的平等分布，以使中西部地区、农村老年人有均等的机会享受初级医疗卫生服务。推进城乡居民医疗保险对预防性和初级医疗卫生服务的报销制度改革，以提升农村老人和社会经济地位较低的老年人对这些服务利用的积极性。加快顶层制度设计，进一步加大城乡居民医疗保险对大病的覆盖面、经济支持力度和实际可利用性，同时加快建立贫穷老年人医疗救助制度，对因重大疾病而面临经济困境的老年人及其家庭提供救助。

5. 提高老年人的健康素养

为了提升老年健康水平和消减健康不平等，除了改善老年人的物质生活与医疗资源之外，还应该不断提高老年人尤其受教育程度较低的老年人的健康素养，提升他们在获取、理解、处理和应用与健康相关的信息的能力。加强对老年人的健康教育和宣传，树立积极的科学的健康观念。提升老年人在就医过程中与医护人员的沟通和交流能力。改变家庭和社会对老年人的刻板印象，引导公众正确认识老年人。

参考文献:

程令国，张晔，2012，《"新农合"：经济绩效还是健康绩效》，《经济研究》第 1 期，第 120~133 页。

封进，刘芳，2012，《新农合对改善医疗服务利用不平等的影响——基于 2004 年和 2006 年的调查数据》，《中国卫生政策研究》第 3 期，第 45~51 页。

国家应对人口老龄化战略研究人口老龄化态势与发展战略研究课题组，2014，《人口老龄化态势与发展战略研究》，华龄出版社。

李永友，郑春荣，2016，《我国公共医疗服务受益归宿及其收入分配效应——基于人户调查数据的微观分析》，《经济研究》第 7 期，第 132~146 页。

齐良书，李子奈，2011，《与收入相关的健康和医疗服务利用流动性》，《经济研究》第 9 期，第 83~95 页。

周钦，田森，潘杰，2016，《均等下的不公——城镇居民基本医疗保险受益公平性的理论与实证研究》，《经济研究》第 6 期，第 172~185 页。

Abel, T., & K. L. Frohlich. (2012). Capitals and Capabilities: Linking Structure and Agency to Reduce Health Inequalities. *Social Science & Medicine*, 74 (2), 236–244.

Acheson, D. (1998). *Independent Inquiry into Inequalities in Health*. Retrieved from London.

Barr, B., J. Higgerson, & M. Whitehead. (2017). Investigating the Impact of the English Health Inequalities Strategy: Time Trend Analysis. *BMJ*, 358, j3310.

Bennett, I. M., J. Chen, J. S. Soroui, & S. White. (2009). The Contribution of Health Literacy to Disparities in Self-Rated Health Status and Preventive Health Behaviors in Older Adults. *Annals of Family Medicine*, 7 (3), 204–211.

Black, S. D. (1982). *Inequalities in Health: The Black Report*. New York: Penguin Books.

Chang, V. W., & D. S. Lauderdale. (2009). Fundamental Cause Theory, Technological Innovation, and Health Disparities: The Case of Cholesterol in the Era of Statins. *Journal of Health & Social Behavior*, 50 (3), 245–260.

Collins, S. R., P. W. Rasmussen, M. M. Doty, & S. Beutel. (2015). The Rise in Health Care Coverage and Affordability since Health Reform Took Effect: Findings from the Commonwealth Fund Biennial Health Insurance Survey, 2014. *Issue Brief*, 2, 1.

Decker, S. L. (2012). In 2011 Nearly One-third of Physicians Said They Would not Accept New Medicaid Patients, but Rising Fees May Help. *Health Affairs*, 31 (8), 1673–1679.

Dickman, S. L., D. U. Himmelstein, & S. Woolhandler. (2017). Inequality and the Health-care System in the USA. *The Lancet*, 389 (10077), 1431–1441.

Fries, J. F. (1983). The Compression of Morbidity. *The Milbank Memorial Fund Quarter-*

ly. *Health and Society*, 61 (3), 397-419.

Gaffney, A., & D. McCormick. (2017). The Affordable Care Act: Implications for Health-care Equity. *The Lancet*, 389 (10077), 1442-1452.

Griffith, K., L. Evans, & J. Bor. (2017). The Affordable Care Act Reduced Socioeconomic Disparities in Health Care Access. *Health Affairs*, 36 (8), 1503-1510.

Health, D. O. (1999). *Reducing Health Inequalities: An Action Report*. Retrieved from London.

Health, D. O. (2002). *Tackling Health Lnequalities: Cross-Cutting Review*. Retrieved from London.

Health, D. O. (2003). *Tackling health inequalities: a Program for Action*. Retrieved from London.

Health, D. O. (2007). *Tackling Health Inequalities: 2007 Status Report of the Program for Action*. Retrieved from London.

Health, D. O. (2009). *Tackling Health Inequalities: 10 Years On*. Retrieved from London.

Health, D. O. (2010). *Fair Society, Healthy Lives (the Marmot Review*. Retrieved from London.

Jacobs, D. B., & B. D. Sommers. (2015). Using Drugs to Discriminate—adverse Selection in the Insurance Marketplace. *New England Journal of Medicine*, 372 (5), 399-402.

Mackenbach, J. P. (2011). Can We Reduce Health Inequalities? —An Analysis of the English Strategy (1997-2010). *Journal of Epidemiology & Community Health*, 65 (7), 568-575.

Mackenbach, J. P. (2012). The Persistence of Health Inequalities in Modern Welfare States: The Explanation of A Paradox. *Social Science & Medicine*, 75 (4), 761-769.

Marmot, M. (2005). Social Determinants of Health Inequalities. *The Lancet*, 365 (9464), 1099-1104.

Marmot, M., J. Allen, R. Bell, E. Bloomer, & P. Goldblatt. (2012). WHO European Review of social Determinants of Health and the Health Divide. *The Lancet*, 380 (9846), 1011-1029.

Meng, Q., H. Fang, X. Liu, B. Yuan, & J. Xu. (2015). Consolidating the Social Health Insurance Schemes in China: Towards An Equitable and Efficient Health System. *Lancet*, 386 (10002), 1484-1492.

Nutbeam, D. (2000). Health Literacy as A Public Health Goal: A Challenge for Contemporary Health education and Communication Strategies into the 21st Century. *Health Promotion International*, 15 (3), 259-267.

Nutbeam, D. (2008). The Evolving Concept of Health Literacy. *Social Science & Medicine*, 67 (12), 2072-2078.

Office, C. B. (2016). *Federal Subsidies for Health Insurance Coverage for People under*

Age 65: 2016 *to* 2026. Retrieved from Washington, DC.

Office, N. A. (2010). *Tackling Inequalities in Life Expectancy in Areas with the Worst Health and Deprivation. Report by the Comptroller and Auditor General.* Retrieved from London.

Phelan, J. C. , B. G. Link, & P. Tehranifar. (2010). Social Conditions as Fundamental Causes of Health Inequalities Theory, Evidence, and Policy Implications. *Journal of Health and Social Behavior*, 51 *Suppl* (1_ suppl), S28-S40.

Shartzer, A. , S. K. Long, & N. Anderson. (2016). Access to Care and Affordability Have Improved Following Affordable Care Act Implementation: Problems Remain. *Health Aff*, 195 (6), 161-168.

Smith, K. E. , S. Hill, & C. Bambra. (2016). Conclusion—Where Next for Advocates, Researchers, and Policymakers Trying to Tackle Health Inequalities? In Smith, K. E. , et al. (Eds.), *Health Inequalities: Critical perspectives.* Oxford: Oxford University Press.

WHO. (2008). *Closing the Gap In A Generation: Health Equity through Action on the Social Determinants of Health.* Retrieved from Geneva, http://www.who.int/social_ determinants/thecommission/finalreport/en/.

Yip, W. , & W. Hsiao. (2014). Harnessing the Privatisation of China's Fragmented Health-Care delivery. *Lancet*, 384 (9945), 805-818.

图书在版编目（CIP）数据

老年健康及其寿命：基于社会学的研究 / 焦开山著
. -- 北京：社会科学文献出版社，2019.5
（中央民族大学社会学与社会工作丛书）
ISBN 978-7-5201-4776-7

Ⅰ.①老…　Ⅱ.①焦…　Ⅲ.①老年人-健康状况-研
究-中国　Ⅳ.①R161.7

中国版本图书馆 CIP 数据核字（2019）第 080715 号

·中央民族大学社会学与社会工作丛书·

老年健康及其寿命
　　——基于社会学的研究

著　　者／焦开山

出 版 人／谢寿光
责任编辑／黄金平

出　　版／社会科学文献出版社·社会政法分社 （010）59367156
　　　　　地址：北京市北三环中路甲 29 号院华龙大厦　邮编：100029
　　　　　网址：www.ssap.com.cn
发　　行／市场营销中心 （010）59367081　59367083
印　　装／三河市龙林印务有限公司

规　　格／开　本：787mm×1092mm　1/16
　　　　　印　张：14.5　字　数：234 千字
版　　次／2019 年 5 月第 1 版　2019 年 5 月第 1 次印刷
书　　号／ISBN 978-7-5201-4776-7
定　　价／78.00 元